临床试验设计引论

Introduction to Clinical Trial Design

江 涛 王 健 肖 敏 著

浙江工商大学出版社
ZHEJIANG GONGSHANG UNIVERSITY PRESS

图书在版编目(CIP)数据

临床试验设计引论 / 江涛，王健，肖敏著. —杭州：
浙江工商大学出版社，2022.12
ISBN 978-7-5178-5312-1

Ⅰ．①临… Ⅱ．①江… ②王… ③肖… Ⅲ．①临床医
学－试验－设计 Ⅳ．①R4-33

中国版本图书馆 CIP 数据核字(2022)第 240998 号

临床试验设计引论
LINCHUANG SHIYAN SHEJI YINLUN

江　涛　王　健　肖　敏　著

责任编辑	李兰存
责任校对	夏湘娣
封面设计	云水文化
责任印制	包建辉
出版发行	浙江工商大学出版社
	（杭州市教工路 198 号　邮政编码 310012）
	（E-mail：zjgsupress@163.com）
	（网址：http://www.zjgsupress.com）
	电话：0571 - 88904980，88831806（传真）
排　　版	杭州朝曦图文设计有限公司
印　　刷	杭州高腾印务有限公司
开　　本	710mm×1000mm　1/16
印　　张	20.75
字　　数	358 千
版 印 次	2022 年 12 月第 1 版　2022 年 12 月第 1 次印刷
书　　号	ISBN 978-7-5178-5312-1
定　　价	58.00 元

序

　　临床试验,是指以人为研究(观察)对象,比较临床干预措施和对照措施的效果及其临床价值的一种系统性、前瞻性研究,其宗旨是获取科学严谨、翔实可信的研究数据,揭示药物的疗效与安全性,确定优化的治疗方案。同时,高质量的临床试验也是适应新特药研发、评估疗效、参与国际合作和国际竞争的迫切需要。

　　一项高质量、高水平的临床试验不仅需要理论上领先、方法上先进,还要有科学、严谨、规范的试验设计及科学的统计学方法,它凝聚着一个科研团队在科学性、经济性、创新性等方面的智慧结晶。它不仅能科学有效地防范严重毒副作用的产生,造福患者,也有助于研究者自身的科研进取,在推动相关医学科学的进步中,起到独特的作用。

　　浙江工商大学的江涛教授主持撰写的《临床试验设计引论》,从临床科学试验的基本要素、设计方法到结果归纳分析,系统地介绍了临床试验设计的精髓,序贯地分析了临床统计的经典案例,并汲取了国内外前沿的研究成果。全书贴近临床科学研究实际,内容丰富翔实,令人耳目一新,展现了国际上临床试验设计的新进展。

　　恰逢成稿付印之际,我有幸先睹为快,并很高兴为此书作序。相信本书的出版发行,不仅承载着作者30余年砥砺前行的学术脉络,还可以成为各类临床试验科研人员和相关专业的研究生颇具裨益的参考书。

浙江大学特级专家:

前　言

临床试验是医学科学研究的重要组成部分，是推动人类健康事业向前发展的重要技术手段。它不仅能拓宽人类战胜疾病、减轻疾苦的疆界，还可使部分复发难治患者最早受益于新药治疗，减轻沉重的经济负担，获得理想的疗效。必须指出的是，临床试验不同于其他生物学试验，存在多种风险，需要严谨的态度、科学的方法，以避免悲剧的发生，这离不开临床试验设计。

临床试验设计讲究逻辑清晰、步骤明确。这些要求，也是评价临床研究质量的核心指标。高水平的临床试验设计，能使研究者从临床试验的源头厘清思路，将纷繁复杂的研究内容处置得井然有序。随着我国自主设计或参与国际合作的临床研究项目日益增多，迫切需要高质量的临床试验设计。为满足广大医学工作者对高水平临床试验设计的需求，在浙江工商大学出版社的大力支持下，《临床试验设计引论》一书有幸付梓出版，并与广大读者朋友晤面。

全书共 10 章 42 节。首先，基于数据统计学理论，介绍了临床试验的基本要素；其次，深入细致地阐述了临床试验设计方法、经典案例、相关统计学分析方法，以及部分适应性设计的理论和应用，并适当地介绍了某些相关研究的最新进展。本书可作为从事临床试验研究教学、科研人员的参考书，亦可作为研究生与高年级本科生的教学参考。

囿于学识能力所限，本书对某些问题的阐述可能不够深入，内容编排未必恰当，难免会有一些疏漏和不足之处，恳请同道和读者赐教指正，以便再版时修订更正。

江　涛

2022 年 7 月 1 日于杭州

目　录

第一章　临床试验

第一节　临床试验概述

一、临床试验简介

1963 年,我国著名的医学统计学家郭祖超教授指出,试验设计(Design of Experiment,DOE)是医学统计学的重要组成部分。临床试验是一项长期细致的医学科学研究,是基于患者或健康志愿者所进行药物治疗的系统性研究,揭示试验药物的作用、不良反应及(或)试验药物的吸收、分布、代谢和排泄规律,最终确定试验药物的安全剂量和疗效范围。临床研究可以分为观察性临床研究和试验性临床研究两大类。观察性临床研究用于新疾病鉴定、特殊病例和综合征的描述、病程及预后的研究和疾病人群分布的定量测定等。试验性临床研究用于疗效评价(药物、手术及其他处置的有效性及安全性)、诊断方法的评价(早期、特异、敏感、快速、微量、非侵入性、经济、自动化等)及病因学研究等。

临床试验的核心就是针对人体进行一系列有计划的试验,目的是探索或验证在相同条件下,对未来同类患者的一种合适有效的处理方法,保护人体摆脱疾病的困扰,提高患者日常生活的质量。

临床试验的基本原理是利用样本(现有参与试验、接受干预处理的患者)的数据,对总体(所有同类病情且接受同样处理的患者)的信息进行统计推断,权衡干预处理的有效性和安全性,对未来患者的治疗处理提出指导性意见。

一般情况下,为了了解一定时期内某种临床操作方法、药物或仪器在某些患者中应用的临床效果,科研人员通常会设计一种前瞻性的试验方案,称之为临床试验。高质量的临床试验需要严谨的设计才能获得。按照国家食品药品监督管理局颁布的《药物临床试验质量管理规范》中临床试验的定义,临床试验是指任何在人体(患者或健康志愿者)进行药物的系统性研究,以证实或揭示试验药物的作用、不良反应及试验药物的吸收、分布、代谢和排泄，目的是确定试验药物的疗效与安全性。通俗来讲，市面上任何一种可以在药店和医院购买的药物，前期都需要有一个既有效又安全的过程，这个过程就是临床试验。临床试验的目的是提高整体的医疗水平和提供最先进的医疗技术。对于医生而言，临床试验可以提高医生的技术水平、学术地位及科研成就。对于患者而言，临床试验可以给患者提供更多的创新疗法和技术。

临床试验不仅指药品，还有非药品，如医疗器械（国家食品药品监督管理局于2004年4月1日发布的5号令就是关于医疗器械的临床试验）、手术、放射、术后护理及饮食干预等。本书主要讨论新药的临床试验，其余各种临床试验的原则与新药临床试验一致。药物临床试验方案设计应符合《赫尔辛基宣言》原则，符合GCP和国家药物临床管理有关法规的规定及专业与统计学的要求，确保临床试验的科学性和合理性，保障受试者的权益。药物临床试验方案是指导研究者如何启动和实施研究的计划书及试验结束后进行资料统计分析的重要依据和申报新药的正式文件，通常由申办者与主要研究者共同讨论制定，方案对试验能否顺利开展和能否取得成功起关键性作用。

通常来讲，临床试验研究可以分为以下3大类。

（1）第一类：不同医学处理（治疗方案、处方或手术方式等）对某疾病患者的疗效与安全性评价的临床试验研究。

（2）第二类：不同药物（如新药与对照药、仿制药与参照药）或医疗器械的疗效与安全性评价的临床试验研究。

（3）第三类：多项同类临床试验研究结果的综合评价，即meta分析。一般来说，纳入同一meta分析研究课题的多个同类临床试验研究应具有"同质性"，即"研究目标相同""研究设计相同"，"操作规程"和"质控效果"相近。

其中，第一类临床试验研究和第二类临床试验研究有着较大的区别。一方面，第一类中"试验因素的水平"是作为一个"复合体"，例如不同的治疗方案A和B，即使两种方案不同，它们仍然存在着多个方面相同的内容；在第二类试验中，"试验因素的水平"则是一个"单体"，即在使用的A药和B药，把"一种药"看作一个整体，不论是什么药，都有它们特有的属性及功效。另一方面，第一类临床试验研究没必要进行分期；第二类临床试验研究却是需要进行分期的，一般情况下，试验仅仅需要进行前面三期的临床试验研究。

对于药物临床试验，我们可将其分为Ⅰ、Ⅱ、Ⅲ、Ⅳ期和EAP（Expanded Acess

Program)临床试验。根据不同的试验分期,会得到不同的数据和结果。申请新药注册应当进行Ⅰ、Ⅱ、Ⅲ期临床试验,有些情况下可仅进行Ⅱ期和Ⅲ期临床试验,或者仅进行Ⅲ期临床试验。

Ⅰ期(Phase Ⅰ)药物临床试验包括初步的临床药理学、毒理学研究,人体安全性评价试验及药代动力学试验,是对于药物的第一步探索,用于解决药物对人的安全问题而非研究药物的疗效。其主要目的是初步了解试验药物对人体的安全性情况,观察人体对试验药物是否耐受及是否有不良反应,并了解人体对试验药物的处置过程,即人体内试验药物的吸收、分布、代谢和消除情况,从而为制订给药方案提供依据。通过Ⅰ期临床试验,观察人体对新药的耐受程度、药代动力学和药效动力学,探索药物最大耐受剂量(Maximal Tolerable Dose,MTD)、剂量限制性毒性(Dose-Limiting Toxicity,DLT),为接下来制定Ⅱ期、Ⅲ期药物临床试验设计和给药方案提供依据。Ⅰ期药物临床试验的研究对象一般为20—80例。Ⅰ期药物临床试验通常依次进行耐受性单剂量试验、药化动力学单剂量试验、多剂量耐受性和药动学试验。对于采用患者进行的Ⅰ期药物临床试验,人体耐受性试验和药动学试验可同步进行。Ⅰ期药物临床试验常采用开放、自身对照试验,但当主要不良反应缺乏客观指标或不宜判定不良反应与药物关系时,常采用随机盲法、安慰剂对照试验。

Ⅱ期(Phase Ⅱ)药物临床试验是治疗作用初步评价的阶段,是小规模的药物效果和安全性的研究,这一期的试验需要对每个患者进行观察。其目的是初步评价药物对目标适应症患者的治疗作用和安全性,也包括为Ⅲ期药物临床试验研究设计和给药剂量方案的确定提供依据。具体而言,Ⅱ期药物临床试验包括:确定新药作用于目标患者的最大和最小有效剂量范围,为Ⅲ期临床试验剂量提供参考;新药产生疗效的血药浓度与药效学参数的关系,即药代动力学和药效学关系。根据目的不同,Ⅱ期药物临床试验有时又分为Ⅱa期药物临床试验和Ⅱb期药物临床试验。Ⅱ期药物临床试验通常采用对照和双盲法,招募有相同疾病或相同既往治疗史的患者。Ⅱ期药物临床试验被视为Ⅲ期药物临床试验的前哨研究步骤。此阶段的研究设计可以根据具体的研究目的,采用多种形式,包括随机、盲法和对照临床试验。Ⅱ期药物临床试验研究对象一般为100—200例。

Ⅲ期(Phase Ⅲ)药物临床试验是治疗作用的确证阶段。这个阶段的目的是进一步验证药物对目标适应症患者的治疗作用和安全性,对利益与风险关系进行评价,最终为药物注册申请获得批准提供充分的依据。在证明了药物有相当的效果之后,就需要与当前的标准治疗方法进行比较。这种比较应该在条件相同的情况下进行,并且需要大量的病例。Ⅲ期药物临床试验中对照试验的设计要求原则上与Ⅱ期药物临床试验相同,可以自主选择是否设盲,但一般应为具有足够样本容量的随机设盲对照试验。Ⅲ期药物临床试验不仅可以扩大Ⅱ期药物临床试验的病例数,还可以根据长期试验的目的和要求对实施方案进行详细设计,做出周密的安排,获得精确的结论。

Ⅳ期(Phase Ⅳ)药物临床试验是新药上市后由申请人自主进行的应用研究阶段。其目的是考察在广泛和长期使用条件下药物的疗效和不良反应,评价在普通或者特殊人群中使用的利益与风险关系,并改进给药剂量等。

EAP临床试验是指制药企业为了让有严重疾病且不适合参加对照试验的患者,在特定的条件下,能够得到正处于临床试验阶段的研究新药的治疗,而开展的一类临床试验。

二、临床试验方案及特点

临床试验方案,又称临床试验设计,是叙述临床试验背景、理论基础和目的、试验设计、方法和组织,包括统计学分析、试验执行和完成条件的书面文件。良好的临床试验方案是保证临床试验取得成功并保证其科学性、可靠性、准确性的重要依据。因此设计一份科学、清晰、详尽的临床试验方案就显得尤为重要。一篇高水平的临床试验科研论文不仅在理论上有所领先,方法先进,而且具有完整、严谨的试验设计及科学的统计学方法。临床试验必须依据方案进行,具体而言,一份临床试验方案需要满足以下基本条件。

首先,临床试验方案应就研究目的及如何进行试验做详尽说明,包括研究的背景、假设和所选的设计等;拟定合理的研究观察周期,包括制订方案阶段、人员培训阶段、临床研究阶段、数据统计分析阶段、总结报告阶段,每一阶段的时间安排都应紧凑、合理。其次,临床试验方案需满足方案的专业性和可操作性,严格遵守《赫尔辛基宣言》的原则,符合GCP要求和我国药品监督管理部门的有关法规。最后,临床试验方案还要符合专业知识和统计学理论,符合伦理道德,必须认真设计以保证受试者的安全,还要能回答受试者的提问。随着国家食品药品监督管理局对各类指南和指导原则的颁布和不断更新,临床试验方案的设计质量和规范有了很大程度的提高。

根据所研究的内容不同,所采取的试验设计类型也不尽相同。临床试验中常用的设计类型有平行组设计、交叉组设计、成组序贯设计和析因设计等。

平行组设计(Parallel Design)是最常用的临床试验设计类型。在平行组设计中，根据研究的目的不同，可以为试验组设置一个或多个对照组(Control Group)，对照组可分为阳性或者阴性对照。

在交叉组设计(Crossover Design)中，每一个受试者都将随机化按照一定的顺序，接受试验组(Trial Group)和对照组的试验治疗。由于能够获得来自同一个体的两种处理的研究结果，能够有效控制其他因素的影响，使研究结果更具可比性。与平行组设计相比，交叉组设计能够有效减少受试者的数量。

成组序贯设计(Group Sequential Design)是指将试验组与对照组按照相同的比例分成数个批次，每一批受试者在完成方案规定的试验后，就将该批次揭盲，并对结果进行分析，以确定试验是否继续进行。成组序贯设计可避免盲目加大样本容量而造成浪费，但又不至于因样本容量过小而得不到应有的结论，该试验设计常用于观察期较长或事先不能确定样本容量的临床试验。

析因设计(Factorial Design)是一种多因素的交叉分组试验方法，通过对处理因素的不同组合，可以对两个或者更多的处理因素同时进行评价，适用于多个药物采用不同剂量组合的临床试验评价。

临床研究的主要特点如下：

(1)临床研究的对象主要是人，而且往往是患者，因此必须考虑研究对象的安全性及某些伦理道德问题。作为临床医师，最关心的事就是患者的健康，医师的使命就是保障患者的健康。任何违反这一使命的行为显然是不正确的。然而在医疗实践和临床科研过程中，有些诊断、治疗或预防措施可能会对人体产生某种损害或具有潜在的危险，参与临床研究的医务工作者必须充分估计到各种可能发生的情况，并预先提出相应的措施，以策安全。

(2)临床研究的常用方法是临床试验，属前瞻性研究。在临床试验中，研究者要观察所采用的试验性措施在研究对象身上所产生的结果。这就需要有严密、合理的科研设计，经过一定时间的观察，进行分析比较后，才能获得正确的结论。前瞻性研究要求直接跟踪研究对象，而且要从一个确定的时间开始跟踪观察。回顾性临床经验总结、病例分析等，不属于临床试验，因为临床医务工作者并没有从一开始接纳患者时，就严格按照科研设计的要求观察全部患者，回顾性研究往往可以提供一些有价值的线索作为前瞻性研究的基础。

(3)在临床试验中，需要选取某种试验性预防或治疗措施，应用于一定数量的研究对象并观察其防治效果。所谓效果是通过一系列指标反映出所选用的试验性措施的效应。

(4)在临床试验中,必须设置对照组。虽然设置对照组有时会受到来自患者、家属或其他人员的责难,但是为了阐明试验性防治措施的确切效果,应该进行同期的对比研究。试验组和对照组的情况应保持相对均衡或基本一致,必要时应根据某些重要因素进行分层,使组与组之间有良好的可比性。只有这样才能对试验结果进行比较分析,得出的结论才有说服力。应用于对照组的试验措施,要根据课题内容而定。

(5)临床诊治、护理工作是临床医学科学研究的源泉。离开了医疗实践,不对患者进行周密细致的观察,就不能了解疾病的发生、发展规律,不能做出正确的临床诊断,不能搞清确切的防治效果,就没有临床医学的进步和发展。因此,从事临床工作的医务人员必须熟练地掌握临床工作的基本技能,通过采集病史、查体及各项检查,对收集到的资料进行处理。只有在良好的临床工作基础上,才能开展合乎要求的临床医学科学研究。

(6)由于临床研究的主要对象是患者,因此不大可能在相当短的时期内纳入全部研究对象。患者,尤其是符合研究对象条件的病例,都是先后就诊或住院,经过日积月累而逐渐达到一定的数量。在临床研究期间,有些观察对象可能由于某种原因而中途退出,个别的可能发生意外或死亡。在这个时期内,会纳入一些新的研究对象。各研究对象本身也经常会有一定的变化。以上情况可使临床研究工作变得相当困难和复杂。

(7)有些临床研究的周期较长,在短期内可能难以做出正确的结论。因此,从事临床研究的科技人员应有充分的思想准备,不能像某些生理或药理试验那样,在较短的时期内就得出明确的结论或产生成果。

三、临床试验的基本步骤

作为一个完备的临床试验,应该具备以下步骤:确定选题,试验设计,试验实施,资料整理和分析成文。如图 1-1 所示。

(1)确定选题。提出问题,形成意念。在查阅文献和分析文献的基础上,建立科学假说及提出解决这些问题的方法和途径。为确保选题的正确,需要从选题的目的性、科学性、先进性和可行性等方面,加以论证和审议。目的性反映选题的临床使用价值,有何直接或间接的社会效益和经济效益;科学性反映选题的设计及技术程序;先进性反映选题的构思新颖、富有创见及技术难度;可行性反映完成本课题的主客观条件是否具备。

(2)试验设计。选题确定后,须制订一份详细的研究计划,即课题设计书,其基本内容为:明确具体的研究目的、确定研究对象、提出拟分析研究的项目及所需观察的指标、估计研究对象的数量、采用的研究方法及统计处理方法、根据观察指标制定出完整的原始记录表格。临床试验设计是科研质量的保证,而临床试验设计水平的高低取决于统计学知识的掌握程度,要根据临床试验的不同性质和不同阶段,使用恰当的统计方法。其中特别要防止分配和评价所造成的各种误差,尽量提高临床试验的效率。

(3)试验实施。按设计要求选择好病例(受试者),统一治疗方案(施加因素),分组,控制可能影响效应的环境和心理因素。按观察项目的指标、标准、记录格式,详细记录所观察到的效应。

(4)资料整理。原始记录经仔细核查后,按规定删除不合格的资料,确定进入统计例数。然后用不同的分组,作出频数表,计算出有关的统计指标,绘出有关的统计图表。

(5)分析成文。经恰当的统计分析,对所得结果作进一步理论阐述。

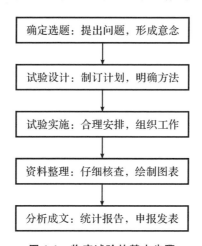

图 1-1　临床试验的基本步骤

四、临床试验的道德问题

临床试验是以患者(包括正常人)为受试者,所以临床试验设计的原则首先需要考虑伦理性,即保护受试者的安全。伦理性是指受试者的权益安全性保障。保护受试者的权益并保障其安全性是制订 GCP 的第一个目的,也是临床试验设计的第一个基本原则。

(一)《赫尔辛基宣言》

世界医学协会(World Medical Association)在 1960 年发表了关于医学研究中道德问题基本要求的《赫尔辛基宣言》(*Declaration of Helsinki*)。这份宣言于 1964 年在芬兰赫尔辛基召开的第 18 届世界医学大会上宣读并被采纳,1975 年在日本东京、1983 年在意大利威尼斯、1989 年在中国香港分别举行了第 29 届、第 35 届和第 41 届世界医学大会,这 3 次大会分别对《赫尔辛基宣言》做了一定的修订。2013 年,第 64 届世界医学大会在巴西福塔莱萨举行,这次会议通过了最新版的《赫尔辛基宣言》。

《赫尔辛基宣言》着重强调了受试者的利益。它指出,"在涉及人体对象的医学研究中,应优先考虑人体对象的健康和幸福,其次考虑科学和社会的利益""医学研究应服从道德标准以增进对人性的尊重,保护人的健康和权利"。《赫尔辛基宣言》还表明了医学研究具有的风险和负担,并指出"人体医学研究只有试验目的的重要性超过了受试者本身的风险和负担时才可以进行"。其中伦理委员会和知情同意书是保障受试者权益的主要措施。

(二)伦理委员会

每个国家对于执行《赫尔辛基宣言》有各自的方式。比如在英国,有地方伦理委员会(Local Ethical Committees)系统,所有的临床试验研究计划必须事先经过他们的同意。在多中心研究中,每一个参加协作的单位必须得到当地伦理委员会的批准,而任何新药试验则必须通过医学安全委员会(Committee on Safety of Medicine)的批准。

在我国,由 GCP 来实施《赫尔辛基宣言》的具体规定。GCP 第三章明确指出,为确保临床试验中受试者的权益,须成立独立的伦理委员会,并向国家食品药品监督管理局备案。其组成应有从事非医药相关专业的工作者,法律专家及其他单位的人员,至少由 5 人组成,并且成员必须性别不同。伦理委员会的组成和工作应相对独立,不受任何参与试验者的影响。试验方案需经伦理委员会审议同意并签署批准意见后方能实施。在试验进行期间,试验方案的修改需经伦理委员会批准后方可执行。试验期间发生任何严重不良事件均应向伦理委员会报告。

除上述要求外,还须做到以下几点:

(1)临床试验必须获得国家药品监督管理局(National Medical Products Administration)的批准,能保证药品临床试验有充分的科学依据,有周密考虑的目的和解决的设计,预估治疗效果及可能产生的危害,还要保证预期的受益超过可能出现的损害。

(2)规定参加临床试验的研究单位必须是国家药品临床研究基地,需有良好的医疗设备且具备处理紧急情况的能力,确保受试者安全。

(3)负责临床试验的研究者必须具备一定的条件,其中包括合法的任职行医资格,具有丰富的专业知识和经验,熟悉与临床试验有关的资料和文献,有权支配参与试验的工作人员与设备,熟悉GCP,遵守国家有关法律、法规和道德规范。

(4)申办者应与研究者共同迅速地研究所发生的严重不良事件,采取必要措施,以保证受试者的安全。申办者应对临床试验中发生与试验相关的损害或死亡的受试者提供保险,承担治疗的经济补偿。

(5)研究者必须向受试者说明有关临床试验的详细情况,包括受试者参加试验应是自愿的,在任何阶段有权随时退出试验而不受到歧视和报复,个人资料受到保密,受试者预期可能的受益和可能发生的风险与不便,可能被分配到试验的不同组别,受试者可随时了解其有关的信息资料,以及如果发生与试验相关的损害时,受试者可获得治疗和适当的保险补偿,最后受试者或其法定代理人在知情同意书上签字并注明日期,研究者及其代表也需在知情同意书上签字并注明日期,在取得受试者的知情同意书后才可以进行临床试验。

(6)双盲临床试验(Double-blind Clinical Experiment)从伦理学角度考虑,规定为每一个受试者准备一份应急信件,信件内密封有关该受试者所分入之组别,由研究单位的研究者保存,在发生紧急情况时,如遇严重不良事件,进行紧急揭盲,这是保证受试者安全的一个措施。

(三)试验是否需要征得患者同意

《赫尔辛基宣言》指出,"医师应当得到研究对象自愿的申明同意,最好是书面的",然而此宣言还写道:"如果医师认为有必要不征求患者同意,则在试验方案中应当写明其理由。"这种相互矛盾的说法意味着临床试验很有必要征得患者的同意,但也有最好不征求他们同意的情况。

不同的国家对于取得患者同意的要求不尽相同。美国法律规定,试验必须取得患者的书面同意,要求患者能够完全了解疾病及试验方案的要点,尤其是关于其治疗方案将由随机化来决定这一点。英国医学会建议应该取得患者同意,但实际上是由地方伦理委员会来决定是否需要取得患者同意,以及同意可以是书面的或口头的。法国一般情况下不要求一定要取得患者同意,特别是针对癌症的临床试验。德国则规定,每个试验都要经过律师审查,以决定其道德上和法律上的要求。

我国规定临床试验的研究者或其指定的代表必须向受试者说明有关临床试验的详细情况,经过充分和详细解释试验的情况后获取知情同意书。知情同意书一般应当包括试验目的、预期受试者的收益情况、受试者可能被分配到不同的试验组别及可能发生的不便与风险。受试者必须了解由于参加试验而受到损害或影响身体健康时的治疗与补偿。不能强迫受试者参加试验,受试者同意后,需在知情同意书上签字并写明日期。知情同意书应使用受试者能够明白的语音和文字,受试者保留在任何时候退出试验的权利。如发现涉及试验药物的重要资料,必须将知情同意书作书面修改送伦理委员会批准后,再次取得受试者同意。

知情同意书应当通俗易懂,其中有关试验药物可能有的不良反应应当恰如其分地加以说明,不得有任何隐瞒。对其发生率、预期后果等也要充分地予以说明,以便受试者能够自己衡量参加试验的风险得失,对是否参加试验做出决定。

五、临床试验的评价

临床试验是关系到药物能否成功研发的关键环节,也是新药获取上市资格的必经之路。通过开展对临床试验的评价,可以有效地提高我国临床试验的质量管理水平,使得我国的药物临床试验数据能够被权威机构认可。在对临床试验进行评价之前,首先要确保有以下三类基本要素。

(一)生物统计学家

《化学药物和生物制品临床试验的生物统计学指导原则》规定,药品临床试验中所有涉及的统计学工作,需要由有资格的生物统计学家具体负责。所谓有资格的生物统计学家是指经过专门培训、具有经验,足以贯彻生物统计指导原则的生物统计学专业人员。生物统计学家必须自始至终参与整个临床试验工作,他们与临床试验的研究者合作,确保生物统计学指导原则的贯彻执行。

(二)统计方法

临床试验要求使用国内外公认的统计分析方法。

(三)统计分析软件

临床试验所使用的统计软件必须是国内外公认的统计软件包,根据临床试验的统计工作实践、体会,最好使用 SAS 统计软件包。

临床试验结束后,需要从患者、医生及护理人员各自的立场出发,给出相应的结论,对疗效进行评价。不同人员的评价不尽相同,因此在评价时必须有统一的标准和科学的方法。

(1)有效性。①应该把各种疾病区分开来,选择不同的指标来表现不同的疾病,利用相关、因素分析等方法将联系密切的指标合并起来进行分析。②要按照病情轻重进行排序,要利用指标指出来等级和序列等问题。③根据第二点给出的排序,能够区分改善与恶化的程度。

(2)重现性。重现性指的是无论何时、何地、何人都要得到相同评价的结果。

(3)客观性。试验指标分为客观指标和主观指标。客观指标是测量、化验等表示的结果,一般情况下借助仪器来回答。主观指标指的是受试者的回答或医生的判断。

(4)精确度。精确度指的是准确度和精密度。准确度用来表示观察结果的真实程度,指的是观测值或均值与"真"值的接近程度,主要受系统误差的影响。精密度表示指标观察结果的精度,属于偶然误差。

(5)灵敏性。灵敏性要求试验指标能够敏锐地测出病情的微小变化。

第二节　临床试验法律法规和技术规范

药品因为其使用对象是人而备受社会关注。其有效性、安全性及可控性、副作用等都是社会重点关注的。为了严格管理药品,必须对药品的研制、开发、生产、销售等进行审批,形成药品的注册制度。不同国家对药品注册要求各不相同,这不仅不利于患者在药品的安全性、有效性和质量方面得到科学的保证及国际技术和贸易交流,同时也造成制药工业和科研、生产部门人力物力的浪费,不利于人类医药事业的发展。因此,各个国家对于药品的研究、生产和使用都制定了相应的法律法规,来保护公众的健康。

一、临床试验国际法规简介

临床试验国际法规主要是指国际人用药品注册技术协调会（International Conference on Harmonization of Technical Requirements for Registration of Pharmaceuticals for Human Use，ICH）制定的一系列技术指南和规范。此协调会由美国、日本和欧盟三方的政府药品注册部门和制药行业在 1990 年发起，现在已经演变为讨论和研究全球性药物研发和监管政策的国际联盟组织。该组织通过定期会议讨论相关问题并达到统一的技术标准来协调各个国家和地区监管不一致的要求。中国于 2016 年成功加入该组织。

ICH 由指导委员会、专家工作组和秘书处组成。指导委员会主要召开 ICH 会议并协调工作进展，每年召开 2—3 次会议。专家工作组是指导委员会的技术顾问，6 个主办单位派若干专家参与每个起草文件的专题，其中一名任专题组长，负责该专题的工作。ICH 协调的专题共分 Q、S、E 和 M 等 4 个类别。Q 表示质量（Quality），包括产品的质量和稳定性、验证、杂质、规格等。S 表示安全性（Safety），包括药理、毒理、药代动力学等试验。E 代表有效性（Efficacy），包括临床试验中的设计、研究报告、GCP 等。M 代表综合学科（Multidisciplinary），包括术语、管理通信等。

ICH 并不是一成不变的，而是随着人们认知的提升、监管要求的提高及药物的发展，进行相应的补充和完善。除了 ICH 的技术规范外，国际上还有一些先进的药品监管机构，例如美国的 FDA、欧盟的 EMA 等。

这些技术规范都涉及临床试验的各个方面，其中影响最大的就是 ICH-GCP。该规范涵盖了临床试验的设计、实施、记录、评价、监查和报告的最基本的原则，另外也提出了临床试验的操作要求，目前各个国家都在遵循这个规范。

二、我国临床试验的法规简介

我国临床试验的法规主要有《中华人民共和国药品管理法》《药品管理法实施条例》《药品注册管理办法》《医疗器械注册管理办法》《药品临床试验质量管理规范》等。

《中华人民共和国药品管理法》从颁布到实施以来经历了几次修订和更新。针对药品研究、生产、推广过程中出现的各种问题，对药品生产企业的生产、经营、价格、安全及法律责任等进行了规定。2019 年，国务院颁布的《中华人民共和国药品管理法》相关内容为：为了加强药品管理，保证药品质量，保障公众用药安全和合法权益，保护和促进公众健康，在中华人民共和国境内从事药品研制、生产、经营、使用和监督管理活动，应当遵守法律、法规、规章、标准和规范，保证全过程信息真实、准确、完整和可追溯。

2002 年国务院颁布实施的《药品管理法实施条例》则对《中华人民共和国药品管理法》进行了详细、具体的补充和解释，是药品管理法律体系中的重要行政法规。该条例同样于 2019 年进行了修订，相关内容为：研制新药，需要进行临床试验的，应当依照《中华人民共和国药品管理法》规定，经国务院药品监督管理部门批准。药物临床试验申请经国务院药品监督管理部门批准后，申报人应当在经依法认定的具有药物临床试验资格的机构中选择承担药物临床试验的机构，并将该临床试验机构报国务院药品监督管理部门和国务院卫生行政部门备案。药物临床试验机构进行药物临床试验，应当事先告知受试者或者其监护人真实情况，并取得其书面同意。

《药品注册管理办法》于 2007 年颁布实施，2020 进行修订，相关内容为：该办法规定了药物临床试验、药品上市许可、再注册等申请及补充申请的管理办法，其中规定了药物各期临床试验内容与要求。

关于医疗器械的法规，例如《医疗器械注册管理办法》总共十一章，对医疗器械的基本要求、产品技术要求和注册检验、临床评价、产品注册和注册变更、延续注册、产品备案、监督管理、法律责任等内容进行了原则性的规定。《药品医疗器械飞行检查办法》对药品医疗器械飞行检查的启动、检查、处理进行了规定。食品药品监督管理部门针对药品和医疗器械研制等各环节开展不预先告知的监督检查。《医疗器械临床试验质量管理规范》涵盖医疗器械临床试验的全过程，包括临床试验的方案设计、实施、监查、核查、检查，以及数据的采集、记录、分析总结和报告等。在《医疗器械监督管理条例》中，医疗器械临床试验机构由资质认定改为备案管理。食品药品监管总局正在会同中华人民共和国卫生和计划生育委员会抓紧制定医疗器械临床试验机构的条件及备案管理办法。相关管理办法出台前，开展医疗器械临床试验的，申办方应当选择经食品药品监管总局会同国家卫生计生委认定的药物临床试验机构；其中，开展体外诊断试剂临床试验的，按照《食品药品监管总局关于实施〈医疗器械注册管理办法〉和〈体外诊断试剂注册管理办法〉有关事项的通知》实施。《医疗器械不良事件监测和再评价管理办法》适用于在境内开展医疗器械不良事件监测、再评价及其监督管理，加强医疗器械不良事件监测和再评价，及时、有效地控制医疗器械上市后的风险，保障人体健康和生命安全。

三、《药品临床试验质量管理规范》

为了保证临床试验过程安全、规范可靠、结果科学,欧洲国家和日本在 20 世纪 80 年代中后期先后效仿美国制定了《药品临床试验质量管理规范》,即 GCP。世界卫生组织(World Health Organization,WHO)将 GCP 定义为"一套临床研究,包括设计、实施、监查、终止、稽查、报告和记录的标准,以保证临床试验科学合理并符合伦理原则,而且试验药物的性质被适当地记录"。简而言之,GCP 是用来保证临床试验数据的质量、保护受试者的权益和生命安全的一项准则。

根据 GCP 的要求,可以将药物临床试验的质量管理划分为 5 个环节,分别为质量保证、质量控制、监查、稽查、视察。几个重要环节相互依存、相互促进,共同构成临床试验质量管理的有机整体。

(一)质量保证

质量保证是为了确保药物的研发过程和数据的产生符合 GCP,而建立的监督系统和程序。质量保证过程既针对药物研发(包含临床试验过程),也针对数据产生过程。该过程由独立于试验项目的专职人员或者小组负责,他们通过研究过程和最后的产品质量确保试验的质量和状态满足药学政策规范的要求,同时可以被药政监管部门所接受。

(二)质量控制

质量控制是指在质量保证系统中所从事的操作技术和活动,这些技术和活动是认定每个药物临床试验阶段产生的数据和完成质量是否符合规定的要求和标准的评判条件。临床试验研究团队中的每个成员都处在整个临床试验过程和最后产品的质量控制之中。

(三)监查

监查活动是整个临床试验的项目核心过程,监查直接关系到研究机构对 GCP 依从性的监督和试验数据质量的可靠性。临床试验的监查活动始于机构启动监查访问。各种监查访问的监查终点和要求各有所侧重。监查员在临床试验项目进行中是申办者和研究者之间交流的主要纽带,监查员对研究机构的监查和管理的好坏直接关系到临床试验质量的高低。

(四)稽查/视察

在临床试验监查后,稽查/视察是指为了保证数据报告的准确性和结论的有效性没有受到数据加工的修正,而对原始数据和相关内部或阶段性记录、程序或者最后报告进行对比的行为,用以确定相关的程序结果是否符合计划和要求标准。稽查/视察是建立在已有的程序和过程规范的基础上进行的,有明确的目的性。

第三节 临床试验设计中的统计工作要求

药品临床试验各个阶段的统计工作要求可以归纳为设计阶段、试验过程、资料分析和总结阶段 3 个部分。其中,对于设计阶段的要求如下:

(1)根据对照组的设置及相关参数估计样本容量。

(2)试验设计方案中要有明确的受试者或药品随机分配的方法,所有随机数要有重现性,应有避免偏性的相应措施。

(3)应在与试验无关人员的监督下进行试验药物、对照药物的编码和双盲临床试验应急信件的准备。

(4)双盲临床试验的设计方案中,应确定揭盲和紧急揭盲的条件及进行揭盲的人员。

(5)对于双盲临床试验,其盲底应密封,并由专人保存。

(6)根据试验方案正确选择统计分析方法,制定统计分析计划书。

(7)根据试验方案和统计分析计划书设计病例观察表,便于数据管理和统计分析。

在临床试验的过程中也存在一定的统计分析要求:

(1)临床试验应有一套质量保证措施。

(2)生物统计学家协助监察员和主要研究者对临床试验过程进行质量控制。

(3)在临床试验的过程中,对试验方案的任何改动均需陈述理由。

(4)根据试验设计方案的要求进行中期分析,双盲临床试验的中期分析不能破坏试验的盲态。

(5)各中心临床试验应同步进行,入组病例的速度与时间应一致,各中心的样本含量应符合统计学要求。

(6)紧急情况下对个别病例的破盲,需在病例报告表中述明理由。

在资料分析和总结阶段的统计工作要求如下:

(1)所有统计分析方法应是公开发表并得到学界认可的方法。

(2)所用统计分析软件应是国内外公认的软件。

(3)所有统计分析过程采用可视程序语句,备查。

(4)主要研究指标应据 ITT 原则按不同数据集进行统计分析。安全性采用安全分析。

(5)对缺失数据的处理要有明确的说明。

(6)主要统计指标的分析要考虑中心效应和有关协变量的影响。

(7)按照《药品临床试验生物统计学指导原则》要求撰写统计分析报告。

(8)生物统计学家协助主要研究者完善临床试验总报告。

第二章　临床试验的要素和原则

第一节　临床试验的三要素

在临床试验中,每一项研究都要求包括受试者、影响因素和观测指标 3 个部分,这 3 个部分也被称为临床试验的"三要素"。把握好这 3 个要素是临床试验研究成果的第一个重要环节。具体来讲,涉及的主要问题有:如何从总体中选取受试者及如何将其分配到不同组中去;如何设置合理的对比组;如何估算合适的样本容量;如何保证全部对比组的受试者之间在一切非试验因素方面均衡可比。

一、受试者

试验因素作用的对象或者试验因素的承受者被称为受试者。在临床试验设计中,受试者通常为所研究的某些疾病的患者,有时也包括健康的志愿者。无论患者还是健康人,要成为受试者都需满足一定的质量要求和数量要求。

受试者应对试验因素敏感且受试反应必须稳定,同时为了使研究结果具有普遍性和推广性,还应当保证受试者的同质性和代表性。在临床试验研究中,患者或者正常人群的受试者,都应注意其病情和病程、文化程度、心理素质等一系列因素,还需遵循以下原则:

(1)受试者同意参加试验,签署知情同意书,并符合伦理道德原则。

(2)诊断明确。对受试者的诊断应该有统一的诊断标准,最好是国际公认的标准,或被国内同行一致认可的标准。若没有统一的标准,可以自己设定,但必须尽可能地采用客观的标准,以便在操作时易于明确诊断。

(3)依从性好。患者由于心理、社会、经济等多方面的原因,可能出现忘记服药、中途退出试验或换组的情况,因此应尽可能地减少依从性差的受试者人数。由于病情急剧恶化或存在难以忍受的副作用,必须中途退出试验,这些不依从性表现必然会干扰试验计划的实施,因此必须充分关心受试者,做好思想工作,使患者建立充分信任与依赖医务人员的心理状态,从而提高依从性。并且应当控制试验时间,因为试验时间过长往往会导致依从性降低。

(4)被选择的对象应该从试验研究中尽可能受益。

(5)已知试验对其有害的人群,不应作为试验对象。

(6)对于一些受试者患有可能影响试验结果的疾病,或这些疾病本身并不影响试验结果,但治疗这些疾病所用的药物或措施可能影响试验结果,这些病例必须予以排除。

即使病例诊断明确,也不一定都能够符合研究的要求,因此应当制定纳入标准对研究对象进行筛选。纳入标准应该根据研究目的和实际情况制定,标准定得太高,会加大工作量,且不易找到研究对象;标准定得太低,又会影响研究结果。在制定纳入标准时,应尽可能地选择对干预措施有反应的病例作为研究对象。一些旧病例、反复发作的病例,由于已经经过其他方法多次治疗,对新的干预措施不一定有效,因此尽量不要将其纳入。另外,在选择病例时,还需要考虑研究对象的代表性,选择的病例应体现这种疾病的特点,如果研究的某种疾病多发于老年人,而选择的研究对象却是青年人,试验结果就难以说明问题。

除了制定纳入标准之外,还需要制定统一的排除标准。临床试验中,通常有下列情况之一的患者不能作为研究对象:

(1)同时有另一种可能会影响本试验研究效果的其他疾病的患者。

(2)同时患其他严重疾病者,因为这样的患者可能会在研究过程中死亡或因病情恶化而被迫退出。

(3)已知对药物有不良反应者。

(4)某些特殊的人群,如婴幼儿、孕妇、正值哺乳期的妇女、严重精神失常的人等。

(5)具有某些可能影响本试验效果的行为和习惯的人,如嗜酒、超量吸烟、过度劳累等。

二、影响因素

在临床试验中,所有可能影响治疗效果或安全性评价的因素被统称为影响因素(Influencing Factors)。影响因素包括试验因素(Experimental Factors)和非试验因素(Non-experimental Factors)。

试验因素是研究者关心的并希望通过试验着重考察的影响因素。按其性质可分为物理的（如针刺、射线、理疗等）、化学的（如药物、病毒等）、生物的（如细菌、病毒等）及社会和心理的因素；而那些与试验因素同时存在，能使受试者产生效应的其他因素被称为非试验因素，一般是受试者自身具有的、可影响疾病发生和发展过程的某些属性（如性别、年龄、血型等）或状况（如病情、病型、患病时间、生理或心理所处的时期等）。

因考察的效应指标不同，有些非试验因素对试验结果的影响是不容忽视的，必须在试验设计阶段或统计分析阶段加以控制，这样的非试验设计因素被称为重要的非试验因素，常常简称为区组因素（Block Factors）；而有些非试验因素是可以忽略不计的，被称为次要的非试验因素。非试验因素虽然不是试验因素，但由于其中有些可能会严重影响试验结果，一旦处理不当，就会成为混杂因素（Confounding Factors）而产生混杂效应（Confounding Effects），导致结论出错。在进行试验设计时，应明确哪些是非试验因素，有意识地进行控制和消除其干扰。

在确定好试验因素后，还需对试验因素标准化，也就是要保证试验因素在整个试验的过程中保持不变，包括处理因素的施加方法、强度、频率和持续时间等。例如试验因素是药品，除了应确定药品的名称、性质、成分、作用及用法外，还应明确生产厂家、药品批号、出厂日期及保存方法等；若试验因素是某种手术方法，操作者的熟练程度应当自始至终保持恒定，否则将会影响结果的稳定性。同样，重要的非试验因素也必须遵循标准化原则，否则它们或多或少会影响试验结果，导致结论出现较大偏差。因此，在设计时应制定或摸索出标准化的具体措施，使试验因素和重要的非试验因素真正达到标准化，并尽可能地使非试验因素始终处于可控状态。

三、观测指标

将影响因素作用于受试者后会产生一系列的效果，这种效果被称为试验效应（Experiment Effects），它是通过具体的观测指标来体现的。观测指标（Observable Indicators）是用来反映影响因素作用强弱的重要尺度，必须结合影响因素的性质和特点、仪器、试剂和技术水平等多方面综合考虑。

从功能上分类，观测指标可以被分为诊断性指标（Diagnostic Indicators）、疗效性指标（Therapeutic Indicators）和安全性指标（Safety Indicators）；从主次方面分类，观测指标还可被分为主要指标（Primary Indicator）和次要指标（Secondary Indicators）。通常每类指标中的主要指标只设定一个，确定一个研究项目各类指标中的主要指标可以使重点突出，便于试验前估算样本容量，同时有效避免统计分析结果出现自相矛盾的现象。

对于诊断性指标,需要对受试者是否患有某种待研究疾病进行认真检查,做出诊断结论。明确诊断是临床试验设计时制定纳入标准的重要条件之一。为了确定受试者是否患有某种疾病,诊断的指标往往并非一个,而是有多个。实施者应结合基本常识、专业知识及预试验的结果,确定一个最有说服力的指标为主要诊断指标,其他为次要诊断指标。

主要疗效指标又称主要终点,是与试验目的有本质联系的、能确切反映治疗有效性的观察指标。主要疗效指标应根据试验目的选择易于量化、客观性强、重复性好,并易于在相关研究领域估计的指标。通常,主要疗效指标只有一个,偶尔会设定 2—3 个。如果存在多个主要疗效指标,应该在设计方案中考虑控制第一类错误的方法。比如有 5 个主要疗效指标,对它们进行假设检验时,应调整每次假设检验的显著性水平 α 的取值,通常 $\alpha=0.05$,对每个主要疗效指标分析应将其设定为 $\alpha'=\dfrac{0.05}{5}=0.01$。

在临床试验中,安全性评价是非常重要的一个方面。在临床试验的早期,安全性评价主要是探索性的,且只能发现常见的不良反应;在后期,一般可通过较大的样本进一步了解药物的安全性。后期的对照试验是一个重要的以无偏倚的方式探索任何新的潜在的药物不良反应的方法。安全性指标也应有主次之分,通常主要安全性指标只有一个,次要安全性指标可以有多个。

观察指标的选取应当注意以下几个方面:

(1)指标的合理性(Rationality)。所谓"合理"就是指所选指标能客观和真实地反映出干预措施的临床效应,在专业上得到合理的解释。

(2)指标的先进性(Advancement)。课题的先进性一般由指标的先进性体现出来,先进指标更能深入地反映所研究的问题,揭示事物的本质。

(3)指标的客观性(Objectivity)。在临床试验中应该尽量选择客观性指标,即通过检验仪器或工具获得观察结果的指标,避免选用由研究者主观判断观察结果或根据受试者主诉获取观察结果的主观性指标。若是主观指标,最好将其客观化。

(4)指标的灵敏性(Sensitivity)和特异性(Specificity)。灵敏性是指所选用的指标对干预措施反应的灵敏程度。指标的特异性即检测结果的专一性。为了把假阳性结果控制在最低水平,最好选用灵敏度高、特异性好的指标。

(5)指标的精确性(Precision)。包括指标的精密度和准确度两重含义。

(6)指标的经济性(Economy)。检测成本应在受试者所能承受的范围之内。

(7)指标的标准化(Standardization)。指标在采集方法、部位、时间、保存、运输、测定时间、测定方法、测定条件等方面固定化。这些与测定结果有关的非试验因素不进行标准化,会干扰研究进程,或者成为混杂因素,使指标的测定不稳定,影响研究结果的准确性。

第二节　临床试验的四原则

在临床试验的基本步骤中,为了保证临床试验的科学性和准确性,需要遵照下列 4 个原则:随机化原则(Randomization Principle)、对照原则(Controlled Principle)、均衡化原则(Equalization Principle)和重复原则(Replication Principle)。严格地遵循这 4 个原则,是临床试验研究成功的第二个重要环节。

一、随机化原则

1935 年,Fisher 首先在农业研究方面提出了随机安排的概念。在一个比较不同肥料的对照组试验中,对作为试验单位的小块土地随机安排不同的肥料,这有利于避免由于主观安排使某些处理(肥料)用于较差的土地,即避免偏性。类似地,在临床试验中,理应将受试者安排到各个处理组,但由于种种原因,药师在试验新药时,会有意无意地安排某些受试者到某一处理组,从而影响到疗效的正确评价。如果受试者按照药师或者自己的意愿分配到各组,那么结果完全是不可比的。因为各药师倾向于自己一贯使用的方法,这样会造成试验环境的改变,而且受试者自己的选择也会有很大的差异。例如,药师会认为新药或新疗法对病情较重的受试者疗效不好或副作用较为明显而把病情较重的病人分配进入标准疗法组,这些主观因素都会影响对新药或新疗法的正确判断。由于没有遵循随机化的原则,各试验组的差异不符合概率论和数理统计的原理,从而使统计学的检验方法低效或无效,无法对结果做出正确的判断。

患者作为一个试验单位,与土地等试验单位不同,对患者进行随机安排要复杂得多,而且随机安排患者的行为不易为药师和患者所接受。药师只想给患者最好的治疗,而实际上在需要进行比较时,药师正处于一种无法肯定何种疗法更为有效的状态中。随机化的概念从 20 世纪 40 年代开始提出,直到近几十年来才被广泛接受。虽然随机化并不能使得除了处理外的各种影响因素在不同的对照组之间完全相同,但可使得它们的差异服从概率论的原理,从而运用各种统计方法对结果进行判断。

临床试验的随机化可以保证所有患者被分配到处理组的可能性是相等的,即把非处理因素均衡地分配到试验组和对照组中,控制混杂偏倚(Confounding Bias)。随机化在临床实践中有许多优点,它可以有效保证统计中假设检验的结果,随机分配处理组的实验对象减少组间偏差,使那些可能对处理效应有影响的非处理因素均衡地分布,从而得到较为客观和高质量的判断结果。

在临床试验随机化的过程中,随机分组的方法很多,其基本原则是医师和患者都不能主观选择试验组成员和对照组成员,每个患者分配到各个组别的机会是均等的。常用的分组方法有掷硬币和抽签法、随机数字简捷法、随机数字表分组法、随机排列表分组法和分层随机分组法等。用掷硬币和抽签法进行分组较为简便,适用于病例或者组数较少的临床试验;随机数字简捷法利用每个患者都熟知的随机数字,按照单双数将患者随机分配到试验组与对照组之中,是对门诊患者进行临床试验研究的一个简便的半随机化分组方法,但是该方法容易混入非随机的因素;随机数字表分组法不容易介入非随机化的因素,是依据随机抽样原理编制的随机数字表进行分组,其中数字排列完全任意;随机数字表分组法在实际应用中较为麻烦,在临床研究中可以采用随机排列表分组法,它比随机数字表分组法更具有实用性;分层随机分组法适用于小样本的临床试验,可以保证试验组与对照组的均衡性。

随机化作为试验设计的 4 个基本原则之一,其在科学研究中的重要性已经得到了大家的公认。随机化原则,即机会均等原则,包括随机抽样(Random Sampling)和随机分组(Randomization)两个方面。随机抽样指的是总体中的每一个受试者都有同等机会进入研究,随机分组指的是本次研究所选定的受试者都有同等机会进入所设定的试验组和对照组。由于临床研究常常是通过随机对照试验来评价某一处理因素(如药物)对受试者有关指标的影响,故随机分组的概念更为重要。

随机化有以下两个特点:

(1)在临床试验中,随机化可以使不同患情的受试者有均等的机会被分配到各个处理组中,降低甚至排除非处理因素对研究结果判定的影响和偏倚,为定量评价与处理效应有关的证据提供可靠的统计学依据。

(2)虽然随机化的方法可以像掷硬币一样简单,但是这种简单的随机化可能会导致不同处理组间样本容量大小和基线特征(如协变量)的不平衡。现有的各种技术都可以解决这些问题,包括区组随机、分层随机及协变量适应性随机技术,这些技术已经越来越频繁地应用于实际的临床试验中。每种随机化方法都有各自的优缺点,在选择之前必须慎重。

临床上常用的随机化方法有:简单随机化、分层区组随机化、动态随机化、中央随机化。不同的方法有不同的应用环境。

(一)简单随机化(完全随机化)

简单随机化(Simple Randomization)是较为简便易行的随机化方法。通常可以通过随机数字表、抛硬币、掷骰子和计算机的随机数发生器等方法来完成受试者的分配任务。若有两个处理组,其分配到任一组的概率为 $\frac{1}{2}$。抛硬币和掷骰子是最简单的随机化方法,硬币的正反两面分别代表进入不同的组,或骰子的奇数和偶数将受试者分为不同的组。由于在受试者数量较少的情况下,这两种方法容易造成不同的组之间数量差异较大,因而在实际的临床试验中极少采用。实际中常用计算机程序产生的随机数字或查阅随机数字表来进行不同组别的分配。如拟将12 名受试者随机分入甲、乙两个组,每组包括 6 名受试者。可从随机数字表中的任一处开始,向任一方向查出 12 个随机数,将这 12 个随机数赋给 12 名受试者,然后令奇数的受试者分入甲组,偶数的受试者分入乙组。简单随机化的条件分配概率为:

$$p_{i,A} = \frac{1}{2}(i = 1, 2, \cdots, n) \tag{2-1}$$

完全随机化(Complete Randomization)是真正的随机化,样本容量较大时可保证比较组间除处理因素外其他非处理因素的均衡,但样本容量较小时容易出现非处理因素的分布不均衡,且不适用于进行期中分析的临床试验。

(二)分层区组随机化

分层随机化(Stratified Randomization)是指在随机化的过程中,总希望对比组中的某些严重影响结果的因素在各组尽可能相等,因此选出对研究结果有重要影响的因素,并按照这些因素的特征将患者分为若干层,再在每一层内实施简单随机分配的方法。因此,分层随机事先确定重要的预后因素或者非处理因素,按照这些因素将所有的受试者分为 n 层(n 一般较小),然后对每一层内的受试者进行完全随机分配。分层随机化适用于有 2—3 个分层因素的情况，当分层因素较多时，每层所含的样本容量会相应地减少，这就容易导致各组分层因素分布和组间样本数不平衡的结果，影响分析的准确性。分层随机化可以有效地控制主要因素对研究结果的作用，增强试验设计的科学性和有效性，保证在随机对照研究中所获得的结果有较高的可比性，在分组结束时各分层因素在不同的组内分布的均衡性。

在多中心临床试验中，一般将中心作为分层因素，即先将所有的受试者按中心进行分层，然后在各层中进行区组随机化，给受试者随机分配治疗组别。通常，受试者为 100—200 例，有 2—3 个分层因素，每个因素仅有两个水平时，应用分层随机化较恰当，可保证组间的均衡性。

区组随机化（Block Randomization）又称均衡随机化、伪随机化或限制性随机化。首先将受试者划分为例数相等的区组，然后在每一区组内完成简单随机分组。与简单随机化相比，区组随机化可以确保整个试验期间进入每一组的受试者的数量基本相同，这有助于提高统计效率，并且降低时间趋势对研究对象的影响，从而减小偏倚。区组随机是较为常用的随机化方法，特别是与分层随机化方法联合应用的分层区组随机化不仅能控制主要的影响因素对结果的影响，同时还能控制季节因素、流行趋势等因素对研究结果的影响，兼具分层随机化和区组随机化的优点。分层区组随机化是目前临床试验中被广泛应用的分组方法。

区组长度（Block Length）是指单个区组内的受试者数量。根据随机化过程中区组长度是否固定，区组随机化可以分为固定区组随机化和变化区组随机化。在试验过程中，区组长度可以保持固定不变或随机变化为任意大小，但要求区组的大小是比较组数量的倍数。在非双盲试验中，常常采用变化区组随机化。

对于区组大小，应选择尽可能小的区组长度以避免出现组间不平衡的现象，还要保证有足够大的区间长度以便产生随机分配序列。若设区组随机化中的区组长度为 b，则其条件分配概率为：

$$p_{i,A} = \frac{\text{int}[(i-1)/b+1] \times b/2 - n_{i-1,A}}{\text{int}[(i-1)/b+1] \times b - (i-1)}(i=1,2,\cdots,n) \qquad (2\text{-}2)$$

在随机分组过程中，需要注意：①研究者事先不能判断哪一组疗效高，哪一组安全性好，只有处于"未知"的状态下，随机分组才是有意义的。②随机分组的患者应当都是统一受试的，如果患者不同意加入随机分组，而想自己选择疗法，那么这些患者不应进入研究分析的数据中。③随机分组最好是对受试者的某些因素，如性别、年龄、病情、病程等分层进行。经过分层处理，会大大增强结果的可比性,如果分层过细,结果的适用范围则会缩小。因此,分层要适度,一般以2—3层为宜。

(三)动态随机化

动态随机化(Dynamic Randomization)又称为最小随机化,是在传统随机化方法之上发展起来的一种不等概率分组法,最早于1974年由Taves提出,后被Pocock和Simon改进。动态随机化,顾名思义,就是各个研究对象被分入某组的概率不是固定不变的,是根据一定的条件进行调整的。与传统随机化方法相比,动态随机化的不同之处在于在分配过程中,每一个受试者进入某一组的概率不会一直固定不变,而是会根据已经入组个体的情况变化,使之保证各个试验组间的非研究因素达到均衡,达到进行随机化分组的目的。对于新进入的受试者,首先列举出该受试者进入每个试验组的情况,统计出每个试验组的累计各因素各水平的数目,乘以相应的权重,计算出不同分配情况下的均衡程度。最后,综合比较后,挑选出可以以较高的概率分配至能够缩小组间差异的试验组的受试者,即此受试者进入因素间差别最小的试验组,来保持良好的均衡性。

基于"均衡多个影响因素"的目的,最小化随机就比较合适。它的实现过程如下:

(1)确定需要平衡的影响因素、各自的权重和目标组分配概率。需要平衡的影响因素是指临床上用于推断疾病痊愈或复发概率的受试者的某种特征或所处的某种状态、环境,比如受试者的年龄、性别等。

(2)第一个研究对象完全随机分组。

(3)从第二个研究对象开始,计算该研究对象被分至特定组后,两组间的预后因素差异大小。

(4)根据差异最小化的原则,将该研究对象按照分配概率进行随机分组。

假设试验中有N个试验组,M个非处理因素,各因素的水平数分布为K,考察指标记为$X_{ijk}(i=1,\cdots,N;j=1,\cdots,M;k=1,\cdots,K)$。下面以一个例子来说明其具体的实施过程。考虑某Ⅱ期临床试验,A组为试验组,B组为对照组。考虑3个因素2个水平的试验,目前已经入组67名受试者,情况如表2-1所示。

表 2-1　前 67 名受试者的入组情况

非处理因素		A 组	B 组
因素一	水平一	5	7
	水平二	7	6
因素二	水平一	4	4
	水平二	3	6
因素三	水平一	8	6
	水平二	4	7

设第 68 名受试者各因素分别为水平一、水平一、水平二。现等待入组。

首先定义一个均衡性指标 D_{jk}，Pocock 和 Simon 提出了 4 种计算 D_{jk} 值的方法，包括极差法、方差法、最大限值法和符号法，其中最常用的是极差法。

$$D_{jk} = \sum |X_{1jk} - X_{2jk}| \tag{2-3}$$

该指标表示试验组与对照组的均衡性。如果两组是均衡的，则 $D_{jk}=0$，D_{jk} 的值越大，均衡性就越差。对于本例，假设受试者进入 A 组，A 组和 B 组总的不均衡值为：

$$D_1 = w_1 D_{11} + w_2 D_{21} + w_3 D_{32} = 1+1+2 = 4 \tag{2-4}$$

其中，w 为权重，这里全部设定为 1。

假设受试者进入对照组，总的不均衡值为：

$$D_2 = w_1 D_{11} + w_2 D_{21} + w_3 D_{32} = 3+1+4 = 8 \tag{2-5}$$

由于 $D_1 < D_2$，受试者进入 A 组时两组的非研究因素差值较小，表示进入试验组时两组的均匀性比进入对照组要好，所以设定新的受试者进入组 1 的概率为 80%，或者更高。在实际应用中，若出现 $D_1 = D_2$，优先进入例数少的组，若例数在两组也相等，则进入每组的概率相等。相对于其他的随机化方法，动态随机化综合考量了全部非处理因素的平衡，即使在受试者总人数较少的情况下也能保证良好的均衡性。

该方法虽然可以获得有效的均衡分组，但对于均衡性指标的使用，具体的可操作性等都存在一定的争议。随着计算机网络技术的发展，该方法也得到了快速的发展，中央随机化就是其一个重要的发展方向。

(四)中央随机化

在实施跨地域多中心的科学研究中，由于存在地域差异，各分中心在样本收集、随机入组和科研用品消耗等方面的进度会不尽相同，这样可能会出现科学研究超期、用品浪费和用品超过保质期等问题。通过传统的人工管理方式很难对这些问题进行有效解决，这就需要有一套方法来对整个试验进行统一管理，使各分中心的信息能及时互通，以便在科学研究过程中对各类资源进行适时调配，优化组合，最终达到缩短科学研究试验周期、提高效率和节约科研用品的目的。随着现代信息技术在科学研究领域的广泛应用和物流行业的发展，为跨地域多中心科学研究的计算机化管理和物品配送提供了有效的技术支持和服务保障。这就是中央随机化。

中央随机化（Central Randomization）是指在科学研究中为了实现盲法，排除人为或者其他未知因素对研究结果产生偏差影响而采用的一种由计算机系统中央控制动态区组随机方法来实现的科研设计方法。通常，中央随机系统还应该与科学研究中各个环节的管理相结合。采用中央随机的方法，能显著地提高科学研究水平和效率。

该系统通常包括：受试者登记，受试者筛选判定，受试者随机化分配，受试者访视，药品剂量计算和分发，紧急揭盲和其他功能模块，可以实现多个系统同时运行，每个研究者同时进行多个试验操作，方便试验的管理。

目前来说，中央随机化有以下几个特点：

（1）中央随机化的盲底是动态产生的，在科学研究项目完成以前，不存在实质性的研究项目盲底，也就排除了科学研究的人为倾向性选择和评价出现的可能。

（2）中央随机化研究方法样本的分中心序列分配不固定，分中心的数量可动态增加，其随机化区组的平衡是在综合考虑分中心小区组均衡基础上加上研究项目级别的大区组平衡，中央随机化方法的分中心样本数量的不固定特性同时也为完成超大型大样本的科学研究提供了可靠的保障。

（3）中央随机化可以根据科研项目的实际进度情况，调整分中心数量，增加分中心数目，以适应项目进度的要求，这为长期（10年以上）超大样本（上万）的大型研究提供了基础技术平台，中央随机系统应用的缺乏也是我国长期超大样本临床研究常见的原因之一。

（4）中央随机化能在项目水平或多个自定义分层因素对影响科学研究的未知因素进行平衡和最小化处理，利用中央随机化的自定义分层，由中央控制中心统一进行均衡运算控制。

(五)随机化检验的原理

随机化检验(Randomized Test)是 Fisher 在 20 世纪 30 年代提出来的一种非参数检验方法,该方法在无须对有关总体方差的正态性或同质性作出任何假设的情况下,就可以得到零假设成立时与观测值相联系的精确概率。然而,由于其计算量太大,一直没有得到广泛应用。近年来,随着计算机网络技术的飞速发展,实现各种基于模拟算法的统计方法广泛应用成为可能。

随机化检验,又称为排列检验(Permutation Test),可以评价两个配对相关样本或非配对的独立随机样本是否来自均值相同的总体。其基本原理是:假设有两个样本 X 和 Y,在零假设成立时,即认为两个样本来自均值相同的总体,此时观测值属于 X 或 Y 是随机的。将观测值进行重新排列组合得到所有可能的结果,并且每个结果出现的概率相同。对每个可能出现的结果计算统计量,构造抽样分布,再观测原始样本计算出的统计量在抽样分布中的位置,根据事先选定的显著性水平,做出是否拒绝原假设的判断。换而言之,排列检验的基本思想就是根据所研究的问题构造一个检验统计量,利用现有的样本,按照排列组合的原理推导出检验统计量的理论抽样分布,然后求出从该分布中获得现有样本及更极端的样本的概率(p 值),并将这个概率与事先确定的检验水准(α)比较,做出推论。由此可见,排列检验计算的统计量的抽样分布是基于样本的所有可能排列组合条件下的分布,因此排列检验的样本容量是很大的,需要将所有可能的排列组合情况全部组合出来计算检验统计量的理论分布。若检验统计量的抽样分布是基于样本的所有可能的排列(或组合)条件下的分布,则称之为确切排列(组合)检验(Exact Permutation Test),其思路类似于秩和检验(Rank Sum Test)。对实际问题来说,往往得不到检验统计量的确切抽样分布,可通过基于样本的大量重复的随机排列(或组合)估计其近似的抽样分布,则称之为随机排列(或组合)检验(Randomized Permutation test)。

随机化检验的具体步骤如下:

(1)建立假设,确定检验水准。

与传统假设检验相同。$H_0:\mu_1=\mu_2$;$H_1:\mu_1\neq\mu_2$;$\alpha=0.05$(双侧检验)。

(2)构建检验统计量,并计算现有样本的检验统计量。

检验统计量可以根据实际情况构造,无须考虑检验统计量的理论抽样分布。最为简单的检验统计量可以构造为两个样本均值的差的绝对值。

（3）在 H_0 假设条件下，通过计算机模拟得到步骤（2）中统计量的经验抽样分布。

在 H_0 假设成立的条件下，即两个样本来自同一个总体，均为总体的随机样本，那么对样本数据重新随机分组（各组样本容量不变），得到的新样本也是总体的两个随机样本，并计算重新分配后的数据集的检验统计量。多次重复后，得到步骤（2）中检验统计量的经验分布。

（4）计算 p 值。

在 H_0 假设成立的前提下，经验分布中大于实际检验统计量的值所占的比例即为随机化检验法的 p 值。

（5）根据小概率原理作出推断性结论。

由此可见，随机化检验法实际上是在原假设成立的前提下，对所有的数据重新进行随机分配若干次，并计算每次重新分配后的检验统计量而得到该检验统计量的经验分布，然后根据实际检验统计量的经验分布中的位置来确定随机化检验的 p 值，进而得出结论。

（六）随机化与非随机化对照

随机性一直是临床试验的金标准。随机对照试验（Randomized Controlled Trial）可以消除偏倚，平衡混杂因素，还能提高统计学检验得到有效性，是临床试验最为推崇的试验方法。然而，因为临床试验以人为研究对象而产生了一些问题，很多时候因为客观原因或者伦理道德，无法进行随机对照。例如，一些病因未明但是反复发作的疾病，又或者罕见疾病的研究成本昂贵而样本却极其稀少。

那么有时组间比较可以设置单独的对照组，也可以通过几个试验组作对比。试验应当注意观察者的误差和可比性，用专业量表进行评分，检测不同医生的判断之间的一致性。一致性测验达到 $98\%-100\%$，则达到了统一的诊断标准，该受试者合乎要求。

有时把患者分到不同处理组时不用随机化的方法，而是采用一种预先确定的顺序的方法，如按生日的单双日确定病例进入试验组或是对照组，这种方法称为非随机化对照（Non-randomized Control），又称为系统法。这种方法的主要缺点是研究者可以很容易地知道患者来诊时如果接受参加试验将会被分入哪一组，这种情况将会影响研究者是否让这位患者参加试验。

另外一种非随机化对照的处理方式是可以根据具体情况进行历史对照、数据库对照、观察性研究、活性对照试验等非随机化对照。

(七)随机化方法的综合评价指标

在实际操作中,通常从均衡性和随机性两个方面对随机化方法的性能进行评价,每一个方面又各自有许多不同的指标,由于不同的评价指标反映了随机化方法的不同特性,因此要对随机化方法进行综合评价就要选取尽可能多的指标,这无疑增加了随机化方法性能评价的难度,因此需要结合具体情况灵活选取。比较常见的指标有均衡性评价指标和随机性评价指标。

(1)均衡性评价指标。常用的均衡性指标有 3 个,分别是分配过程中组间受试者例数差的最大值(Maximum Imbalance)、组间例数分配相等的概率(Exact Balance)及组间例数差的绝对值均值(the Absolute Mean of the Difference in Treatment Group Sizes)。当试验为了避免因受试者入组时间不同而导致偏倚时,需要考虑组间受试者例数差的最大值指标。组间例数分配相等的概率指标在实际应用中较为少见,在一些大样本的临床试验中更为少见。当组间例数的不均衡受样本容量影响时,组间例数差的绝对值均值指标就显得较为重要。

(2)随机性评价指标。常用的随机性指标有固定分配概率(Deterministic Assignment)和猜对分配概率(Correct Guessing)。其中,固定分配概率表示受试者被分配到某一组的概率为 1 或 0 的次数占总分配次数的比例,猜对分配概率表示按照分配到例数少的组猜测并且猜对的比例。

猜对分配概率指标由 Blackwell 和 Hodges 两位学者于 1957 年提出,其公式如下:

$$CG = \frac{1}{n} \sum_{i=1}^{n} CG_i \tag{2-6}$$

其中:

$$CG_i = \begin{cases} 1 & if \ (n_{i-1,1} < n_{i-1,2} \ and \ T_i = 1) \\ & or \ (n_{i-1,1} > n_{i-1,2} \ and \ T_i = 2) \\ 0.5 & if \ (n_{i-1,1} = n_{i-1,2}) \\ 0 & if \ (n_{i-1,1} < n_{i-1,2} \ and \ T_i = 2) \\ & or \ (n_{i-1,1} > n_{i-1,2} \ and \ T_i = 1) \end{cases} \tag{2-7}$$

T_i 表示第 i 例受试者的分配结果,$n_{i-1,1}$ 和 $n_{i-1,2}$ 分别表示第 $i-1$ 例受试者完成随机分配以后组 1 和组 2 的分配例数。这两个指标是将随机性进行量化的指标,其值越小表示随机性越高。

2012 年,国外学者提出采用综合指标 G 来评价临床试验各随机化方法分配的均衡性及随机性,其公式如下:

$$U_I = \frac{MI - MI_{PBD(b=2)}}{MI_{SR} - MI_{PBD(b=2)}} \tag{2-8}$$

$$U_R = \frac{CG - CG_{SR}}{CG_{PBD(b=2)} - CG_{sr}} \tag{2-9}$$

$$G = \sqrt{\frac{(\omega_I U_I)^2 + (\omega_R U_R)^2}{\omega_I^2 + \omega_R^2}} \tag{2-10}$$

其中,ω_I 和 ω_R 分别表示均衡性和随机性的权重。该公式综合了组间受试者例数差的最大值指标及猜对分配概率指标来判断各随机化方法的优劣,G 值越小表示临床试验随机化方法的综合统计性能越高。

研究表明,在大样本(例如样本容量大于 200)情况下,因不均衡所导致的准确度的损失并不大,因此对于带有较强的均衡性限制条件的随机化方法,例如对于在一定范围内限定最大容许不平衡性(Maximal Tolerated Imbalance)的随机化方法而言,并不会出现严重的不均衡,通常可以忽略对均衡性的考量,而将重点放在随机性指标的评价上。

二、对照原则

在 20 世纪初,临床试验一般没有对照组。为了说明药物或者疗法的疗效和安全性,必须选择一个可供参照、比较的对象,即对照组。设立对照组可以科学地且定量地进行判断。在试验中设立对照,是因为各种治疗方法的效果随着所选患者、治疗的季节等因素的影响而不同。如果没有相类似的患者作比较,很难判断药物的确切疗效。在临床试验中,存在大量不设置对照或者对照设置不完善的案件,这大大地降低了试验的可靠性和重现性。对于一些影响很大的疾病,不设置对照而得出的结论是相当危险的。

没有对照的临床试验无法评定达到某种疗效的处理因素的优劣,所以需要鉴别试验性措施和非试验性措施的差异,进而确认试验性措施的真实效应,此时就需要进行对照。一些疾病,如感冒、口腔溃疡等都具有自愈的倾向,如果不设立对照,对于处理因素和非处理因素加以准确的控制,就无法判断处理因素与疾病的发展、转归及其结果的相关关系,所以会降低研究结果的真实性和可靠性。此外,对照的另一层意义在于减少和消除试验误差。合理均衡的对照可以使得对照组和试验组的非试验性的措施处于相等的状态,组间具有可比性,这样会减少试验误差进而确保结论的真实性。

　　对照组既可以是平行对照组,也可以是交叉对照组;既可以对试验组和对照组实施盲法,也可以不实施盲法;对于同一个临床试验,对照组的形式可以只采取一种类型,也可以采取多种类型。具体应根据试验设计的目标、特点及其他情况而定。

　　缺乏对照的试验效果是不可靠的,因这种效果可能来自身体的自愈、病情的波动,也可能为霍桑效应(指患者因成为研究中受关注的目标而改变了他们的行为的一种倾向,与他们可能正在接受的治疗的特异性质无关),由此可见对照的重要性。

　　临床试验的对照一般分为安慰剂对照、空白对照、阳性药物对照、自身对照、外部对照等。

(一)安慰剂对照

　　安慰剂(Placebo)是一种伪药物(Dummy Medication),它的形状、大小、重量、气味、口味等都与试验药物尽可能保持一致,但是其中不含有试验药物的有效成分。安慰剂对照(Placebo Control)可以避免对照组受试者产生与试验组受试者不同的心理作用,有效控制偏倚,同时还可以消除疾病自然进展的影响,分离出由试验药物引起的真正的不良反应,所以能够直接测度在试验条件下,试验药物和安慰剂之间的差别。例如,在关于 A 药物治疗类风湿性关节炎疗效的研究中,研究者对试验组给予一定剂量的 A 药物和甲氨蝶呤(Methotrexate),对照组给予相同条件下同体积的安慰剂和甲氨蝶呤。这种做法既有助于研究中的盲法实施以避免偏倚,也不会违反伦理原则。

　　虽然安慰剂对照常常被应用于双盲试验,而且既可以是平行对照组,也可以是交叉对照组;既可以是一种安慰剂,也可以是多种安慰剂,但应当注意的是,并非所有使用安慰剂的临床试验都是安慰剂对照试验。比如在阳性药物对照试验中,为了保证双盲试验的实施,经常采用双模拟技巧(Double Dummy),即不论是试验药物还是阳性对照药物都做了安慰剂处理。像这样的临床试验就不属于安慰剂对照试验的范畴,而是阳性药物对照试验。

　　安慰剂对照可以最大程度地减少研究者和受试者的主观期望效应(Expectant Effect)和偏倚,直接测度试验药物和安慰剂之间在疗效和安全性能方面的差异,从而通过较小的样本得出较为客观的结论。安慰剂对照的固有缺陷主要在伦理性方面。若在研究过程中已存在有效的药物或者新疗法,而且该种药物或新疗法已经给受试者带来一定的益处,那么这时再进行安慰剂对照就会存在伦理问题,一般不予采用。此外,当受试者或研究者认为安慰剂对照会延误治疗时通常不愿使用安慰剂对照,特别是部分受试者会因病情并未得到改善而中途退出试验,因此当使用安慰剂对照不耽误病情的治疗时,才是合适的对照选择。

(二)空白对照

空白对照(No-treatment Control)指的是对于选定的对照组,不施加任何实质性的处理,常用于处理手段非常特殊,安慰剂对照试验无法执行或者执行起来极为困难的情况,例如试验组遇到放射治疗、外科手术等情况。当试验药物或者新疗法的不良反应非常特殊,无法使研究过程保持盲态时,通常也会采取空白对照的方法。虽然空白对照简单且容易操作,但是很容易引起两组在心理上的差异,所以在临床试验中应当谨慎使用。需要注意的是,由于空白对照非盲,就可能会影响到试验结果的客观评价。空白对照组和试验组的受试者在分配时应当遵循上述的随机化原则。

(三)阳性药物对照

阳性药物对照(Active Control)是一种以现有的、公认有效的方法作为参考标准的对照方法,也是生物临床试验中最常用的对照方法之一。阳性对照药物应当是最新的药典中收载的、医务界公认的,并且已知对所研究的适应症最为有效且安全的药物。与安慰剂对照类似,阳性药物对照既可以是平行对照也可以是交叉对照。通常情况下,阳性对照药物试验应该是随机双盲的。

阳性药物对照与试验组药物之间的比较需严格控制在相同的条件下进行,不论是剂量还是给药方案,都应当是该药的最优剂量和最优方案,否则将会导致错误的结论。根据试验的目的不同,可以将阳性药物对照试验分为优效性或优于性试验(Superiority Study)和非优于性或等效性试验(Noninferiority or Equivalence Study)两种。如果是非优于性或等效性试验,研究者会认为受试者不管处于试验组还是对照组,所接受的都是有效药物,可能引入偏倚,而常常人为地缩小两种药物之间疗效的差别,过高地估计阳性对照组药物的疗效。

阳性药物对照的设计简单,且易于操作实施,容易取得受试者的知情同意书,符合伦理道德。若结果表明阳性对照药物并不优于试验药物,那么试验药物的疗效性和安全性能被更好地证实。当采用非优于性或等效性试验时,由于试验药物与阳性药物之间的疗效差别很小,若要达到相同的试验效能就需要较大的样本才能检验出两者之间的差异。

(四)自身对照

自身对照(Self Control)是指对照与试验在同一受试者身上进行的对照试验。采用这种方法进行试验设计时,应注意相邻两次观测之间的时间间隔不可过长,因为随着时间的推移,同一受试者的生理状况会发生较大程度的改变,从而产生的效应在不同水平的试验因素之间产生混杂。

例如,研究者为了探讨心理干预对全脑血管造影术患者情绪的影响,会对全脑血管造影术患者在心理被干预前后的焦虑和抑郁情况进行调查。经统计学分析,在实施心理干预后,受试者的焦虑和抑郁情况得到明显改善,因此有理由认为心理干预可以有效地缓解患者的焦虑和抑郁情况。但严格来讲,实施心理干预前后受试者的情况并不是同期对照,很有可能是施加干预后某些环境因素或自身因素发生了变化,并有可能对试验的效果产生一定影响。因此在试验中,需要设置另外一个平行对照组,不施加任何干预,采用对照组和试验组在干预前后效应的差值来进行比较,才能够更好地说明问题。

(五)外部对照

外部对照(External Control)也被称为历史对照(Historical Control),这是一种采用研究者以往的研究结果或他人的研究结果与试验药物进行比较的对照方法。试验药物的受试者与外部对照的受试者并不是来自同一个患者总体,他们也不是随机入组的。外部对照的主要缺点在于不能控制偏倚。除了试验药物以外,影响试验结果的因素多且广,使得对照组和试验组的基线不具有相似性。这些因素包含时间、环境、条件等。该对照方法可用于探索性研究,例如评价试验药物对癌症患者的疗效和安全性,评价试验药物对无有效治疗方案且死亡率较高的新发疾病的有效性和安全性,如埃博拉病毒等。

外部对照的试验设计非常简单易行,但受时间、环境、条件等影响,可比性很差,结论的可信度也很低,因此非必要时一般不应用这种方法。

三、均衡原则

在进行临床试验设计时,通常会涉及两组甚至两组以上针对受试者对于新药物或新疗法治疗效果之间的对比问题。为了保证所得结论的客观性和真实性,应当尽可能地使不同组的受试者在病情构成(轻度、中度、重度的比例)、平均病程分布、年龄分布、性别比例、观察指标、观察方法、记录方法等可能影响疗效评价的各个方面都保持一致,而仅在药物种类或同一种药物的剂量或手术的类型方面不同,这样才可以保证研究结果有较大的说服力。基于这样的考虑,研究者提出均衡原则(Equalization Principle)的概念:要求同一个试验因素各水平组之间除了所考察的因素取不同水平外,在一切非处理因素方面达到均衡一致。

从人的主观能动性角度出发,提高对比组间的均衡性应当做到:研究者具有较好的专业知识和统计学基础,对试验设计的各个方面有一个全局性的把握,能够制订出较为理想的试验设计方案;在试验设计方案制订出来以后,应当请从事本专业研究的比较有经验的专家帮助,对设计方案和设计过程中的细节问题进行进一步的审阅和修改;为了进一步完善试验设计方案,最好请一两位有丰富的试验设计经验的统计学工作者把关,特别是在设计方案的三要素、四原则、比较类型和设计类型等方面,需要反复思量,提供具有建设性的建议。

从研究的整个过程出发,为了提高对比组间的均衡性,还应当注意:要制定合理的纳入和排除受试者的标准,对参与试验设计的研究者进行严格的技术培训;仪器、试剂等需要严格校准,其他的试验条件也需要达到标准;严格按照随机(注意按重要的非试验因素进行分层随机)、对照(特别要强调设置合理的对照组)和重复(各试验条件下应有足够的样本容量,最好用特定的公式计算出来)原则选取和分配受试者;选取合适的设计类型,并安排多个试验因素;注意在整个试验过程中的质量把控;在进行统计分析时,尽可能利用更多的信息,采取相对应的统计分析方法,以消除混杂因素对观测结果的影响。

四、重复原则

任何现象的若干次出现都存在一定的偶然性,只有多次重复出现的现象或结果才可能说明对某种规律的反映。在临床试验设计中,为了使随机变量的变化规律能够充分地显现出来,增强试验结果的可信度,研究者会在特定的条件下进行次数足够多的独立重复试验。重复原则(Replication Principle)是减少因偶然性带来的误差的一种重要途径。

在生物医学和临床研究中,重复原则除了"独立重复试验"的意思外,还有其他两层含义:①重复取样(Replicated Sampling),即在同一个时间点,从同一样品中或同一受试者身上取得多个观测,以便判断各样本中某一定量观测指标值的分布是否均匀,或其检测方法是否具有重现性。②重复测量(Replicated Measurement),即在受试者接受某种或某些处理后,在不同的时间点或对称的不同部位,对同一受试者或取自其身上的样品进行观测,其目的是观察定量指标随着时间推移的动态变化情况或部位改变条件下定量指标取值的分布情况。

试验设计中所讲的重复原则指的是重复试验,即在试验条件相同的情况下,进行独立重复试验的次数应足够多。这里所说的"独立"是指要用不同的受试者或样品做试验,而不是在同一受试者或同一样品上做多次试验。

第三章　非临床试验

第一节　非临床试验概述

非临床试验(Non-clinical Trial)是一个相对于临床试验的反向概念。所有的新药品在进入人体临床试验之前,必须提供其安全性评估资料,包括非临床的动物试验数据和临床试验数据或在其他国家的药品使用情况证明。非临床试验主要分为两个方面:药理试验和毒性试验。

药理试验(Pharmacological Trial)包括药效学试验和药动学试验。药效学试验(Pharmacodynamic Trial)是评估药物在人体内(心血管、中枢神经及呼吸系统)的药理作用、作用机理、剂量和反应关系等的研究,试验结果作为此药开发的依据,该项试验须在人体临床试验前完成。药动学试验(Pharmacokinetics Trial)是指对药物的吸收、分布、代谢、排泄等方面进行研究。药物在进入人体试验前必须先进行动物试验,若所得的药动学数据可作为第一期临床试验(人体药理试验)时,再将药物作为在人体吸收、分布、代谢、排泄过程的指引,以及作为临床试验与动物试验结果之比较。

毒性试验(Toxicity Trial)包括单一剂量毒性试验和重复剂量毒性试验。单一剂量毒性试验须先对至少两种哺乳类动物进行试验,然后才可进行人体临床试验。重复剂量毒性试验原则上至少应设置低、中、高3个剂量组及一个对照组,以考察毒性和剂量的反应关系,其试验周期不得短于人体临床试验的周期。影响毒理试验的因素一般分为3类:系统误差、偶然误差和过失误差。系统误差是指测量均值与真值之间的差别,由一些恒定因素产生,如个体差异、年龄差异及试验人员的熟练程度等。偶然误差是由试验中各种随机因素共同作用所产生的,如试剂过期和仪器故障等。过失误差是由试验者不负责任产生的,如试验药品保存失误、计算失误及操作失误等。

第二节　药物非临床研究质量管理规范

　　药品的安全性问题一直是社会关注的焦点。20世纪70年代,美国食品与药物管理局(Food and Drug Administration,FDA)在对一家较大的制药公司提交的安全性研究报告进行评审时发现,报告前后的数据不一致且存在试验过程中的作弊现象。因此FDA对所管辖产品,特别是药品的安全性研究报告的真实性产生了怀疑,从而对全国的研究机构展开了调查,并于1976年开始试行《药物非临床研究质量管理规范》(Good Laboratory Practice,GLP),于1979年6月生效。该法规通过强化所管辖的产品非临床安全性研究的质量管理,大大提高了非临床安全性研究的质量,并进一步规定所有不符合GLP的实验室,FDA概不接受其提交的安全性研究报批资料,数据也无法与其他实验室或者公司交换,使得非临床研究机构必须执行GLP。此后,其他国家相继进行了GLP立法。在实施GLP的国家中,许多国家已经签订了双边协定。签订双边协定的国家相互接受对方GLP主管部门认可的研究数据,从而可以避免重复试验,此举大大节约了时间和人力成本,提高了药物面市的效率。

　　GLP对提高药物研究数据的质量和可靠性作用显著。为了与国际接轨,应该将国际上普遍认同的GLP研究项目纳入我国的GLP管辖项目中,对于国际上已经渐渐被接受的项目,我国也应该加快步伐,争取早日将其纳入管辖项目中。从1985年7月1日起,我国就开始实施《中华人民共和国药品管理法》,根据《药品管理法》关于新药审批的规定,国家卫生健康委员会制定并颁布了《新药审批办法》,对毒理学评价提出一定要求。如今,GLP已经成为国际上通行的药品非临床安全研究的规范。

　　虽然我国日益加快实施GLP的步伐,但是安全性评价方面的资料仍有很多不足之处。首先,在新药的评审中,试验操作人员对试验不熟悉、工作人员并非专业人员、试验方案不科学、记录缺失、先进仪器缺乏及环境条件达不到要求等因素都会影响试验的安全性。其次,在GLP实施过程中,法律法规尚不健全、研究工作人员缺乏GLP意识、监督检查力度欠缺及没有一套严格的GLP实验室管理制度等原因对于试验安全性的影响同样不容忽视。

第四章　临床试验设计方法

临床试验中存在多种试验设计方法,如平行组设计、析因设计、交叉设计、序贯设计、正交设计及拉丁方设计等。选择一个最佳的试验方法是一个临床试验成功的关键。试验方法的选择在符合专业设计要求的同时,也需要灵敏地反映客观存在的差异的显著性意义。选择方法主要有依据因素数量进行选择、依据组数进行选择及多因素多水平研究的设计方法选择。

依据因素数量选择设计方法时,所谓的因素不是指处理,而是指需要通过初级统计学分析回答的问题。单因素设计可以选择完全随机设计、配对设计(配对条件不作为因素考虑)和序贯设计;两因素设计可以选用配对设计(配对条件作为因素考虑);三因素设计可以选择拉丁方设计;多因素设计可以选用析因设计和正交设计。

依据组数选择设计方法时,单组比较试验可以用自身前后配对设计和序贯设计。两组比较试验又称为简单比较试验,在具体的配对条件下,一般采用异体配对设计或序贯设计,如果不具备配对条件,可以使用完全随机设计,如果不事先确定,可以使用序贯设计。对于多组试验,应当考虑区组样本容量、因素数量以及交互作用等方面,选择适宜的试验设计方法。

多因素多水平研究不仅需要回答因素的主次,而且需要回答交互作用与最佳组合。前面已经说明了多因素的设计方法主要有析因设计和正交设计等。析因设计可以用于简单的多因素多水平的试验,而正交设计可以用于一般的多因素多水平试验。

第一节 盲法

一、盲法的概念

盲法(Blinding)又称蒙蔽(Masking),盲法试验(Blind Trial)是在人体试验中使试验者和试验对象不知情的一种研究方法。在临床试验中,受试者对治疗的反应不一定完全取决于治疗因素,同时受经济成本、社会环境、心理状况等方面的影响,而这些因素也极有可能使受试者的症状得到改善或者出现恶化,为了减少这种偏性,常采用盲法试验。

对于受试者来说,如果知道自己服用的是新药或采用新疗法,很可能会产生心理上的"好处",而当接受标准疗法的受试者知晓他人在服用新药或采用新疗法时,在心理上会产生不良效果。这种患者对治疗的态度可能会影响到他对研究的配合,同时产生的心理作用也有可能会影响病情。

对于药师来说,若知晓所有受试者所服用的药物和接受的治疗方法,可能会对试验组的受试者更加关心,从而影响对剂量的修改、检查患者的频率及其他辅助治疗等,并有可能对接受新疗法的受试者记录更好的反应,因为大多数试验是希望新疗法更加有效。

通过应用盲法,可以避免有意或无意的主观偏向对研究结果带来的影响。现代试验方法学认为,盲法、随机化及分配隐藏是不能分割的整体,都是为了保证试验的科学性和严谨性,避免研究结果产生偏倚。没有盲法的研究,即使做了随机化分组,其结果通常也是被夸大的。

与盲法试验相对应,不设盲的试验被称为开放试验(Open Clinical Trial)。在这种试验设计中,包括数据管理人员、受试者、研究者和统计分析人员在内的所有人都清楚地知道患者采用的是哪些处理方式。为了保证结果的真实性,减少偏倚,使评价人员在评判过程中保持客观公正的态度,应尽量要求研究者和参与评价安全性和疗效的医务人员不是同一个参与人员。应当注意的是,开放试验中并不是只有试验组而没有对照组,在评判新疗法或新药物时仍需要设置对照组进行对比。

二、盲法试验分类

盲法试验一般分为单盲(Single Blind)、双盲(Double Blind)以及三盲(Triple Blind)。通常在试验中会对受试者、研究者和资料的收集者、分析者三方实施盲法,当其中有一方被蒙蔽时,称为单盲;有两方被蒙蔽时,称为双盲;三方都被蒙蔽时,称为三盲。在试验研究报告中,有必要明确说明对哪几方实施盲法。

安慰剂常与双盲法配合使用,它是消除安慰作用的一个有效办法,使对照组除了给予安慰剂外,其他如医疗措施、医疗环境、医护人员等都与试验组处于相同的条件。安慰剂除了不含有效成分外,在色、形、味和治疗处置方面也要求与试验组相同,不能被患者区别。

国家药品监督管理局颁布的《新药评审办法》中规定:化学药品中第一、二、三类药物;第五类药物中需延长用药周期和(或)增加剂量;未改变或减少用药周期和(或)降低剂量的药物要进行期临床试验的药物,需要采用双盲设计。在第四类药物中,若无法进行生物利用度的生物等效性试验(Bioequivalence Trial)也可以用双盲临床试验代替。

(一)单盲

单盲是指针对受试者设盲,使得受试者不知道其所接受的是哪种干预措施。在一些无法针对干预者设盲的情况下,往往选择采用单盲的方法。

单盲试验(Single Blind Trial)设计有许多优良的特性:①单盲试验可以减少或避免来自研究对象的偏倚,因为研究对象知道自己的分组情况后就会产生一定的心理效应,所获取的数据不真实、不可靠。②研究者一旦知道研究对象的分组情况,就可以根据研究对象的病情变化采取应急措施,这样有利于研究对象的健康。③单盲试验相对简单,比较容易实施。

缺点:①研究者一旦知道研究对象的分组情况,会受到主观因素的影响使结果发生偏倚。②由于大多数研究对象为多药滥用者,所以他们对于大多数药物会有切身体会,这样就会造成研究对象很难设盲。

(二)双盲

双盲试验设计是随机对照试验中最常用的设盲方法,针对受试者和研究者两方进行设盲。受试者并不知道所接受的干预是来自试验者还是来自对照组,干预者也不知道其所分配的措施到底是什么,但双盲试验在设计时需要与其他试验方法配合使用。双盲试验设计需要研究者与统计人员、管理人员协同合作,严格执行操作守则,规范化、标准化试验操作流程,避免盲底的不必要泄露和扩散。若在过程中发生破盲现象,则整个试验将被视为无效,需要开始新的试验。

双盲药物临床试验的步骤大致可以分为处理编码的产生、药品准备、标签与药盒准备、应急信件准备、按处理编码对药物进行包装和编号、处理编码和药品分装的编盲记录、包装后药盒的分发、盲底的保存、应急信件与紧急揭盲、盲态审核与揭盲规定。在具体的实施过程中,必须按照相关的规定严格落实。

在双盲试验过程中,需要注意以下事项:第一,双盲试验应该自始至终贯穿于整个药物临床试验,只有在统计分析结束之后才能在监视下揭盲。第二,在试验过程中,应该设置一个具有权威性的机构来统筹整个试验。第三,在双盲试验中,监查员必须始终保持盲态。第四,在试验之前,有必要制定一套严格保密的措施。第五,需要对试验用药做出特殊的安排。保证双盲临床试验顺利完成最基本也最关键的环节就是临床研究使用药品编盲。药品编盲就是由不参与临床试验的人员根据已经产生的随机数对试验药品进行分配编码,其随机数、产生随机数的各种参数及试验用药品编码统称为试验的盲底。用于编盲的随机数产生时间应尽量接近于药品分配包装的时间,编盲过程应有相应的监督措施和详细的编盲记录。完成编盲后的盲底应一式两份密封,交国家药物临床研究机构和申办者保存。

进行双盲试验时,需要考虑以下几个方面:①基于道德,双盲试验不应该对患者造成任何不必要的困扰及伤害。②在可行性方面,双盲试验在一些情况下是无法做到的,在避免偏性方面,需要对进行双盲试验与不进行双盲试验的两种情况之间的偏性进行评价。③在试验过程中,有时需要使用部分盲,另外,有一些试验,由于道德问题不可能双盲,在这种情况下,需要客观地评价指标。④在情况允许时,注射安慰剂也是被允许的,但是频繁注射不符合医德。

双盲试验有一定的优缺点,其优点是:①双盲试验可以大幅度地减少主观因素对于结果的影响,使得试验结果更具有可靠性。②双盲试验可以让研究对象和研究者对于副反应的评价更为客观,其缺点是:①双盲试验的过程比单盲试验的过程更烦琐。②双盲试验容易受到破坏。③双盲试验的适用范围不包括危重病例。

（三）三盲

三盲试验（Triple Blind Trial）是在双盲的基础上，对研究的资料收集者、分析者设盲。针对资料收集者设盲，能够避免收集者被区别对待造成的偏倚。对分析者设盲，能够有效地避免分析过程中的主观倾向，避免分析者为了得到某一倾向性结论而反复进行统计方法和亚组分析的尝试，使分析结论更客观。在这种试验设计中，盲法应当从始至终贯穿于所有的试验步骤，从受试者入组开始，到干预者对受试者的观察治疗、资料收集，统计分析人员的分析过程都需要保持盲态。只有在所有流程结束后才可在监督员的监督下揭盲。

该方法的优点是：①三盲试验较双盲试验可靠程度更高。②三盲试验更加客观地解释了研究对象的反应，防止受到个人看法和偏见的影响。其缺点是在实施时很难操作，因此在实际中很少使用。

整个盲法试验也存在一些缺点与不足之处：①研究者一般对盲法有一定的抵触情绪，因为觉得自己不被信任。②盲法试验一旦破盲，试验就终止、失败。③盲法试验具有一定的局限性，对于病情危急、变化较大的受试者均不适用。

（四）开放临床试验

在开放临床试验（Open Clinical Trial）中，所有参与人员都可能知晓处理分组的信息。因此，对于开放性的研究在药物准备上和临床执行上比盲法要容易。但是由于没有设盲，该试验容易发生偏倚。受试者也容易因为治疗没有达到预期的效果而退出试验。目前能够被普遍接受的开放性研究是某些抗肿瘤药物的临床研究，该研究由第三方终点委员会在盲态下独立评估，从某种意义上讲，这也是盲法。试验的研究对象和要求不同，设盲程度不同，可以根据自己的需求和试验的要求选择设盲的程度。

（五）紧急揭盲

为了保障受试者的安全，保证临床试验的顺利进行，需要设立药物临床试验紧急揭盲的程序。

当受试者发生严重不良事件、重要不良事件及其他特殊或紧急事件，而研究者需知晓受试者的具体分组情况方能进行救治时，可由主要研究者决定，进行紧急揭盲。

（1）需要破盲（Breaking of Blindness）的紧急情况有：①受试者发生了妊娠；②药物中毒；③服用药物过量；④与其他同期服用药物产生相互作用；⑤用药过程中出现严重不良事件等。

（2）如果严重不良事件明显与研究药物无关或是受试者因个人理由要求提早退出研究时，并不需要揭盲。

（3）破盲表一式两份，一份由研究者保管，另一份由申办者保留。在试验结束后，申办者将全部盲表收回。

（4）破盲前应与临床试验的主要研究者、机构办公室、伦理委员会、临床研究监查员取得联系，决定是否需拆开应急信件。应急信件一旦打开，该用药编号的受试者将被视为脱落病例。

（5）一个应急信件的打开仅仅涉及一个病例的揭盲，研究者必须详细地记录破盲日期、试验治疗及救治情况。

（6）揭盲后，受试者一般不可以继续参加研究，且其研究数据通常不能用于对药物的评价。

（7）研究者应按严重不良反应报告程序尽快通知监察员（申办者），申办者的药物安全监察委员会收到解盲安全性资料后，根据其资料性质决定研究方案是否需要作出修正。

三、盲法试验步骤

大部分盲法试验所采用的是双盲试验，在试验过程中，患者口服试验药与阳性对照药或安慰剂进行比较。除了盲底的编制者，所有参与人员从始至终处于盲态。双盲法可以使患者在主诉病情、医师判断分析疗效时都能客观反映真实情况。在严密的设计下，通过对较少病例的试验，可以得到客观的试验结果。双盲法中的试验药物与对照药物或者安慰剂，在剂型、外观、气味和包装上均需一致，分发办法、保密方法都要有一套措施。试验的组织者采用代码来区分两组分别使用的药物，而且只有组织者掌握这一信息，只有在研究结束时，或由于安全问题需要终止试验时才允许公开。双盲药物临床试验的步骤大致可以分为准备安慰剂、随机编码、对药物进行编盲、盲底保存和揭盲。在具体的实施过程中，必须按照相关的规定严格落实。

双盲试验的步骤如下：

（1）准备安慰剂。安慰剂除了要求含有不同的成分之外，应当在其他方面始终保持一致这样才能使得最终的结果不受其他因素的干扰。

（2）随机编码。常用的随机编码方法即在所有外形一致的药物盒上写下需要使用该药物的患者的序号，由医院将药物分发患者使用。

（3）对药物进行编盲。由不参与临床试验的人员根据已经产生的随机数对试验药物进行分配编码的过程称为药物编盲。编盲过程中应有相应的监督措施和详细的编盲记录。

（4）盲底保存。随机数、产生随机数的参数及试验药物编码统称为双盲试验的盲底。完成编盲的盲底应当一式两份，分别交给临床研究负责单位和药物注册申请人保存。

（5）揭盲。揭盲即指编码的公开。揭盲一般分为两步执行，两次均由保存盲底的有关人员执行，并有其他有关人员参加，数据文件经过盲态审核并认定准确无误后将被锁定，此时进行第一次揭盲，第二次揭盲是公开药名的编码。

四、盲法试验方法

本节以新药（抗生素）临床试验为例介绍双盲法设计及实施方法，以肺、泌尿感染为主要病种进行临床验证。

Ⅱ期临床研究例数要求≥100 或Ⅳ类新药临床等效试验例数要求≥60，可采取简单设盲法。双盲试验病例数安排如表 4-1 所示。

表 4-1　3 家医院双盲试验病例数安排

医院	新药组/例	对照组/例
甲院	20	20
乙院	20	20
丙院	20	20
合计	60	60

双盲法设计包括一级设盲和二级设盲。为保证组间主要因素的可比性，采取分层分段均衡随机进行一级设盲是最好的方法。该试验为减少季节的影响，避免出现一连串的 A 药或是一连串的 B 药，取每 4—10 例为一段进行分段随机，即每 4—10 人中 A 药或 B 药的随机分布各占一半，如表 4-2 所示。

表 4-2 分层分段双盲法设计

医院	分段随机(每 4 例为一段,以下号码为就诊序号)											
	1	2	3	4	5	6	⋯	41	42	43	44	45	⋯
甲院	A	A	B	B	B	A	⋯	A	B	B	A	A	⋯
乙院	B	A	A	B	A	B	⋯	B	A	A	A	B	⋯
丙院	A	B	B	A	A	A	⋯	A	B	A	B	B	⋯

表 4-2 中的 A、B 按随机表或计算机随机法安排,由二级设盲随机规定:A 为对照药,B 为供试药。以上就完成了双盲的设盲及实施过程。

第二节 平行组设计

平行组设计(Parallel Group Design)是最常用的临床试验设计类型。平行组设计又称成组设计,是指将符合入选要求的受试者按照随机化的方法分配进入试验各组,分别接受试验治疗和对照治疗,并收集其有效性和安全性信息,通过比较说明干预效果。平行组设计具有以下优点:①由于分组随机化,可以避免分组偏倚,增强各个处理组的均衡性。②由于对照组的平行推进,可以有效地控制非处理因素的影响,试验结果能更准确地反映处理因素的有效性。③平行组设计可以根据试验的目的,设置一个对照组或者多个对照组,同时可以用于试验药物多个剂量组间的比较。

一个试验组与一个对照组比较是最简单最常见的平行组设计,称为双臂试验(Two-arm Study)。有时可以根据实际情况设立多个对照组,如三臂试验(Three-arm Study)。对照措施的类型通常分为阳性对照或阴性对照。阳性对照的目的是通过与已经被验证的有效治疗方法进行比较,来说明试验治疗措施的干预能力。通常会选择对特定研究对象公认有效的治疗方法作为对照组。阴性对照则一般采取安慰剂作为对照措施,通过治疗组与安慰组的疗效比较,说明干预方法的治疗效果。

在临床试验中,也可以将药物试验设计成几个剂量组,受试者随机分配进入各剂量组中。剂量组个数的多少完全取决于试验的目的。这种多剂量组的设计多用于探索剂量—效应关系或者剂量—不良反应关系。在这样的设计下,可以达到以下 3 个目的:①探索新药的有效性,评估剂量与效应之间的趋势。②确定剂量与反应之间的关系。③确定最优剂量。

以一个试验组和一个对照组为例,平行组设计模式如图 4-1 所示。

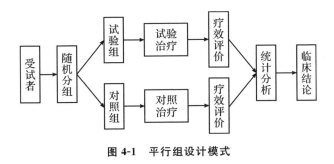

图 4-1 平行组设计模式

第三节 序贯试验设计

一、序贯试验设计思想

序贯试验设计(Sequential Trial Design)又称序贯分析,起始于第二次世界大战期间用于军火质量的检验。序贯试验要求一个一个或一对一对地进行试验,一旦得到结果,即可立即停止,这种做法能够有较高的精确率来区分试验结果的优劣。因此,序贯试验设计是"边走边看"的一种试验方法。Armitage 在 1954 年以后陆续详尽地介绍了序贯试验在医学中的应用,并设计了一套适用于医学研究的序贯试验方法。后来,Armitage 的学生 Pocock 在 1977 年提出了成组序贯试验(Group Sequential Trial)方法。此方法是将整个试验划分为 N 个连续的时间段,每个阶段内都有 $2n$ 个受试者加入试验,并随机分配到两个处理组,每个处理组均为 n 个,当第 i 个阶段($i=1,2,\cdots,N$)试验结束后,把第 1 个到第 i 个阶段的试验结果累积起来进行一次统计分析,即期中分析(Interim Analysis),如果拒绝零假设即可结束试验,否则继续下一阶段的试验;如到最后第 N 个阶段结束后仍不能拒绝零假设,则可接受零假设。

序贯设计可预先规定阳性结论所允许的假阳性率(α)和阴性结论所允许的假

阴性率(β),一般 α、β 定为 0.05 或 0.01。该试验是建立在严格的数理统计原则上得到的结论。在试验中,由于受试者是患者,试验者不希望把无效的药物当成有效而贻误患者的病情,此时可将假阳性率(α)的标准定得高一些,通常可取 0.01;在药物筛选中,试验者不希望把有效的药物当成无效而漏掉,因此可以把假阴性率(β)的标准定得低一些,此时可定在 0.10。

序贯试验的方法众多,对于需要短期内获得试验结果的急性试验,经典的序贯试验要求前后两个受试者进入试验的时间间隔不能太长,因此序贯试验的应用范围有所限制。序贯试验有以下几个优点:①在临床医学及流行病学的研究过程中,由人群中的病例数和受试者进入试验的速率决定 N,所以在设计阶段把 N 看成一个变量比一个固定不变的常数更为合理。②序贯试验要求在检验的同时进行同步分析,当发现差别时要立即停止试验,这样比固定样本的试验更符合伦理学的要求。面对差异时,序贯试验可以及时尽快地得出结论,比固定样本的试验节约更多的样本容量,缩短了试验周期。

在序贯试验中,不指定样本容量 n 的个数,而是每次做完一个样本试验后,作出判断。判断的结果有 3 种情况:

(1)接受原假设 H_0 或原假设 H_0 成立。

(2)拒绝原假设 H_0,备择假设 H_1 成立。

(3)不能在 H_0 和 H_1 中作出抉择,继续试验。

假设 H_0 和 H_1 的具体内容如下:设 $f(x,\theta)$ 是随机变量 x 的分布,若 x 为连续型变量,则 $f(x,\theta)$ 表示 x 的密度函数;若 x 为离散型,则 $f(x,\theta)$ 表示取 x 的概率函数。用序贯试验对分布的未知参数 θ 进行检验,设定原假设 $H_0:\theta=\theta_0$,即 x 的分布为 $f(x,\theta_0)$;备择假设为 $H_1:\theta=\theta_1$,即 x 的分布为 $f(x,\theta_1)$。

考虑 m 项试验的观测值 $x_1,x_2,\cdots,x_m$,根据独立样本联合概率密度的定义,当 H_0 成立时,有:

$$P_0 = f(x_1,\theta_0)f(x_2,\theta_0)\cdots f(x_m,\theta_0) \tag{4-1}$$

当 H_1 成立时,有

$$P_1 = f(x_1,\theta_1)f(x_2,\theta_1)\cdots f(x_m,\theta_1) \tag{4-2}$$

根据极大似然原理,当 P_0 比 P_1 大得多时,则 x 服从 $f(x,\theta_0)$ 分布的可能性大,应该接受原假设 H_0;反之,当 P_1 比 P_0 大得多时,x 服从 $f(x,\theta_1)$ 分布的可能性大,应该拒绝原假设 H_0 接受备择假设 H_1;如果相差不大时,不能做出判断,应继续试验,直到能够在原假设与备择假设之间做出一个抉择。

设第一类和第二类错误的概率分别为 α 和 β，由上述分析可以得到序贯试验的试验方案就是在给定的 α、β、θ_0、θ_1 的情况下，得到 P_1 和 P_0 比值的数值范围标准，即接受原假设或是接受备择假设的界限。

通常采用 P_1 和 P_0 的比值作为评判标准。取：

$$A \approx \frac{1-\beta}{\alpha}(A\ 为大于\ 1\ 的数) \tag{4-3}$$

$$B \approx \frac{\beta}{1-\alpha}(B\ 为小于\ 1\ 的数) \tag{4-4}$$

作为判断界限。当 $\dfrac{P_1}{P_0} \leqslant B$，接受原假设 H_0；$\dfrac{P_1}{P_0} \geqslant A$，拒绝原假设 H_0，接受备择假设 H_1；$B < \dfrac{P_1}{P_0} < A$，则继续试验。

二、序贯试验特点及适用范围

序贯试验具有以下特点：

(1)试验之前不用估计所需要的样本容量，也不需要集中比较受试者的疗效，可以大幅度地减少受试者的人数。

(2)试验过程基本上不用进行计算，一般情况下采用查表、作图的分析方法。表格和图形可以明显地显示试验结果。

(3)序贯试验一般用于药物筛选及药理试验。从道德角度出发，对于无效的药物应当尽早判定，不应长期使用，序贯试验满足上述要求，因此一般认为序贯试验适用于疗效差异较大的临床初筛试验。

(4)序贯试验的使用主要有以下局限性。

①当试验者无法提供同期严格配对的治疗对象，以及有效率及无效率水平时，无法采用序贯试验。

②序贯试验不适用于远期随访研究或多变量分析。

③对于疗效差异中等或者是较小的试验及一些慢性试验，序贯试验的显著性检验的效率低于配对或者成组均数的显著性检验的效率。

序贯试验最常应用于临床试验研究，主要用于急性病或易显效的病症的研究，如疼痛症、大叶性肺炎、心绞痛等；此外，序贯设计还可用于急性大动物试验和来源困难或贵重药品的效应和毒性(半数致死量)的研究。

相比一般的试验方法，序贯试验设计既可避免盲目加大各组的试验样本数而造成的浪费,又不至于因为试验样本个数太少而得不到结论,即序贯试验设计可采用较少的样本就得出结论,比一般的试验方法节约 30％—50％的样本容量,极大缩小了试验的周期。

序贯试验也存在一定的缺陷。首先,该种试验方法不适用一般的药物筛选和慢性病的疗效研究,因为一般的药物筛选试验必须大规模地进行,逐一地进行药物试验往往不切实际,而慢性病的疗程长,不能很快获得药物是否有效的结论。其次,序贯试验不适用于急性烈性传染病(如霍乱)与传播速度很快的非烈性传染病的研究,因为序贯试验是逐个试验、逐个分析的,不利于对传染病的控制;最后,序贯试验适合对一个特定问题作出回答,不适用于多中心的联合试验。

三、序贯设计的基本步骤

序贯设计要求一个一个或者一对一对地进行试验,一旦得到结果,即可终止试验,因此所需样本较少,其具体的步骤通常有 3 个。

(一)选定试验指标

由于序贯试验使用的样本较少,故通常以敏感性和特异性均较高的效应指标进行判断。在对多个指标进行效应评价时,可以采用各个指标加权的方法。

(二)制定试验标准

要规定效应指标的合格水平,要求有效水平至少大于等于某一水平值时才可认为有效,此水平为接受水平 P_1;还要规定效应指标的不合格水平,即要求有效水平最多小于等于某一水平值时认为无效,此为拒绝水平 P_0。例如进行质反应(Quantal Response)试验,采用试验药物与无效对照比较时,一般会规定一个较小的 P_0(20％—30％)和较大的 P_1(60％—80％)。如果试验药物的有效率不超过30％,则认为这个药物不值得推广,即通过该试验说明应该拒绝此药物,该指标为效应指标的拒绝水平。反之,如果试验的有效率超过 60％,则认为通过试验说明可以接受此药物,该指标称为效应指标的接受水平。同样是进行质反应试验,采用试验药物与旧药物对照的比较时,采取上述水平就不再合适了。以旧药物作为对照时,常常采用交叉试验。每次试验的结果可分为以下几种:①新药物 O 优于旧药物 N;②旧药物 N 优于新药物 O;③两种药无差别。此时可以规定拒绝水平 $P_0=$

N/O 为一个较小的值，例如可以设置 $P_0 \leqslant 1$；规定一个较大的接受水平 $P_1 = O/N$，例如可以设置 $P_1 \geqslant 2$。如此便解决了质反应试验的试验标准问题。而对于量反应（Graded Response）试验而言，采用试验药物与无效对照比较时，要求试验药物的效应值平均比无效对照大于某一具体的量为有效；采用试验药物与旧药物对照的比较时，要求试验药物的效应值平均大于旧药物的一定量为试验药物优于旧药物，反之亦然。

(三)确定试验类型

(1)开放型（Open Type）和闭锁型（Locking Type）。当预试结果表明两药物效应的差异较明显或差异较小时，以开放型为宜，因为开放型比闭锁型较早得到结论，采用开放型试验可以节约样本；当预试结果较模糊时应选取闭锁型，以免迟迟得不到结论，使试验曲线拉得过长，样本数增加。

(2)单向和双向。与无效对照比较时采用单向，与有效对照比较时选取双向。

(3)质反应和量反应。当测量指标为计数资料时采用质反应，当测量指标为计量资料时采用量反应。

(4)绘制序贯试验反应图。根据接受水平和拒绝水平，即事先给定的假阳性率和假阴性率，查出边界系数 a、b 代入直线方程，在普通坐标纸上作图。例如开放型单向质反应试验，$U:Y=a+bn$；$L:Y=-a+bn$。

(5)逐一试验，逐一分析。逐一将试验结果在序贯图上绘出。

(6)显著性判断。根据试验反应图中直线触及不同边界作出结论，例如对于开放型单向试验，触及 U 界试验有效，触及 L 边界，则实验无效。

四、序贯试验种类

序贯试验可根据测量指标、事先确定样本数与否、试验目的等进行分类。具体的分类有以下几种形式（如图 4-2 所示）。

(1)质反应与量反应。根据测量指标的类型不同，可将序贯试验设计分为质反应试验和量反应试验。质反应试验用于评价指标为计数指标的情形，量反应试验用于评价指标为计量指标的情形。

(2)开放型（Open Type）与闭锁型（Locking Type）。根据事先是否确定最大样本数，可以将序贯试验设计分为开放型试验和闭锁型试验。开放型试验是指事先不确定最大样本数的序贯试验设计，在逐一试验的过程中，依据试验的结果才可确定样本数。闭锁型试验是指事先确定最大样本数的序贯试验设计,在逐一试验过程中,试验者可以肯定试验的样本数在不超过确定的样本数时必然会使试验结束。开放型试验适用于受试人数无限制的情形,闭锁型试验适用于有限制人数的情形。

(3)单向(Unidirection)与双向(Bidirection)。根据试验的目标要求不同,序贯试验设计还可分为单向试验和双向试验。单向试验是指要比较 A 优于 B 或 A 不优于 B,在某些临床试验中,由于新药物价格昂贵、副作用大、使用不便等缺陷,除非新药物明显优于旧药物,可接受新药物,否则新药物、旧药物无明显差别或旧药物优于新药物时,都要拒绝新药物,此时为单向实验。双向试验是指要比较 A 优于 B 或者 B 优于 A 或者两者无差别,例如试验某一新药物,一般用与新药物性质相同、作用类似的旧药物作对照,希望通过试验后能对以下 3 种结果做出选择:①新药物>旧药物;②新药物<旧药物;③新药物=旧药物。这种既能得到新药物优于旧药物又能得到旧药物优于新药物的结论的方法属于双向试验。

(4)配对比较(Comparisom of Matched Pairs)与组间比较(Group Comparison)。配对比较采用自身配对或异体配对法。组间比较是条件相似的患者随机进入试验组或对照组,在序贯图上分别画出试验组与对照组的试验线,两条线均碰到上线或者下线,试验均无效。如果试验组的试验线碰到上线,对照组的试验线碰到下线,试验有效。

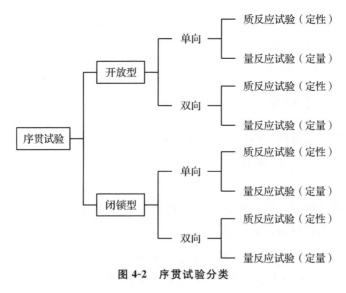

图 4-2　序贯试验分类

(一)质反应序贯设计与分析

介绍 Armitage 序贯试验设计。设有 A_1、A_2 两种处理,每个受试者先后接受两种处理,其处理效果为 a_1、a_2,则试验结果有 3 种情况:A:a_1 优于 a_2;B:a_2 优于 a_1;C:a_1 与 a_2 相同。A 和 B 由于 a_1 与 a_2 不相同,称为"不同对",C 称为"相同对"。在试验时,"不同对"出现的次数计作 n。令 a_1 的反应率(如有效率)为 π_1,a_2 的反应率为 π_2,则条件概率为:

$$\theta = \frac{\pi_1(1-\pi_2)}{\pi_1(1-\pi_2)+\pi_2(1-\pi_1)} \tag{4-5}$$

当 $\pi_1 = \pi_2$ 时,$\theta = 0.5$;$\pi_1 > \pi_2$ 时,$\theta > 0.5$;$\pi_1 < \pi_2$ 时,$\theta < 0.5$。因此,检验 a_1 是否优于 a_2,应该选取 H_0:$\theta = 0.5$;H_1:$\theta \neq 0.5$。

(二)量反应序贯设计与分析

介绍量反应序贯试验设计与分析。该设计要求每个受试者先后接受两种处理,或让受试者配对后分别接受两种处理,然后定量测量试验结果,并求得"不同对"定量测量结果的差值 $d_i \neq 0 (i=1,2,\cdots,n)$,再进行假设检验。检验假设为:

$$H_0 : \mu_d = 0 ; \quad H_1 : |\mu_d| = \delta, \sigma_d > 0 \tag{4-6}$$

其中,μ_d、σ_d 分别是"不同对"差值的总体均数和标准差,可以根据经验估计,或是用预试验中差值均数 $\bar{d}$、标准差 S_d 代替。

(三)成组序贯设计与分析

质反应序贯试验与量反应序贯试验均要求受试者配对后立即接受两种处理结果之一,或者是同一个受试者先后接受两种处理,并且在试验的同时进行分析。只有得到试验结果且进行分析之后,才能决定是否进行下一个试验。当得到试验结果所需时间过长时,序贯试验便不适用了。此外,有些试验要求每隔一段时间便把积累的资料进行一次统计,这种试验此时也不适用。

1977 年,S.J pocock 提出了成组序贯试验方法,该方法适用于得到试验结果时间较长、整个试验过程中需要分时间段来对结果进行分析且不要求受试者必须配对的情况。因此,成组序贯试验是经典序贯试验的发展,既保留了经典序贯试验的优点,又避免了其局限性。成组序贯试验根据反应变量的不同分为以下两种类型。

(1)连续型反应变量。如果成组序贯试验的反应变量是连续型的,那么在试验过程中,会将整个试验划分成 N 个连贯的时间段,每个时间段内都有 $2n$ 个受试者,并且随机分配到两个处理组,每个处理组 n 例。第 i 个阶段($i=1,2,\cdots,N$)试验结束后,将第 1 个到第 i 个阶段的试验结果累计起来进行一次统计分析,若拒绝原假设则试验结束,否则继续下一阶段的试验。若一直到最后的第 N 个阶段结束仍然不能拒绝原假设,则不能拒绝原假设。在整个过程中,因为要进行多次重复的假设检验,因此将增加第一类错误的发生概率,即当原假设成立时,错误地拒绝原假设的概率上升。为了使发生第一类错误的概率控制在 α 以下,必须使每阶段的检验水平小于 α,记为 α',则 α' 称为名义检验水平。表 4-3 是对已知方差的正态变量进行的双侧检验,当 $\alpha=0.05$ 时不同的 N 对应的 α' 值,以及 α' 对应的标准正态离差 Z' 值,最后两列的 Δ 值用于估计每个阶段中各处理组的样本容量 n。

表 4-3　已知方差的正态变量进行成组序贯试验所需的设计参数($\alpha=0.05$)

最多时间段 (N)	名义水平 (α')	临界值 (Z')	$\Delta=\dfrac{\sqrt{n}\delta}{\sigma}$	
			$1-\beta=0.90$	$1-\beta=0.95$
2	0.0294	2.178	2.404	2.664
3	0.0221	2.289	2.007	2.221
4	0.0182	2.361	1.763	1.949
5	0.0158	2.413	1.592	1.759
6	0.0142	2.453	1.464	1.617
7	0.0130	2.485	1.364	1.506
8	0.0120	2.512	1.282	1.415
9	0.0112	2.535	1.214	1.339
10	0.0106	2.555	1.156	1.275

【例 4-1】设 A、B 是比较的两种处理,其反应变量为 θ 且服从正态分布,其方差 σ^2 已知。对于双侧检验,$H_0:\mu=0$;$H_1:\mu=\delta(\neq0)$,即检验两次处理效应是否相同,其中 δ 为研究者所期待的反应变量值和零之间的差异。显著性水平 α 取 0.05,检验功效为 $1-\beta$。当 α 和 N 确定之后,由表可以确定 α',以及 $1-\beta=0.90$、$1-\beta=0.95$ 时的 Δ 值,根据 $\Delta=\dfrac{\sqrt{n}\delta}{\sigma}$,由已知的 δ 和 σ 可以计算出 n 值。

当 σ 未知时，Arimitage 给出了关于 Δ 的一般表达式：

$$\Delta = \frac{\delta}{\sqrt{iVAR(\hat{\theta})}} \tag{4-7}$$

其中，$\hat{\theta}$ 是试验进行到第 i 阶段时可以得到的 θ 估计值，$VAR(\hat{\theta})$ 是 $\hat{\theta}$ 的方差。这个式子可以使得成组序贯试验应用于更广泛的情况。

例如，设 A、B 处理组的处理结果 x_A、x_B 均服从正态分布且方差已知，皆为 σ^2，其均值 μ_A、μ_B 未知。定义反应变量 θ 为两个均值之差。在第 i 阶段时累积均数之差为：

$$\hat{\theta} = \bar{d}_i = \bar{x}_{Ai} - \bar{x}_{Bi} \tag{4-8}$$

则有：

$$VAR(\hat{\theta}) = \frac{2\sigma^2}{ni} \tag{4-9}$$

可得：

$$\Delta = \frac{\sqrt{n}\delta}{\sqrt{2}\sigma} \tag{4-10}$$

则有：

$$n = 2\left(\frac{\sigma\Delta}{\delta}\right)^2 \tag{4-11}$$

当试验进行到第 i 阶段时，可用 Z 检验进行统计分析，检验统计量为：

$$Z_i = \frac{\sqrt{ni}\,\bar{d}_i}{\sqrt{2}\sigma} \tag{4-12}$$

若 $Z_i > Z'$，可以拒绝原假设，结束试验，结论为两种处理效应不同；否则继续下一个时间段的试验。若第 N 个时间段后仍然不能拒绝原假设，结论为两种处理效应相同。当方差未知时，在试验设计阶段可以先用估计的总体方差求出 n。统计分析时用 t 检验的方法，自由度为 $2ni-2$。当 $P_i < \alpha'$ 时拒绝原假设，结束试验。

（2）离散型反应变量。如果成组序贯试验的反应变量是离散型的，设 A、B 两处理组的总体率分别为 π_A、π_B，定义反应变量 θ 为两总体率之差，设 $\bar{\pi} = \frac{\pi_A + \pi_B}{2}$，那么总体的方差通常用正态近似法获得，即连续型的 σ 可用 $\sqrt{\bar{\pi}(1-\bar{\pi})}$ 代替。于是，可进一步得到 Δ 的表达式为：

$$\Delta = \frac{\sqrt{n}(\pi_A - \pi_B)}{\sqrt{2}\sqrt{\bar{\pi}(1-\bar{\pi})}} \tag{4-13}$$

由此可得：

$$n = \frac{2\,\overline{\pi}(1-\overline{\pi})\Delta^2}{(\pi_A - \pi_B)^2} \tag{4-14}$$

对试验的第 i 个时间段（$i=1,2,\cdots,N$），两样本率的检验可以用正态近似法。

$$Z_i = \frac{\sqrt{ni}\,(P_{Ai} - P_{Bi})}{\sqrt{2\,\overline{P_i}(1-\overline{P_i})}} \tag{4-15}$$

其中，P_{Ai}、P_{Bi} 为两组的累积样本率，$\overline{P}_i = \dfrac{\overline{P}_A - \overline{P}_B}{2}$ 为两组的累积合并率。当 $Z_i > Z'$ 时，拒绝原假设，结束试验。

成组序贯试验由于其独特的优点，非常适合临床试验。其中最多时间段 N 的选择是重要的问题之一，它与临床试验所需要的时间及受试者入组的速率等因素有关。从统计学的角度看，以 N 不超过 10 为宜，一般取 N 不大于 5。因为 N 大于 10 之后，其大小对结束试验所需的平均样本容量的减少作用极小。实际上，N 大于 5 后平均样本容量减少得就不是很明显了。

五、自适应设计和序贯设计的关系

自适应设计和序贯设计既有联系又有区别。类似于传统序贯设计与成组序贯设计，自适应设计也可以分为单阶段自适应设计与多阶段自适应设计；序贯设计根据有无事先确定样本容量又分为开放型序贯设计与闭锁型序贯设计，自适应设计也可有如此的分类。

狭义上来讲，多阶段自适应设计与成组序贯设计的最大区别集中于两方面：一是自适应设计的灵活可变，即可以充分利用试验中前一个阶段资料的数据信息，在特定的试验条件下对试验进行调整，能够避免试验之初各试验参数估计的偏倚对研究结果造成的影响。比如样本容量大小的估算取决于期望的处理效应大小及其方差，如果实际的方差远大于期望方差，那么计划的样本容量将会低估或者达不到预期的检验效能，这就需要根据试验前期阶段获得的资料信息来重新估算样本容量。二是成组序贯设计习惯在事先确定的时间点对累积数据做多次重复检验，需要事先确定调整名义检验水准的方法；而在自适应设计中，统计假设检验将分别对每一个阶段的数据独立进行，最后将各阶段的值或统计量利用某种方法（如 Fisher's 合并原则）进行合并。近年来，也有一些学者、专家致力于将二者结合起来进行试验。所以，广义上，自适应设计并不是完全脱离序贯设计，而是序贯设计的一种扩展和补充。

第四节　正交试验设计

一、正交试验的基本概念

在医学科学研究中,常常需要分析多个因素对于某一个指标的影响,但是各种因素之间均有不同程度的差别,其中间存在交互作用。长期以来,衡量一个试验方法是否科学合理的准则应该从以下几个方面考虑:

(1)尽可能考察更多的一些因素。

(2)使得试验次数尽可能少。

(3)在试验中,使得少数试验能够代表全面的试验。

(4)能够通过分析代表性试验的结论总结探索出更好的试验方法。

正交试验(Orthogonal Trial)能够综合考虑以上4个方面。正交试验是一种高效、多因素试验的设计。正交试验通过一整套合理安排试验和数据分析的工具表,将各个试验因素、水平之间的组合均匀分配,大大减少了试验的次数,并且可以反映更多的信息。

在正交试验中,基本概念主要有指标、因素、水平、位级、主效应与交互作用。首先,指标是目标的分解,任何一种试验都有其目的,一般把试验需要考核的项目称为试验指标。指标总是需要用一定的数值来说明,说明指标的数值就是指标值。按照考核项目的个数,试验可以分为单指标试验与多指标试验,按照指标能否直接数量化,分为定性指标和定量指标。其次,因素是指直接影响试验结果,需要进行考察的不同原因和成分。试验中影响结果的原因有很多,有直接的也有间接的,有内部的也外部的,有必然也有偶然。一般情况下,把直接内在及必然影响试验结果的原因称为正交试验设计中的因素,各个因素的不同状态称为水平。再次,位级是指因素变化的各种状态、级别及水平。需要考察的因素在试验中由于状态的改变、条件的变化取不同的级别和水平,都可能引起考核指标的变化。最后,主效应与交互作用,其中主效应是指每个因素对观察指标的作用。有几个因素就有几个主效应。交互作用是指一些因素取不同的水平时对另外一些因素作用的影响。

二、正交试验的基本步骤

完整的正交试验设计一般包含以下几个步骤。

(1)明确试验目的,确定评价指标。试验目的就是通过正交试验解决问题,评价指标则指的是评价该正交试验效果的指标。

(2)挑选因素,确定水平。因素指的是会影响正交试验结果和评价指标的统称,而因素在试验中的各个不同的状态称之为水平。正交试验的一个重要步骤就是挑选出可人为控制的因素和水平。

(3)选正交表,进行表头设计。在该步骤中,有个原则性的要求:不遗漏也不重复,即要容纳所有的考察因素,但是又要达到试验次数最小的目的。首先,根据水平数目来选择正交表。其次,根据试验要求安排表头设计。如果只考虑因素的主效应,则可以选择较小的正表。如果考虑因素主效应和因素之间的交互效应,则选择的正交表就比较大。将这些因素安排进入正交表的过程称之为表头设计。如果只考虑因素的主效应,则正交表的每一列都是可以变换的,只需将所有考虑因素罗列即可。如果还要考虑交互效应,则各因素与各交互作用不能任意排列,必须严格按照交互作用列表进行配列。最后要根据试验的允许次数和有无考察重点因素选择正交表。如果允许试验次数少于正交试验的需求次数,则应该以重点因素多取几个水平优先进行试验。此时也涉及正交表的选择。另外为了衡量试验的可靠性,应尽可能地在试验条件允许的情况下,设置空列。该空列表示没有安排因素或交互作用的列,可以反映试验误差,因此常作为试验结果的可靠性判断。

(4)明确试验方案,进行试验,得到结果。在该步骤中,只需要根据正交表的表头中的不同数字换成因素的不同水平就形成了试验方案。但是试验方案的序号不一定是试验的顺序,可以进行随机处理。最后得到试验的结果,将其记录。

(5)对试验结果进行统计分析。将上一步骤中的试验结果进行统计分析,包含描述性的统计分析和推断性的统计分析。

三、正交试验的设计要求

根据试验目的,进行预试验,再进行初试验,进而筛选研究因素。正交表安排的试验方案必须均衡地分散在配合完全的位级(水平)组合的方案之中,即满足均衡分散性(Balanced Dispersion)。此外,需要满足整齐可比性(Symmetrical Comparability)。整齐可比性指的是对于每列因素,在各个位级导致的结果中,其他因素的各个位级出现的次数是相同的。即在比较某一因素的几个位级,选取优秀位级时,其他因素的各个位级出现了相同的次数。这样可以最大限度地排除其他因素的干扰。正交试验设计要求可以用于分析交互作用。

四、正交表及其特点

正交表(Orthogonal Table)是正交设计的工具,是已经规格化的表。最简单的正交表是 $L_4(2^3)$,如表 4-4 所示。

表 4-4　$L_4(2^3)$ 正交表

试验号 ＼ 列	1	2	3
1	1	1	1
2	1	2	2
3	2	1	2
4	2	2	1

正交表有许多,表 4-4 便是一张 4 行 3 列的正交表,记为 $L_4(2^3)$,"L"是正交表的代号,"L"的下标"4"表示表的行数,在试验中表示用这张表安排试验的话,要做 4 个不同条件的试验,括号中的指数"3"表示表的列数,在试验中用这张表安排试验的话,最多安排 3 个因子,括号中的底数"2"表示表的主体只有 2 个不同的数字:1、2,在试验中代表因子水平的编号,即用这张表安排试验时每个因子应取 2 个不同的水平。这张表称为二水平的正交表。它具有如下特性:

(1)每一纵列"1"和"2"出现的次数相等。

(2)任意两个纵列,其横方向形成的有序数对(1,1)、(1,2)、(2,1)、(2,2)出现的次数相等,即任意两个纵列字码"1"和"2"之间的搭配是均衡的。

常用的正交表可以按照水平分类如下:二水平正交表: $L_4(2^3)$, $L_8(2^7)$, $L_{16}(2^{15})$;三水平正交表: $L_9(3^4)$, $L_{27}(3^{13})$;四水平正交表: $L_{16}(4^5)$;五水平正交表: $L_{25}(5^6)$;混合水平正交表: $L_{18}(2 \times 3^7)$ 等。

五、正交试验的方差分析法

正交试验所得到的结果表现出的差异一般是由两方面原因造成的:一是因素水平不同及交互作用对指标的影响;二是试验误差(包括未加控制的因素的变化)

对指标的影响。所以即便对同一试验重复操作,几次结果也会有不同之处,这些差异都是由试验误差引起的。和单因素试验情况一样,在多因素试验中,方差分析(Variance Analysis)的目的在于将试验误差导致的差异与试验条件改变导致的差异区分开,另外也需要将影响试验结果的主要因素和次要因素区分开。

传统的直观分析法的优点在于结论直观明显,计算量小,缺点在于只考虑因素水平不同(或交互作用)对指标的影响,而完全忽略了试验误差,因此不能知道分析的精度。

方差分析法是将因素水平与试验误差两者对指标的影响区分开来考虑问题的一种数学方法。基本思想是:如果因素水平的变化所引起的试验结果的变动范围,落在误差所引起试验结果的变动范围之内,或者相差不大,就可以判断这个因素水平的变化并不引起试验结果的显著变化。下面将举一个具体的例子来说明正交试验当中的方差分析过程。

【例 4-2】本试验的目的在于寻求合理的钢材热处理条件来提高钢材的强度。其因素与水平如表 4-5 所示。

表 4-5　钢材热处理的不同因素与水平

因素	淬火温度/℃	回火温度/℃	回火时间/min
一水平	840	410	40
二水平	850	430	60
三水平	860	450	80

选正交表,排表头,再列出试验计划,该试验应该选用 $L_9(4)$ 表。

(1)计算总偏差平方和。总偏差平方和 $S_总$ 表示各个试验数据围绕总平均值的变动情况。

各个试验结果以 y_a 表示,用 $\overline{y}$ 表示平均值:$\overline{y} = \dfrac{1}{9}\sum\limits_{a=1}^{9} y_a = 187$。方差分析基础公式如下:

$$S_总 = S_误 + S_因 \tag{4-16}$$

$$df_总 = df_误 + df_因 = 试验数据总数 - 1 \tag{4-17}$$

$$S_总 = 各个数据的平方和 - CT \tag{4-18}$$

$$CT = \frac{各个数据和的平方}{数据总个数} \tag{4-19}$$

其中,$df_总$ 表示总偏差自由度,CT 称为修正项。在本例当中,修正项为:

$$CT = \frac{G^2}{9} = \frac{\left(\sum\limits_{a=1}^{9} y_a\right)^2}{9} = 315844 \tag{4-20}$$

总偏差自由度为：

$$df_{总} = 9 - 1 = 8 \tag{4-21}$$

可以得到：

$$S_{总} = \sum_{a=1}^{9}(y_a - \bar{y})^2 = \sum_{a=1}^{9} y_a^2 - CT = 1608 \tag{4-22}$$

(2)计算因素变动平方和($S_{因}$)。因素 A 放在正交表的第一列,共有 3 个一水平、3 个二水平和 3 个三水平。用因素 A 的一水平强度的平均影响代替各个一水平(共 3 个)对强度的影响,其他因素同理可得。根据正交表的综合可比性,可以得到因素 A 的偏差平方和 S_A,即：

$$S_A = 3\left(\frac{\mathrm{I}_1}{3} - \bar{y}\right)^2 + 3\left(\frac{\mathrm{II}_1}{3} - \bar{y}\right)^2 + 3\left(\frac{\mathrm{III}_1}{3} - \bar{y}\right)^2 \tag{4-23}$$

自由度为：

$$df_A = 因素水平数 - 1 = 3 - 1 = 2 \tag{4-24}$$

简化计算公式为：

$$S_A = \frac{因素各水平对应数据和的平方}{各个因素对应重复数} 之和 - CT$$

$$= \frac{\mathrm{I}_j^2 + \mathrm{II}_j^2 + \mathrm{III}_j^2}{3} - CT \tag{4-25}$$

代入数值,得：

$$S_A = \frac{14}{3} \tag{4-26}$$

方差分析如表 4-6 所示。

表 4-6　方差分析

试验号 \ 列	A1	空 2	B3	C4	试验结果(y_a)
1	1(840)	1	1(410)	1(40)	190(5)
2	1(840)	2	2(430)	2(60)	200(15)
3	1(840)	3	3(450)	3(80)	175(−10)
4	2(850)	1	2(430)	3(80)	165(−20)
5	2(850)	2	3(450)	1(40)	183(−2)

试验号 列	A1	空 2	B3	C4	试验结果(y_a)
6	2(850)	3	1(410)	2(60)	212(27)
7	3(860)	1	3(450)	2(60)	196(11)
8	3(860)	2	1(410)	3(80)	178(−7)
9	3(860)	3	2(430)	1(40)	187(2)
I_j	10	−4	25	5	
II_j	5	6	−3	53	
III_j	6	19	−1	−37	
I_j^2	100	16	625	25	
II_j^2	25	36	9	2809	$a=1,2,\cdots,9$
III_j^2	36	361	1	1369	$j=1,2,3,4$
$I_j^2+II_j^2+III_j^2$	161	413	635	4203	
$\dfrac{I_j^2+II_j^2+III_j^2}{3}$	53.67	137.67	211.67	1401	
S_j	$\dfrac{14}{3}$	$\dfrac{266}{3}$	$\dfrac{488}{3}$	$\dfrac{4056}{3}$	

同理，可得因素 B、C 的偏差平方和：

$$S_B=\frac{488}{3},S_C=\frac{4056}{3} \tag{4-27}$$

其中，自由度 $df_A=df_B=df_C=3-1=2$。

（3）计算误差的偏差平方和（$S_误$）。在多因素试验中，用正交表中未安排因素的空白列计算误差的偏差平方和：

$$S_空=3\left(\frac{I_2}{3}-\bar{y}\right)^2+3\left(\frac{II_2}{3}-\bar{y}\right)^2+3\left(\frac{III_2}{3}-\bar{y}\right)^2 \tag{4-28}$$

$$S_误=S_空=\frac{I_2^2+II_2^2+III_2^2}{3}-CT=\frac{266}{3} \tag{4-29}$$

其中：

$$df_空=空列水平数-1=3-1=2 \tag{4-30}$$

（4）检验因素的显著性。计算因素和误差的方差及自由度的目的是判断因素水平所引起的试验结果的变动是否显著，因此仍然采用单因素试验的方差分析方法进行显著性检验，即计算 $V_因$、$V_误$ 的比值，而后与 F 分布表的临界值进行比较。

计算得：$V_A = \dfrac{S_A}{df_A} = \dfrac{7}{3}$，$V_B = \dfrac{S_B}{df_B} = \dfrac{244}{3}$，$V_C = \dfrac{S_C}{df_C} = \dfrac{2028}{3}$，$V_{误} = \dfrac{S_{误}}{df_{误}} = \dfrac{133}{3}$。

由计算结果可知，V_A 小于 $V_{误}$，而 V_B 与 $V_{误}$ 相差不大。因此，在 V_A 和 V_B 的偏差中，由因素水平变化的影响部分很小，它们的偏差主要是由误差干扰造成的，这在进行显著性检验之前就可以判定。由于 A 和 B 两个因素可以取任一水平，因此，S_A、S_B、$S_{误}$ 应该合并在一起用来估计误差影响的大小，而且误差的自由度越大，进行显著性检验时越灵敏，所以把误差的偏差平方和及误差的自由度合并为：

$$S_{误}^{\Delta} = S_A + S_B + S_{误} = \frac{768}{3} \tag{4-31}$$

$$df_{误}^{\Delta} = df_A + df_B + df_{误} = 6 \tag{4-32}$$

合并后的误差的平均偏差平方和为：

$$V_{误}^{\Delta} = \frac{S_{误}^{\Delta}}{df_{误}^{\Delta}} = \frac{128}{3} \tag{4-33}$$

检查余下的因素 C 的显著性为：

$$F_C = \frac{V_C}{V_{误}^{\Delta}} = 15.84 \tag{4-34}$$

因素 C 的自由度 $df_C = 2$，$S_{误}^{\Delta}$ 的自由度 $df_{误}^{\Delta} = 6$，在显著性水平为 $\alpha = 0.01$ 时，临界值 $F_{0.01}(2,6) = 10.9$，$F_C = 15.84 > F_{0.01}(2,6) = 10.9$，所以，因素 C 高度显著。

通过方差分析可知：一方面，在影响强度的因素中，回火时间对强度有高度显著的影响，由表可知，取第二水平最好；另一方面，淬火温度和回火温度的改变对强度无显著影响，选取的工艺条件为 $A_1B_1C_2$，即淬火温度为 840℃，回火温度为 410℃，回火时间为 60min 为最佳工艺条件。

第五节　交叉试验设计

在传统的平行设计的临床试验中，为了评价新药或者新的治疗方法的效果和优劣性，通常会将受试者随机分成若干小组，每组按照试验设计方法分别接受相应的治疗，从而得出试验结果。但这种传统方法存在一定的局限性：试验结果只能分析对比其组间差异。由于试验中各种因素的存在，不同个体间的差异往往会对结果产生一定的影响,从而可能导致组间差异并不显著,而传统试验设计方法并未将其考虑在内。若对同一名受试者在不同的阶段采用不同的处理方式,进行相同个体间的对比以显示处理的差异,则可以有效地解决此类问题。基于这种设想,就产生了与平行试验设计相对应的一个概念——交叉试验设计(Cross-over Designs)。交叉试验以受试者自身作为对照,对同一个个体在不同的阶段施以不同的处理,这一方法可以有效地避免个体间的巨大差异对处理效应比较的影响。

一、交叉试验设计过程

在实际的试验操作中,最常用也最重要的是两个阶段两种处理的交叉试验设计,也被称为 2×2 交叉试验设计,其设计过程的基本步骤如图 4-3 所示。

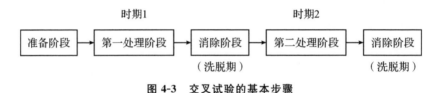

图 4-3 交叉试验的基本步骤

(一)准备阶段

准备阶段是为了保证每位受试者在进入临床试验时能够处于一种较为稳定的状态。对受试者进行一段不做任何处理的自然状态的观察后,通过一定的指标判定受试者是否已经处于稳定状态。若状态稳定,则可以进行试验。若状态不稳定,则相应的受试者将被剔除。

(二)时期

时期是对受试者施加处理的最主要阶段,它是交叉试验设计最主要的部分,是统计分析的主要数据来源。每一位受试者在各个时期接受一种处理。

(三)消除阶段

为了防止时期 1 的处理作用延续到下一时期,受试者需要一段不加任何处理的观察时期,这一阶段被称为消除阶段,又称洗脱期。经过消除阶段,受试者回到受试前的基本状态,从而可以进行下一阶段的处理。若一个处理的效应在施加处理后很快达到峰值并随之消失,那么消除阶段的时间可以设置得稍微短些;反之,若一个处理的效应在施加处理后从达到巅峰到消失需要很长的时间,那么消除阶段相应地就要设置成较长的一段时间。

消除阶段暗含一个假定,即受试者在经过消除阶段后又回到了自然状态,然而实际上很难保证消除阶段可以完全清除上一阶段对后面试验的影响,处理阶段的效果总会存在一定的残余。但在临床试验设计中通常有各种各样的假设,研究工作者常常认为这种假定是满足的。此处可认为通过消除阶段的观察,上一时期的处理作用已经完全消失。

如果对受试者在经过消除阶段后的状态不放心,还可以测量试验对象的血压、心率等一系列的指标作为基础数据,在后续的统计分析中将这些基础数据作为协变量,并剔除协变量的作用。下面将用一个具体的例子来说明交叉试验设计的过程。

【例 4-3】在临床试验中,欲比较 A 和 B 两种降压药的治疗效果。首先将治疗方案分为两个组,组 1 为先接受药物 A 处理,一段时间后再接受药物 B 处理(序列 AB);组 2 为先接受药物 B 处理,一段时间后再接受药物 A 处理(序列 BA)。组 1 和组 2 的样本容量可以相同也可以不同,如假定组 1 中需要 10 名受试者,组 2 中需要 12 名受试者。

对于每一名受试者,首先经过连续 3 周不服用任何药物且不做任何处理的观察期,期间每周测量一次受试者的血压,若 3 次的血压水平都稳定在一定的区间,则该名受试者可进入临床试验的时期 1。在第一个处理阶段,组 1 中的 10 名受试者定期定量服用药物 A,组 2 中的 12 名受试者服用药物 B,经过 3 周的服药治疗后,根据一定的指标检验两种药物的治疗效果并做相应记录。随后进入清除阶段,对试验对象不做任何处理,若 3 周内连续观测到血压水平与初始阶段基本持平时,试验进入第二个处理阶段。此时组 1 和组 2 中的受试者分别服用药物 B 和药物 A,其余操作与时期 1 相同,再经过 3 周后记录疗效,最后实施清除阶段。此过程中的执行情况如表 4-7 所示。

最后一个清除阶段很少用到,但是当研究中对全部处理消除后,研究试验对象的血压情况时,这一阶段可以提供很多有用的信息。

表 4-7　药物 A 和药物 B 药效比较的交叉试验设计

组别	序列	准备阶段	时期 1	消除阶段	时期 2	消除阶段
1	AB	3 周	服用 A 药 3 周	3 周	服用 B 药 3 周	3 周
2	BA	3 周	服用 B 药 3 周	3 周	服用 A 药 3 周	3 周

二、交叉试验设计的优缺点

交叉试验设计的应用范围是有一定限制的,在评估某一药物或者某一新疗法的短期疗效时,可应用此种方法,它适用于病情短期内变化不大的研究,且观察期不宜过长。交叉试验设计有许多优良的性质。首先,与传统的平行设计相比,交叉试验设计可有效地减少受试者的数量,这更符合伦理道德的要求。其次,由于受试者先后经过两种不同的处理,能够有效地控制其他因素的影响,减小个体差异,提高试验的效率,使得到的结果更具可比性;同时交叉试验设计还可以排除在实践阶段因素对疗效对比的干扰,保证在不同的实践阶段对比组之间仍具可比性。

这种试验方法也存在一定的缺陷。由于每位受试者均需要接受两种或两种以上的处理,因而会延长试验的周期,成本显著增加。当上一阶段的处理效果对下一阶段的试验有显著影响时,第二阶段的试验结果有所偏倚,不得不被丢弃,因而仅用第一阶段的试验结果做出统计推断,会影响试验的准确性。一旦受试者痊愈或者死亡从而退出试验,将会影响整个试验设计的统筹安排。

三、交叉试验设计的统计分析——参数方法

对于两个阶段两种处理的交叉试验设计,进行统计分析主要是为了探究对同一个体来说,不同的处理是否有不同的效果、同一处理在不同的期间作用是否相同,以及处理和时期之间是否存在着交互效应 3 类问题。实际中常常假设数据服从正态分布,从而用参数统计分析方法分析结果。若原始资料不服从正态分布,则可以通过适当的变换,如对数变换、logit 变换、幂函数变换等简单的变换使原始数据服从或近似服从正态分布,然后进行参数统计分析。下面我们将以示例来介绍这 3 种统计分析过程。

【例 4-4】在一项减肥药物的比较中,29 个参加试验的肥胖患者将在 30 天内服用减肥药,在另外的 30 天内服用安慰剂,服用减肥药或安慰剂的先后顺序是随机的。试验的观测指标为 30 天中体重下降值,结果如表 4-8 所示。

表 4-8 服用减肥药或安慰剂的 30 天中体重下降值

组 1 编号	阶段		差值(阶段间) d_1	和 m_1
	1	2		
	A(减肥药)x_{11}	B(安慰剂)x_{12}		
1	8	5	3	13
2	14	10	4	24
3	8	0	8	8
4	9	7	2	16
5	11	6	5	17
6	3	5	−2	8
7	6	0	6	6
8	0	0	0	0
9	13	12	1	25
10	10	2	8	12
11	7	5	2	12
12	13	13	0	26
13	8	10	−2	18
14	7	7	0	14
15	9	0	9	9
16	10	6	4	16
17	2	2	0	4
均值	8.118	5.294	2.824	13.412

组 2 编号	阶段		差值(阶段间) d_2	和 m_2
	1	2		
	A(减肥药)x_{21}	B(安慰剂)x_{22}		
1	12	11	1	23
2	6	8	−2	14
3	13	9	4	22
4	8	8	0	16
5	8	9	−1	17

组 2 编号	阶段		差值(阶段间) d_2	和 m_2
	1	2		
	A(减肥药)x_{21}	B(安慰剂)x_{22}		
6	4	8	−4	12
7	8	14	−6	22
8	2	4	−2	6
9	8	13	−5	21
10	9	7	2	16
11	7	10	−3	17
12	7	6	1	13
均值	7.667	8.917	−1.250	16.583

(一)不考虑阶段效应处理间的效果差别的检验

如果仅仅要检验处理间的效果是否不同,最简单的统计方法就是采用不考虑阶段效应的配对 t 检验。其原假设为:减肥药与安慰剂治疗减重效果相同。备择假设为:减肥药与安慰剂治疗减重效果不同。

利用 29 位受试者的减肥药减重观测值减去安慰剂观测值的差值可知,差值的均值为:

$$\frac{[3+4+8+\cdots+(-1)+2+(-4)+\cdots+(-1)]}{29}=1.138 \qquad (4\text{-}35)$$

方差为:

$$\frac{\{[3-1.138]^2+\cdots+[(-1)-1.138]^2+\cdots+[(-1)-1.138]^2\}}{(29-1)}=14.552$$

$$(4\text{-}36)$$

标准误差为:

$$\sqrt{\frac{14.552}{29}}=0.708 \qquad (4\text{-}37)$$

因此,检验统计量为:

$$t=\frac{1.138}{0.708}=1.61 \qquad (4\text{-}38)$$

自由度为 $29-1=28$,p 值为 0.1。这一检验结果表示减肥药的减肥效果较好。但是,由于没有将阶段效应考虑在内,这一分析显得可信度较差。因为如果阶段 1 的效果要优于阶段 2 的效果,那么组 1 中减肥药的效果将得到加强,组 2 中减肥药的效果将受到削弱,而上述分析却无法体现这种效果。

(二)考虑阶段效应的检验

如果要考虑阶段效应的检验,则配对 t 检验就不可用了。其检验过程如下:先分组分阶段计算体重下降的均值,结果如表 4-9 所示。

表 4-9　体重下降的均值

阶段	1	2	差值均值(阶段间)
组 1(处理序列 AB)	处理 A:$\bar{x}_{11}=8.118$	处理 B:$\bar{x}_{12}=5.294$	$\bar{d}_1=2.824$
组 2(处理序列 BA)	处理 B:$\bar{x}_{21}=7.667$	处理 A:$\bar{x}_{22}=8.917$	$\bar{d}_2=-1.250$

要检验减肥药是否有效,只需要检验两组间总体均值的差值是否为零即可。如果不考虑处理与阶段的交互效应,就是常用的成组 t 检验(Group T-test)。t 检验统计量的公式为:

$$t = \frac{(\bar{d}_1 - \bar{d}_2)}{s_{(\bar{d}_1 - \bar{d}_2)}} \tag{4-39}$$

其中:

$$s_{(\bar{d}_1 - \bar{d}_2)} = \sqrt{s_d^2 \left(\frac{1}{n_1} + \frac{1}{n_2} \right)} \tag{4-40}$$

s_d^2 为合并方差,其自由度为:$n_1 + n_2 - 2$。

对于本例,$\bar{d}_1 - \bar{d}_2 = 4.074$,$s_d^2 = 10.767$,$s_{(\bar{d}_1 - \bar{d}_2)} = 1.237$,可得:

$$t = \frac{4.074}{1.237} = 3.29$$

结合自由度 $17 + 12 - 2 = 27$,得 p 值为 0.003。这一结果与先前的配对 t 检验结果相近,均表明减肥药有较好的减肥效果。此时由于考虑了阶段效应,结果更具说服力。

减肥药相对于安慰剂的减肥效果的点估计为:

$$\frac{1}{2}(\bar{d}_1 - \bar{d}_2) = 2.037 \tag{4-41}$$

即平均来说,30 天中服用减肥药的人比服用安慰剂的大约多减去 2kg。

其标准误为：

$$\frac{1}{2}s_{(\bar{d}_1-\bar{d}_2)} = 0.618 \tag{4-42}$$

显著性水平为 0.05，自由度为 27，临界值 $t_{(0.05,27)}=2.052$。由以上数值可以求得减肥药药效（相对于安慰剂）的 95% 置信区间为：

$$2.037 \pm 2.052 \times 0.618 = 0.77 - 3.31(\text{kg}) \tag{4-43}$$

要检验是否存在阶段效应，只需要检验两组在不同阶段差值的均值和是否为零即可。对于本例，$\bar{d}_1+\bar{d}_2=1.574$，又由于和的标准差与差的标准差一样，所以 $s_{(\bar{d}_1+\bar{d}_2)}=1.237$，因此 $t=\dfrac{1.574}{1.237}=1.27$，结合自由度为 27，可得 p 值为 0.21，结论为不能接受存在阶段效应的假设。

（三）处理与阶段间的交互作用

以上分析并未考虑处理与阶段间的交互作用，即假设不存在处理与阶段间交互作用，所关注的指标（体重下降）的观测值仅仅是处理效应、阶段效应和随机波动的叠加。如果存在交互作用，那么所关注的指标的观测值也要受到交互作用的影响。形成交互作用的原因主要有以下几点：①消除阶段时间过短，受试者在阶段 2 中的反应同时受到残存在阶段 1 中处理的影响和阶段 2 中处理的影响。②即使有足够长的消除阶段已经"洗脱"阶段 1 中处理的影响，但生理上和心理上的改变仍会带入阶段 2。③很强的阶段效应。即从阶段 1 到阶段 2，受试者的反应水平在整体上发生了改变。下面介绍一种常用的检验是否存在交互作用的方法。

分组求得组 1 中 m 的平均数为 $\bar{m}_1=13.412$，组 2 中 m 的平均数为 $\bar{m}_2=16.583$，以及两组 m 的合并方差 $s_m^2=41.890$，标准误为：

$$s_{(\bar{m}_1-\bar{m}_2)} = \sqrt{41.890 \times \left(\frac{1}{17}+\frac{1}{12}\right)} = 2.440 \tag{4-44}$$

由此得：

$$t=\frac{(13.412-16.583)}{2.440}=-1.30 \tag{4-45}$$

结合自由度为 27，可得 p 值为 0.20，结论为不能接受处理与阶段间存在交互作用的假设。需要注意的是，两组 m 的合并方差 $s_m^2=41.890$，大于两组 d 的合并方差 $s_d^2=10.767$，这将导致统计效率低下。这是因为 m 包含了受试者之间的差异，而 d 仅包含受试者内部差异。

另外,需要指出的是,如果存在交互作用,利用整个数据对是否存在处理效果进行检验,以及对处理效果进行估计是没有意义的。因为虽然在试验一开始,受试者经过随机分配后可以认为两组之间是达到均衡的,但经过阶段 1 后,交互作用使得两组间的均衡遭到破坏。这时,常用的方法是放弃阶段 2 的数据,只对阶段 1 两组间的数据进行比较。但是,这一方法也存在很多问题。

首先,由于比较的仅仅是两处理组间第一阶段的均值,其方差必然包含受试者之间的差异,导致统计量的精度下降,统计效率也随之降低。对处理与阶段间是否存在交互作用的检验,是基于 $\bar{s}_1 - \bar{s}_2$,该检验也将受到受试者之间差异的影响而使检验效率降低。在上述两种场合下,虽然可以通过引入初值来降低这种影响,但效果有限。

其次,前面的论述表明,对采用交叉设计试验进行分析应采用两步分析策略。第一步,检验是否存在处理与阶段间的交互作用。第二步,根据第一步的结果检验处理效应。如果存在交互作用,则仅比较第一阶段两组间的均值。如果不存在交互作用,则可以进行前述常用的交叉试验设计的分析。采用两步分析策略的直接后果是增大犯第一类错误的概率,特别是当存在处理与阶段间的交互作用时,犯第一类错误的概率将大大增加。一个极端的情形是,如果仅仅是因为偶然的原因使得交互作用的检验结果呈阳性,则两组间阶段 1 均值的比较也很有可能是阳性结果,因为两者的检验统计量呈正相关。

最后,由于同样的原因,如果存在处理与阶段间的交互作用仅利用阶段 1 的数据进行的两组间比较将导致结果有偏倚。

综上所述,采用两个阶段两种处理交叉设计的试验如果出现交互作用,对处理效应的分析将不可靠甚至是没有意义的。因此,在无法确信不存在交互作用的情况下应避免采用这一最简单的交叉设计。

第六节 配对试验

一、配对试验的概念

配对设计(Paired Design)是将受试者按配对条件配成对子,每对中的个体接受不同的处理。配对设计一般以主要的非试验因素作为配比条件,而不以试验因素作为配比条件。为了做好对比试验,最简单的办法是成对进行比较,同时试验,同时测量,这样减小了随机误差,抵消了系统误差,突出了对比差异,这种试验称为配对试验(Pairing Trial)。临床试验中常用的配对方法有自身配对(同源配对)和异体配对两种。在对比试验中,样本应该随机化,使得观测结果彼此独立,排除系统误差。例如将小白鼠照射 X 射线前后的体重变化配成对子,但是要注意两次处理间不互相干扰,也不受前后时间的影响。

自身配对(Self-paired)指的是把某对象接受处理前的变量值作为对照值,把该对象接受处理后的变量值作为试验值,再抽取一些对象构成研究的样本。自身配对可以分为前后对照和左右对照。异体配对(Allosome Paired)指的是有些试验无法进行自身配对所采用的配对方法,如取同窝同性别及体重近似的两只动物配对。

二、配对试验的优缺点

配对试验可以很大限度地排除众多因素对试验的干扰,降低标准差,使得试验值和对照值的差值较为集中,能够较好地展现出试验的效应,减小抽样误差。当样本容量相同时,配对试验的显著性明显高于两样本检验。此外,配对试验可以很好地控制非处理性因素,对照组与试验组在控制非影响因素的前提下具有更好的可比性。基于此,配对试验可以减少样本容量,是一种高效的试验设计方法。配对试验的分析较为简单,精确度明显高于其他试验设计。其缺点在于配对的高严格性,有时很难找到配对的样本。

三、配对试验的注意事项

配对试验作为一种要求较高的试验设计方法,有以下 5 点注意事项:

(1)当试验对象的同质性欠佳时,采用配对试验可以提高处理组间的可比性和均衡性。

(2)配对试验的成败取决于配对的条件,只有当两组观察值间的相关大于 0 时,配对才是成功的,并且能提高检验效能(相同条件下所需的样本容量少于完全随机试验的样本容量)。

(3)当采用左右配对时,试验因素的效应必须是局部的,不可以通过神经、体液等途径影响对侧。

(4)采用自身前后配对试验时,应该考虑到环境、气候或者疾病的自然变化等引起的效应改变。

（5）配对试验的资料结合相关分析或回归分析，有时能够得到更丰富的结论。

四、配对试验的设计方法

配对试验的设计方法中主要包含因素确定、配对条件等关键环节，其具体步骤有以下几个：

（1）确定一个因素和两个水平（试验组与对照组）。

（2）确定研究对象和配对条件，将研究对象按配对条件相同的原则配成对子。

（3）随机将每对对象分到两组中去。

（4）一个试验由若干对试验对象组成。

（5）配对条件主要是指非处理因素（研究对象的特征、试验环境或条件），在动物试验中条件相对更严格，在临床试验中不能过多。

（6）配对设计变型主要是指治疗前后的比较，同一批药物分别用两种方法检测，同一批患者分别用两种方法诊断，局部试验中人体左右侧进行对比。

五、配对试验的适用条件

配对试验也不是适用于所有的临床试验，它有相应的适用条件。

（1）试验组和对照组之间相互不干扰。如某口腔医生对儿童进行防龋试验，对试验儿童的左半侧牙齿定期涂抹防龋药，右半侧牙齿作为空白对照，由于在口腔内涂药很容易直接移到对照侧或通过血管到达对照侧，即处理因素对对照有影响，这种条件不能采用自身配对试验。

（2）自身配对试验适用于短期的对比试验或者急性试验，不适用于长期观察分析。因为一些因素会随着时间的延长失去可比性。

（3）对于异体试验，只需要严格地控制各项条件，试验组和对照组是处于同期同时观察，就用于长期观察或者慢性试验中。

（4）采用自身配对方法观察疗效，应该使对照期与试验期处于同一季节或者同一病期内，必要时再增加一组空白对照，进而排除其他因素的干扰。下面将通过一个例子来说明配对试验设计的统计分析过程。

【例 4-5】钢材耐腐蚀性试验，取 10 个试样，每个试样分成两半，用抛硬币的方法确定哪一半接受处理，然后检测这 10 对试样的耐腐蚀性差异，结果如表 4-10 所示。

表 4-10 钢材耐腐蚀性差异比较

试样序号	处理后增值	试样序号	处理后增值
1	2.7	6	1.2
2	3.1	7	2.1
3	−0.2	8	1.0
4	1.8	9	−0.2
5	0.6	10	0.6

从上述结果可以得出:处理后,钢材耐腐蚀性有的增值了,多至3.1,但是也有反而减小的,为−0.2。判断两者是否处理有效,需要进行统计检验。假设没有效果,即处理前后差值为 $\mu=0$,然后判断这个假设是否正确。试验结果服从正态分布,但是由于标准误差未知,可以使用无偏估计量 s 来代替,建立检验统计量:

$$t = \frac{|\bar{x} - \mu|}{s/\sqrt{n}} \tag{4-46}$$

其中,$\bar{x} = 1.27, n = 10$,

$$s = \sqrt{\frac{\sum (x_i - \bar{x})^2}{n-1}} = \frac{\sqrt{(2.7-1.27)^2 + (3.1-1.27)^2 + \cdots + (0.6-1.27)^2}}{10-1} = 1.296 \tag{4-47}$$

原假设为:$H_0: \mu=0$,有:

$$t = \frac{|1.27-0|}{1.296/\sqrt{10}} = \frac{1.27}{0.410} = 3.098 \tag{4-48}$$

设显著性水平为 $\alpha=0.05$,自由度为9,对应的统计量临界值为 $t_{(0.05)}(9)=2.26$,因为 $3.098 > 2.26$,所以拒绝原假设,即没有效果的假设是不太能接受的,处理是有效的,μ 不为零。

第七节　析因设计

一、析因设计简介

在临床试验设计中,当研究的因素不止一种时,这种研究设计就被称为多因素试验设计。多因素试验设计的分析方法有很多种,析因设计(Factorial Design)就是其中的一种。

析因设计是一种重要的试验设计方法,具有广泛的适用性。析因设计主要用来考察两个以上试验因素及其交互作用对试验结果的影响。完全析因设计(Full Factorial Design)能够全面考察因子的主效应及各个因子的交互效应对试验的影响。析因设计方法考虑问题非常全面,效果极佳,使用频率高。部分析因设计(Fractional Factorial Design)不需要进行全面试验,也可以分析出试验结果的影响因子主效应及某些阶数的交互效应,并结合正交试验的相关知识形成高效率的试验方案。

进行析因设计不仅可以分析单个因素在不同水平效应之间有何差异,还可以了解不同因素在各水平效应间的影响和作用。析因设计是将两个或两个以上试验因素的每个水平进行组合,对各种可能的组合进行试验,从而探讨各试验因素的主效应及不同因素之间的交互作用。主效应是指当其他因素水平为固定值时,所研究因素的不同水平之间呈现出来的差异。交互效应是指有两个或多个研究因素且因素间的效应互不独立,当某一因素在各水平间变化时,另外的因素各水平的效应也相应地发生改变。两个因素间的交互作用称为一阶交互作用,三因素间的交互作用称为二阶交互作用。如果因素之间不存在交互影响,则表明各因素相互独立,也即一个因素水平的改变并不影响另外因素的效应改变。

在析因设计中,影响试验结果的试验条件称之为因素,例如药物、疗法等。因素在试验中所处的各种状态称为因素的水平,例如药物的不同剂量、疗法的使用与否等。不同因素和水平的析因设计可以用数字表示,如 2×2、$2\times2\times2$、$3\times3\times3$ 等分别表示 2 因素 2 水平、3 因素 2 水平、3 因素 3 水平的析因设计;2×3 则表示 2 因素,分别有 2 个和 3 个水平的析因设计,$2\times3\times4$ 则表示有 3 个因素,分别有 2 个、3

个、4 个水平的析因设计。即析因设计的水平和因素可以不等。

下面介绍最为简单的析因设计,即 2×2 析因设计。如研究药物 A 和药物 B 的交互作用,这里涉及两个处理因素,记为处理因素 A 和处理因素 B。每个处理因素设为不用药物(或者安慰剂)和用药物两个水平,分别记为(A_1、A_2)和(B_1、B_2)。将两因素和水平组合后,共有 4 个处理组:安慰剂组、纯药物 A 组、纯药物 B 组和药物 AB 联用组。如表 4-11 所示。

如果研究处理因素 A、处理因素 B、处理因素 C,并且每个因素都有不用药物和用药物两个水平,则称为 2^3 析因设计。具体方案如表 4-12 所示。

在临床试验中,通过析因设计可以达到两个目的:①评价联合用药物是否优于单独用药物。②评价多种药物之间是否存在交互作用。因此,在分析结果时,可以有 3 类思路:①同时关注主效应和交互作用,如果交互作用对试验结果存在影响,则根据处理因素进行分层分析;如果交互作用对试验结果没有影响,则主要分析各处理因素的影响。②不关注交互作用,直接进行各试验组间的多重比较。③先对各个平行组进行整体比较,若整体间不存在统计上的显著性差异,则分析结束;若存在统计上的显著性差异,则进行较大差异组间的两两比较。

表 4-11　2×2 析因设计模式

		处理因素 A	
		不用 A 药	用 A 药
处理因素 B	不用 B 药	A_1B_1	A_2B_1
	用 B 药	A_1B_2	A_2B_2

表 4-12　2^3 析因设计模式

处理因素 B	不用 A 药		用 A 药	
	不用 C 药	用 C 药	不用 C 药	用 C 药
不用 B 药	$A_1B_1C_1$	$A_1B_1C_2$	$A_2B_1C_1$	$A_2B_1C_2$
用 B 药	$A_1B_2C_1$	$A_1B_2C_2$	$A_2B_2C_1$	$A_2B_2C_2$

二、析因设计的方差分析

析因设计的优点在于全面、高效,即以最少的试验次数探讨各个因素不同水平的效应,同时还可以探讨各个因素之间的交互效应,但工作量较大,导致设计与分析很复杂,难以解释。析因设计的方差分析不仅能够比较两个因素不同水平的效应是否具有统计学意义,还能够分析两个因素的交互效应是否具有统计学意义,但是不能得出两个因素之间的差别是否具有统计学意义。

假设因素 A 有 2 个水平,因素 B 有 2 个水平,表 4-13 为一个 2×2 析因设计。

对于两因素的析因试验,各个观测值可表示为:

$$x_{ijk} = \overline{x} + \alpha_i + \beta_j + (\alpha\beta)_{ij} + e_{ij},$$
$$(i = 1, 2, \cdots, a; j = 1, 2, \cdots, b; k = 1, 2, \cdots, N) \tag{4-49}$$

表 4-13 2×2 析因设计模式

		处理方式 A	
		水平 1	水平 2
处理方式 B	水平 1	$a_1 b_1$	$a_2 b_1$
	水平 2	$a_1 b_2$	$a_2 b_2$

其中,α_i 表示因素 A 的不同水平,β_j 表示因素 B 的不同水平,k 表示因素 A 和因素 B 在各水平组合下的观测单位数,$(\alpha\beta)_{ij}$ 表示因素 A 在 i 水平下和因素 B 在 j 水平下的交互影响效应,e_{ij} 为误差项,相互独立且服从 $N(0, \sigma^2)$ 的正态分布。平方和与自由度的分解公式分别为:

$$SS_T = SS_{处理} + SS_{误差} = SS_A + SS_B + SS_{AB} + SS_e \tag{4-50}$$
$$df_T = df_A + df_B + df_{AB} + df_e \tag{4-51}$$

表 4-14 列出了两因素析因设计的自由度、平方和及均方。以下将通过一个例子来展示析因设计的统计分析过程。

表 4-14 两因素析因设计的自由度、平方和及均方

变异来源	DF	SS	MS
处理	$ab-1$	$\sum\limits_i \sum\limits_j n_{ij} (\overline{X}_{ij} - \overline{X})^2$	
A	$a-1$	$\sum\limits_j n_i (\overline{X}_i - \overline{X})^2$	$\dfrac{SS_A}{a-1}$
B	$b-1$	$\sum\limits_j n_j (\overline{X}_j - \overline{X})^2$	$\dfrac{SS_B}{b-1}$
AB(交互作用)	$(a-1)(b-1)$	$SS_{处理} - SS_A - SS_B$	$\dfrac{SS_{AB}}{(a-1)(b-1)}$

变异来源	DF	SS	MS
误差	$N-ab$	$SS_T-SS_{处理}$	$\dfrac{SS_e}{N-ab}$
总变异	$N-1$ 或 $abn-1$	$\sum X^2 - \dfrac{\left(\sum X\right)^2}{N}$	

【例 4-6】为研究不同饲料(玉米 A、大豆粉 B)对猪体重增加的影响及两者同时使用的作用,现将 20 只性别相同、生理状态相近的猪,按照 A、B 两种因素的有无分为 a_1b_1、a_1b_2、a_2b_1、a_2b_2 4 个小组,每组分别有 5 头猪,其中 1 表示使用该种饲料,2 表示不使用该种饲料。一段时间后测得的体重结果如表 4-15 所示。

表 4-15 喂养玉米和大豆粉后猪体重增重的测量结果

	用 A(a_1)		不用 A(a_2)	
	用 B(b_1)	不用 B(b_2)	用 B(b_1)	不用 B(b_2)
x_{ijk}	50	20	30	10
	50	40	30	10
	70	50	70	40
	60	50	60	40
	30	20	30	10

(一)计算主效应、单独效应和交互效应

由表 4-15 的原始数据经过简单的计算可以得到主效应、单独效应和交互效应(如表 4-16 所示)。单独效应是指当其他因素水平固定时,同一因素不同水平之间的差异,由表 4-16 可看出,当 A 因素固定在水平 1 时,B 因素的单独效应为 20。主效应是指某一因素各水平之间的差异,如 A 因素的主效应为 13,B 因素的主效应为 21。交互效应是指 A 与 B 各自的单独效应随另一因素变化而变化的状态,例中AB 之间的交互效应为:

$$AB=[(a_1b_1-a_2b_1)-(a_1b_2-a_2b_2)]/2=1 \tag{4-52}$$

表 4-16 两因素各水平组合的平均值

B因素	A因素		行平均	$a_1 - a_2$
	用 A(a_1)	不用 A(a_2)		
用 B(b_1)	54	40	47.0	14
不用 B(b_2)	34	22	28.0	12
列平均	44	31	37.5	13
$b_1 - b_2$	20	22	21.0	

(二)建立检验假设,确定检验标准

取 $\alpha = 0.05$。

对于因素 A(玉米饲料):

H_0:喂养玉米饲料与不喂养玉米饲料的猪的增重的总体均值相等。

H_1:喂养玉米饲料与不喂养玉米饲料的猪的增重的总体均值不相等。

对于因素 B(大豆粉):

H_0:喂养大豆粉饲料与不喂养大豆粉饲料的猪的增重的总体均值相等。

H_1:喂养大豆粉饲料与不喂养大豆粉饲料的猪的增重的总体均值不相等。

对于交互作用 AB:

H_0:因素 A 与因素 B 之间无交互作用。

H_1:因素 A 与因素 B 之间有交互作用。

(三)计算检验统计量

对于例 4-6 的两因素析因设计,其方差分析如表 4-17 所示。

表 4-17 喂养玉米和大豆粉后猪体重增重的方差分析

变异来源	DF	SS	MS	F	p
处理	(3)	(2655)			
A	1	845	845.0000	169.0	<0.05
B	1	1805	1805.0000	360.4	<0.05
AB(交互作用)	1	5	5.0000	1.0	>0.05
误差	16	3920	245.0000		
总变异	19	6575	346.0526		

(四)确定 p 值,做出推断结论

(1)AB 交互效应的 $p>0.05$,按 0.05 的检验水准,接受 H_0 假设,即还不能认为 AB 两因素间存在交互作用。

(2)A 因素主效应的 $p<0.05$,按 0.05 的检验水准,接受 H_0 假设,可以认为喂养玉米饲料对猪体重增重有影响。

(3)B 因素主效应的 $p<0.05$,按 0.05 的检验水准,拒绝 H_0 假设,可以认为喂养大豆粉饲料对猪体重增重有影响。

析因设计在实际应用中有许多优良的特性,它的效率较高,能够对各因素的不同水平进行组合,在对因素不同水平下的主效应进行分析的同时,还可以分析因素间的交互作用,并且通过对不同实验组合的比较,寻求最佳的组合。其主要缺陷是工作量较大,当试验因素和因素的水平较多时,需要大量的计算和分析,因此这种试验一般不用完全交叉分组的析因设计,而采用非全面试验的部分析因设计。

第八节　拉丁方试验设计与分析

"拉丁方"一词最早是由英国统计学家 R. A. Fisher 提出来的。拉丁方是在随机区组设计的基础上发展而来的,它是从横行和直列两个方向进行双重局部控制,使得横行和直列两个方向都构成单位组的一种设计。在拉丁方设计中,每一行或每一列都是一个完全的单位组,并且每一种处理在单独的行或者列中都只出现一次,有等式:试验处理数=横行单位组数=直列单位组数=试验处理的重复数。即若有 m 个拉丁字母,将其排成 $m \times m$ 的方阵,使得每一行和每一列中每个字母仅仅出现一次,这样的方阵就被称为 $m \times m$ 拉丁方,其中 m 代表拉丁方的阶数。

随机区组设计控制的混杂因素只能有一个,当有两个混杂因素且混杂因素和处理因素的水平数相等时,可以选择拉丁方设计。拉丁方设计的随机误差更小,检验效率更高。

图 4-4 和图 4-5 分别为 3×3 拉丁方和 4×4 拉丁方。在试验设计中,不同的字母代表的是不同的处理。

A	B	C	D
B	C	D	A
C	D	A	B
D	A	B	C

A	B	C
B	C	A
C	A	B

图 4-4　3×3 拉丁方　　　　　　　图 4-5　4×4 拉丁方

一、标准方

标准方(Standard Square)是指拉丁字母的排列在第一行和第一列都为顺序排列的拉丁方。图 4-6—图 4-8 分别为 2×2 标准拉丁方、3×3 标准拉丁方、4×4 标准拉丁方。表 4-18 列出了 $k×k$ 低阶标准拉丁方个数和拉丁方总数。

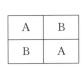

A	B
B	A

A	B	C
B	C	A
C	A	B

图 4-6　2×2 标准拉丁方　　　图 4-7　3×3 标准拉丁方

A	B	C	D
B	A	D	C
C	D	B	A
D	C	A	B

（a）

A	B	C	D
B	C	D	A
C	D	A	B
D	A	B	C

（b）

A	B	C	D
B	D	A	C
C	A	D	B
D	C	B	A

（c）

A	B	C	D
B	A	D	C
C	D	A	B
D	C	B	A

（d）

图 4-8　4×4 标准拉丁方

表 4-18　$k×k$ 低阶标准拉丁方个数和拉丁方总数

$k×k$	标准拉丁方个数	拉丁方总数
2×2	1	2
3×3	1	12

$k \times k$	标准拉丁方个数	拉丁方总数
4×4	4	576
5×5	56	161280
6×6	9408	812851200
7×7	16942086	61479419904000

二、拉丁方设计的线性模型

拉丁方设计在实践中可使试验误差减小,进一步提高精确度,但也存在一定的缺陷:它要求两个方向的组数与处理数相等,使其应用范围受到一定限制;与完全随机设计和随机区组设计相比,误差自由度有所减小,但降低了灵敏度。

利用拉丁方设计进行试验设计时,总的变异可以分为 4 个部分:行间变异、列间变异、字母间变异(处理间变异)和误差。这就意味着拉丁方试验既可以分析同一处理在不同水平下的差异问题,也可以用来分析因素在不同处理间的差异问题。不同水平下的拉丁方排列有多种方式,比如 3×3 拉丁方有 12 种排列方法,4×4 拉丁方则有 576 种排列方法。拉丁方中的每一行和每一列都是一个完整的区组,也可将其视为二维区组(方阵中的行与列都包括所设计因素的字母而又没有重复)。

在拉丁方试验设计中,每个观测可记为 $x_{ij(l)} = \bar{x} + a_i + b_j + t_l + e_{ij(l)}$,其中 $\bar{x}$ 为样本平均数,a_i 为第 i 行区组的效应,b_j 为第 j 列区组的效应,t_l 为第 l 个处理的效应,$e_{ij(l)}$ 为随机误差,且相互独立,服从 $N(0, \sigma^2)$ 的正态分布。平方和与自由度的分解公式为:

$$SS_T = SS_a + SS_b + SS_{AB} + SS_e \tag{4-53}$$

$$df_T = df_a + df_b + df_t + df_e \tag{4-54}$$

校正数为:

$$C = \frac{T^2}{k \times k} \tag{4-55}$$

表 4-19 列出了 $k \times k$ 阶拉丁方设计的自由度、平方和及均方。

表 4-19　$k \times k$ 低阶拉丁方设计的自由度、平方和及均方

变异来源	DF	SS	MS
行间变异	$k-1$	$SS_a = \sum T_a^2 / k - C$	MS_a

续　表

变异来源	DF	SS	MS
列间变异	$k-1$	$SS_b = \sum T_b^2/k - C$	MS_b
处理间变异	$k-1$	$SS_t = \sum T_t^2/k - C$	MS_t
试验误差	$(k-1)(k-2)$	$SS_e = SS_T - SS_a - SS_b - SS_t$	MS_e
总变异	k^2-1	$SS_T = \sum\sum x_{ij} - C$	

三、拉丁方试验方差分析

下面将通过一个例子来介绍拉丁方试验的方差分析过程。

【例 4-7】现要研究 5 种不同的饲料对乳牛产乳量的影响。5 种饲料分别用 1、2、3、4、5 来表示,5 头乳牛分别记为 Ⅰ、Ⅱ、Ⅲ、Ⅳ、Ⅴ,5 个泌乳期分别为一月、二月、三月、四月、五月。

(一)选择标准方

确定试验的因素和处理后,需要根据阶数选择合适的拉丁方。在选定拉丁方后,若不是标准型拉丁方,可直接由拉丁方中的字母获得试验设计;若是标准型拉丁方,还应对横行、直列和试验处理的顺序进行随机排列。5 阶标准方共有 56 种,本例中选取的列随机为 32145;行随机为 25431;处理随机为 51342,选取的五阶标准拉丁方如图 4-9 所示。

A	B	C	D	E
B	A	E	C	D
C	D	A	E	B
D	E	B	A	C
E	C	D	B	A

图 4-9　五阶标准拉丁方

(二)列随机

按照列随机数字串中的排列顺序"32145"进行列随机,如图 4-10 所示。

	1	2	3	4	5
1	A	B	C	D	E
2	B	A	E	C	D
3	C	D	A	E	B
4	D	E	B	A	C
5	E	C	D	B	A

(a)

	3	2	1	4	5
1	C	B	A	D	E
2	E	A	B	C	D
3	A	D	C	E	B
4	B	E	D	A	C
5	D	C	E	B	A

(b)

图 4-10　按"32145"列随机的拉丁方

(三)行随机

按照行随机数字串中的排列顺序"25431"进行行随机,如图 4-11 所示。

	3	2	1	4	5
1	C	B	A	D	E
2	E	A	B	C	D
3	A	D	C	E	B
4	B	E	D	A	C
5	D	C	E	B	A

(a)

	3	2	1	4	5
2	E	A	B	C	D
5	D	C	E	B	A
4	B	E	D	A	C
3	A	D	C	E	B
1	C	B	A	D	E

(b)

图 4-11　按"25431"行随机的拉丁方

(四)处理随机

按照处理随机数字串的排列顺序"51342"进行处理随机。处理的"51342"排列顺序即 5=A,1=B,3=C,4=D,2=E,如图 4-12 所示。

	3	2	1	4	5
2	E	A	B	C	D
5	D	C	E	B	A
4	B	E	D	A	C
3	A	D	C	E	B
1	C	B	A	D	E

(a)

	3	2	1	4	5
2	2	5	1	3	4
5	4	3	2	1	5
4	1	2	4	5	3
3	5	4	3	2	1
1	3	1	5	4	2

(b)

图 4-12　按"51342"数字串随机的拉丁方

即最后得到 5 头乳牛在 5 个泌乳期所受到的饲料处理如表 4-20 所示。

表 4-20　不同乳牛在不同泌乳期的饲料处理

泌乳时间		一月	二月	三月	四月	五月
牛号	I	2	5	1	3	4
	II	4	3	2	1	5
	III	1	2	4	5	3
	IV	5	4	3	2	1
	V	3	1	5	4	2

一段时间后得到的饲料类型对乳牛产乳量影响的试验资料如表 4-21 所示。

表 4-21　乳牛产乳量在不同处理下的产量

泌乳时间		一月	二月	三月	四月	五月	T_a
牛号	I	300	320	390	390	380	1780
	II	420	390	280	370	270	1730
	III	350	360	400	260	400	1770
	IV	280	400	390	280	370	1720
	V	400	380	350	430	320	1880
T_b		1750	1850	1810	1730	1740	T=8880

将试验结果整理成关于处理的总和与平均数的列表如表 4-22 所示。

表 4-22　处理的总和与平均数

饲料	5 号	1 号	3 号	4 号	2 号	和
T_c	1480	1860	1970	2030	1540	T=8880
$\bar{x}_c$	296	372	394	406	308	

(五)计算平方和和自由度

校正数为：

$$C = \frac{T^2}{k \times k} = \frac{8880^2}{5 \times 5} = 3154176 \tag{4-56}$$

平方和的分解为：

$$SS_T = \sum x^2 - C = 300^2 + 320^2 + \cdots + 320^2 - 3154176 = 63194 \quad (4\text{-}57)$$

$$SS_a = \sum \frac{T_a^2}{k} - C = \frac{1780^2 + 1730^2 + \cdots + 1880^2}{5} - 3154176 = 3224$$
$$(4\text{-}58)$$

$$SS_b = \sum \frac{T_b^2}{k} - C = \frac{1750^2 + 1850^2 + \cdots + 1740^2}{5} - 3154176 = 2114$$
$$(4\text{-}59)$$

$$SS_t = \sum \frac{T_t^2}{k} - C = \frac{1480^2 + 1860^2 + \cdots + 1540^2}{5} - 3154176 = 50504$$
$$(4\text{-}60)$$

$$SS_e = SS_T - SS_a - SS_b - SS_t = 7352 \quad (4\text{-}61)$$

自由度的分解为：

$$df_T = k^2 - 1 = 25 - 1 = 24 \quad (4\text{-}62)$$

$$df_a = k - 1 = 5 - 1 = 4 \quad (4\text{-}63)$$

$$df_b = k - 1 = 5 - 1 = 4 \quad (4\text{-}64)$$

$$df_t = k - 1 = 5 - 1 = 4 \quad (4\text{-}65)$$

$$df_e = df_T - df_a - df_b - df_t = 12 \quad (4\text{-}66)$$

(六)根据列方差分析表进行 F 检验

不同处理的 F 检验结果如表 4-23 所示。

表 4-23　不同处理的 F 检验结果

变异来源	DF	SS	MS	F	$F_{0.05}$	$F_{0.01}$
行间(乳牛)变异	4	3224	806.00			
列间(月份)变异	4	2144	536.00			
处理间(饲料)变异	4	50504	12626.00	20.61**	3.26	5.41
试验误差	12	7352	612.67			
总变异	24	63224				

由于乳牛和月份间的差异不是进行拉丁方试验的目的,因此无须比较其差异性。由表 4-23 可知,对于处理间的差异,$F=20.61 > F_{0.01}$,故认为不同的饲料之间有极为显著的差异。

(七)不同饲料间的多重比较

利用 SSR 法对 5 种饲料的差异进行多重比较。

$$S_{\bar{x}} = \sqrt{\frac{MS_e}{k}} = \sqrt{\frac{612.67}{5}} = 11.07 \tag{4-67}$$

当 $df_e = 12$,$k = 2、3、4、5$ 时,查表可得临界 SSR 值,并根据公式 $LSR_\alpha = S_{\bar{x}} \cdot SSR_\alpha$,可求得各 k 值最小显著极差值 LSR,所得结果如表 4-24 所示。

由上述结果分析可知:饲料 1 号、3 号和 4 号引起乳牛的产乳量极显著高于饲料 2 号和 5 号;饲料 1 号、3 号和 4 号引起乳牛的产乳量差异未达显著;饲料 2 号和 5 号引起乳牛的产乳量间差异未达显著。

表 4-24 不同处理的 SSR 比较

k	$SSR_{0.05}$	$SSR_{0.01}$	$LSR_{0.05}$	$LSR_{0.01}$
2	3.08	4.32	34.096	47.822
3	3.77	5.04	41.734	55.793
4	4.20	5.50	46.494	60.885
5	4.51	5.84	49.926	64.649

饲料	平均产乳量	差异显著性	
		$\alpha = 0.05$	$\alpha = 0.01$
4 号	406	a	A
3 号	394	a	A
1 号	372	a	A
2 号	308	b	B
5 号	296	b	B

第五章　试验设计中的统计分析方法

在试验设计中,经常运用数理统计的原理与方法,收集、整理、分析、展示数据,解释生物医学现象,探索规律。生物医学所面临的研究对象、研究材料和研究条件复杂多变,影响因素众多,增加了数据的不确定性。因此,以概率论为基础的数理统计方法就成为必备的工具。尽管试验设计中的问题是多种多样的,出发点及数据的来源形式都有不同之处,但是也有共性,因此解决这些问题的统计方法有类似之处。本章主要介绍试验设计中常用的统计分析方法。

第一节　假设检验

一、假设检验的原理与步骤

在数理统计学中,假设检验(Hypothesis Testing)是基于小概率思想的反证法,指在一定的假设条件下,基于样本推断整体的一种方法。假设检验基于小概率反证法。小概率思想是指小概率事件在一次试验中基本上不会发生,反证法思想是指先提出假设,再用适当的统计方法确定假设成立的可能性大小,可能性大则认为假设成立,反之,则不成立。在假设检验中,显著性水平可以定义为:

$$P(X \geqslant \lambda) = \int_{\lambda}^{+\infty} f(x)dx = \alpha \qquad (5\text{-}1)$$

设随机变量 X 的密度函数为 $f(x)$,对于正数 $\alpha(0 < \alpha < 1)$,称满足式(5-1)的数 λ 为 X 所服从分布的临界值,称 α 为显著性水平。

我们常把一个被检验的假设称为原假设,也称为零假设(Null Hypothesis),用 H_0 表示。一般情况下,将不能轻易被否定的假设作为原假设,当原假设被拒绝时而接受的假设称为备择假设(Alternative Hypothesis),用 H_1 表示。它们常常成对出现。当检验统计量取某个区域 C 中的值时,拒绝原假设 H_0,则称区域 C 为拒绝域，拒绝域的边界点即为临界点。当原假设 H_0 为真，观察值却落入拒绝域，而作出了拒绝 H_0 的判断，称作第一类错误，又叫"弃真错误"，这类错误是"以真为假"，记作 α 错误。犯第一类错误的概率是显著性水平。当原假设 H_0 不真，观察值却落入接受域，而作出了接受 H_0 的判断，称作第二类错误，又叫"取伪错误"，这类错误是"以假为真"，记作 β 错误。犯第二类错误的概率记为 $P\{$当 H_0 不真接受 $H_0\}$，当样本容量 n 一定时，若减少犯第一类错误的概率，则犯第二类错误的概率往往增加。只对犯第一类错误的概率加以控制，而不考虑犯第二类错误的概率的检验，称为显著性检验（Significant Test）。在 $H_0:\mu=\mu_0$ 和 $H_1:\mu\neq\mu_0$ 中，备择假设 H_1 表示 μ 可能大于 μ_0，也可能小于 μ_0，形如 $H_0:\mu=\mu_0$；$H_1:\mu\neq\mu_0$ 的假设检验称为双侧假设检验（Bilateral Hypothesis Testing）。形如 $H_0:\mu\leq\mu_0$；$H_1:\mu>\mu_0$ 的假设检验称为右侧检验，形如 $H_0:\mu\geq\mu_0$；$H_1:\mu<\mu_0$ 的假设检验称为左侧检验，右侧检验与左侧检验统称为单侧假设检验（One-tailed Hypothesis Testing）。

假设检验分为 5 个步骤：

（1）根据实际情况提出原假设 H_0 和备择假设 H_1。

（2）给定显著性水平 α 及样本容量 n。

（3）确定检验统计量及拒绝域。

（4）按 $P\{H_0$ 为真，拒绝 $H_0\}=\alpha$，求出拒绝域。

（5）取样，根据样本观察值确定接受还是拒绝 H_0。

二、假设检验的 p 值

p 值检验的思想方法是 Gossett 于 1908 年提出的，至今已经有 100 多年。p 值检验方法是频率学派处理假设检验问题方法的一种，p 值检验思想在数理统计中起着很重要的作用。假设检验就是根据备择假设构造一个拒绝域。而构造拒绝域是利用检验统计量的观察值与此统计量分布的某一分位点所形成的一个关系式决定的。分位点与显著性水平有关，因而显著性水平（控制犯第一类错误的概率）的大小会影响决策者的判断。这里给出的 p 值是在原假设为真的条件下某一统计量的取值以其观察值为最小值或最大值的事件的小概率，或说某一统计量的取值以其观察值为最小值或最大值是一个小概率事件，此小概率就是 p。

对于检验的 p 值，可以这样定义：在一个假设检验问题中，利用观测值能够做出拒绝原假设的最小显著性水平称为 p 值。对于 p 值的理解，一般情况下有这几种认识：

（1）一种在原假设为真的前提下出现观察样本及更极端情况的概率。

（2）拒绝原假设的最小显著性水平。

（3）观察到的（实例的）显著性水平。

（4）表示对原假设的支持程度，是用于确定是否应该拒绝原假设的另一种方法。

（5）在具体做检验时，p 值检验思想的基本方法是：选择一个检验统计量 $T(X)$，在假定原假设为真时根据样本观测值计算此检验统计量的值 $T(X)$ 及概率 $P=P\{T(X)\geqslant T(x)\}$，概率 P 即 p 值，p 值的值域为 $(0,1)$。

记检验统计量 T，其观察值为 t，则对于检验的 3 种形式：

（1）左侧检验 $H_0:\mu\geqslant\mu_0$；$H_1:\mu<\mu_0$，检验的 p 值 $P=P\{T\leqslant t\mid\mu=\mu_0\}$。

（2）右侧检验 $H_0:\mu\leqslant\mu_0$；$H_1:\mu>\mu_0$，检验的 p 值 $P=P\{T\geqslant t\mid\mu=\mu_0\}$。

（3）双侧检验 $H_0:\mu=\mu_0$；$H_1:\mu\neq\mu_0$，检验的 p 值 $P=P\{\mid T\mid\geqslant t\mid\mu=\mu_0\}$。

p 值是拒绝原假设犯的最小的第一类错误，而显著性水平是事先给的犯第一类错误的最大错误，具有主观性。因而运用 p 值进行决策是更为符合实际的。尽管 p 值的计算较为复杂，但随着计算机技术的发展，计算机软件能够很好地计算 p 值，从而为假设检验工作带来很大的方便。

三、均值的假设检验

（一）单样本均值的假设检验

单样本均值的假设检验目的在于检验该样本是否来自某一总体，其落脚点在于检验一个样本所在的总体均值与已知的总体均值是否相同。关于单样本均值的假设检验主要有 z 检验和 t 检验。使用这两种不同检验的不同之处在于总体的方差是否已知：当总体方差已知时，采用 z 检验，未知时，用总体方差的无偏估计样本方差来代替总体方差，此时使用 t 检验。

（1）z 检验。为了更好地说明 z 检验，下面举个例子来说明。

【例 5-1】某地区推广的水稻品种平均每亩产量（800kg）服从正态分布，标准差为 100，即 $\mu_0=800,\sigma=100$。现有一抗病品种在 25 块试验田种植，平均每亩产量为 860kg，那么是否可以认为两个品种的平均亩产有差异？

首先提出原假设和备择假设，$H_0:\mu=\mu_0$；$H_1:\mu\neq\mu_0$。取 $\alpha=0.05$。计算检验统计量为：

$$z = \frac{\bar{x} - \mu_0}{\sigma/\sqrt{n}} = \frac{880 - 800}{100/\sqrt{25}} = 4 \tag{5-2}$$

根据正态分布,已知 $P(|z| \geqslant 1.96) = 0.05$,即 $z_{0.025} = 1.96$,现在 $|z| = 4 > z_{0.025}$,拒绝 H_0,认为这两个品种的平均亩产有差异。这是双侧检验的例子。

那么同样是这个例子,如果问新品种是否比原品种增产,这时候便是单侧检验了。同样提出原假设和备择假设,$H_0 : \mu \leqslant \mu_0$;$H_1 : \mu > \mu_0$。取 $\alpha = 0.05$。计算检验统计量为:

$$z = \frac{\bar{x} - \mu_0}{\sigma/\sqrt{n}} = \frac{880 - 800}{100/\sqrt{25}} = 4 \tag{5-3}$$

已知 $P(z \geqslant 1.64) = 0.05$,即 $z_{0.05} = 1.64$,现在 $z = 4 > z_{0.05}$,拒绝 H_0,认为新品种的产量确实高于原品种。

对于形如 $H_0 : \mu \geqslant \mu_0$;$H_1 : \mu < \mu_0$ 的假设检验问题,也是同样的计算方法。只要计算的 $z < -1.64$,即拒绝 H_0。

严格来讲,z 检验只能用于总体方差已知的正态总体的均值检验,但是在实践当中,很少有正态总体已知的情况。对于总体方差未知的大样本(要求样本容量大于 30),可用样本方差代替总体方差来进行检验。

而试验设计当中经常有百分比的数据,即二项分布的情形,比如存活率、有效率等。利用中心极限定理,只要令 $\mu = p$,$\sigma = \sqrt{p(1-p)}$ 就可以近似 z 检验。

(2)t 检验。在试验设计中,常常由于样本有限,或者成本昂贵,或者伦理道德因素等造成样本容量偏小。对于总体方差未知的小样本数据,再采用 z 检验就会产生较大的偏差。此时应该采用 t 检验。依然采用种植水稻的例子来说明这个检验方法。

【例 5-2】常规种植某水稻品种的千粒质量为 28g,按新的种植方式在 7 个地块上种植,得其千粒质量为 26.8g,28.5g,29.6g,29.8g,28.6g,28.9g,28.4g。问:新旧种植方式对该品种的千粒质量有无影响?

首先提出原假设和备择假设,$H_0 : \mu = \mu_0 = 28$;$H_1 : \mu \neq \mu_0$。取 $\alpha = 0.05$。

计算检验统计量为:

$$\bar{x} = \frac{26.8 + 28.5 + 29.6 + 29.8 + 28.6 + 28.9 + 28.4}{7} = 28.66 \tag{5-4}$$

$$s = \frac{\sqrt{(26.8 - 28.66)^2 + (28.5 - 28.66)^2 + \cdots + (28.4 - 28.66)^2}}{7 - 1} = 0.97 \tag{5-5}$$

$$t = \frac{\bar{x} - \mu_0}{s/\sqrt{n}} = \frac{28.66 - 28}{0.97/\sqrt{7}} = 1.81 \tag{5-6}$$

由于 $t = 1.81 < t_{0.025}(6) = 2.45$,故不能拒绝原假设。即根据目前的试验结果,不能说明新种植方式改变了该品种的千粒质量。

(二)两样本均值的假设检验

两样本均值的假设检验的目的在于检验两个样本所在的总体的均值是否相同。对于这样的问题,可以抽象成这样的假设检验问题。设两总体 $X \sim N(\mu_1, \sigma_1{}^2)$,$Y \sim N(\mu_2, \sigma_2{}^2)$,分别从中抽取样本容量为 n_1 和 n_2 的样本,由样本观测值(x_{11},$x_{12}, \cdots, x_{1n_1}$)和($y_{11}, y_{12}, \cdots, y_{1n_2}$)在给定显著性水平 α 下,检验 $H_0 : \mu_1 = \mu_2$;$H_1 : \mu_1 \neq \mu_2$。对于这个问题,因为试验设计不同,可以分成成组比较和成对比较两种方式来进行检验。

(1)成组比较。成组比较(Group Comparison)指的是当进行两个处理的试验时,将试验单位随机分成两个组,然后对两组随机实施一个处理。在这种设计中,两组的试验单位相互独立,所得的两个样本相互独立,其样本容量也不一定相等。与单样本均值的假设检验一样,两样本均值假设检验也因总体方差 σ_1^2 和 $\sigma_2{}^2$ 是否已知,分为 z 检验和 t 检验。较为常见的是 σ_1^2 和 $\sigma_2{}^2$ 未知且为小样本的情况,此时采用 t 检验。已知 $\bar{x} - \bar{y} \sim N\left(\mu_1 - \mu_2, \frac{\sigma_1^2}{n_1} + \frac{\sigma_2^2}{n_2}\right)$,则 $\sigma_{\bar{x}-\bar{y}}^2 = \sqrt{\frac{\sigma_1^2}{n_1} + \frac{\sigma_2^2}{n_2}}$。

因为 σ_1^2 和 $\sigma_2{}^2$ 未知,在 $\sigma_1{}^2 = \sigma_2{}^2 = \sigma^2$ 时,可用两样本方差的无偏估计$\hat{\sigma}^2$:

$$\hat{\sigma}^2 = \frac{(n_1 - 1)s_x^2 + (n_2 - 1)s_y^2}{n_1 + n_2 - 2} \tag{5-7}$$

则检验统计量为:

$$t = \frac{\bar{x} - \bar{y}}{\sqrt{\frac{(n_1 - 1)s_x^2 + (n_2 - 1)s_y^2}{n_1 + n_2 - 2}\left(\frac{1}{n_1} + \frac{1}{n_2}\right)}} \tag{5-8}$$

当 $|t| > t_{\frac{\alpha}{2}}(n_1 + n_2 - 2)$ 时,拒绝原假设。

【例 5-3】为了研究水稻种植时施某种有机肥对水稻产量的影响,分别进行施有机肥和不施有机肥试验,其产量如表 5-1 所示。

表 5-1　水稻产量

单位:kg

处理	亩产					平均亩产量
施有机肥	824	850	832	845	860	842.2
不施有机肥	800	821	833	802	840	819.2

问:两处理产量之间有无显著差异?

首先提出原假设和备择假设,$H_0: \mu_1 = \mu_2; H_1: \mu_1 \neq \mu_2$。取 $\alpha = 0.05$。计算检验统计量为:

$$t = \frac{\bar{x} - \bar{y}}{\sqrt{\frac{(n_1 - 1)s_x^2 + (n_2 - 1)s_y^2}{n_1 + n_2 - 2}\left(\frac{1}{n_1} + \frac{1}{n_2}\right)}} = 3.17 \tag{5-9}$$

由于 $t = 3.17 > t_{0.025}(8) = 2.31$,故拒绝原假设。即根据目前的试验结果,施有机肥有显著的增产作用。

(2)成对比较。成对比较要求试验单位尽可能一致。如果试验单位变异较大,例如试验动物的年龄、体重相差较大,若采用成对比较就有可能使试验结果受到系统误差的影响而降低试验的准确性与精确性。为了消除试验单位不一致对试验结果的影响,减少系统误差,降低试验误差,提高试验的精度,可采用成对比较。成对比较也叫配对设计,是先根据配对的要求将试验单位两两配对,然后将配成对子的两个试验单位随机分配到两个处理中。配对的方式有自身配对与同源配对两种。

设 $(x_{11}, x_{21}), (x_{12}, x_{22}), \cdots, (x_{1n}, x_{2n})$ 为 n 对观测值,记每对观测值之差为 $d_i = (x_{1i} - x_{2i}), i = 1, 2, \cdots, n$,其平均值为:

$$\bar{d} = \frac{\sum_{i=1}^{n} d_i}{n} \tag{5-10}$$

标准差为:

$$s_d = \sqrt{\frac{\sum_{i=1}^{n}(d_i - \bar{d})^2}{n - 1}} \tag{5-11}$$

差的标准误为:

$$s_{\bar{d}} = (s_d)/\sqrt{n} \tag{5-12}$$

于是面对 $H_0: \mu_d = 0; H_1: \mu_d \neq 0$,选择检验统计量为:

$$t = \frac{\overline{d}}{s_{\overline{d}}} \tag{5-13}$$

当 $|t| > t_{\frac{\alpha}{2}}(n-1)$ 时,拒绝原假设。

【例 5-4】为了鉴定新品种水稻 A 的生产力,以当地优良水稻品种 B 为对照,两两成一对分别种植于相邻的两个地块上,重复 7 次,产量如表 5-2 所示。试检验两个品种产量有无差异。

表 5-2　两种水稻产量

单位:kg

品种	1	2	3	4	5	6	7
A	870	882	870	900	890	870	860
B	850	822	780	810	840	820	810

问:这两种品种产量之间有无差异?

首先提出原假设和备择假设,$H_0 : \mu_d = 0$;$H_1 : \mu_d \neq 0$。取 $\alpha = 0.05$。计算检验统计量为:

$$t = \frac{x_1 - y_1}{s_a} = \frac{\overline{d}}{s_{\overline{d}}} = \frac{58.57}{9.37} = 6.25 \tag{5-14}$$

由于 $t = 6.17 > t_{0.025}(6) = 2.45$,故拒绝原假设。即根据目前的试验结果,新品种与原品种产量存在显著差异。

四、总体均值的区间估计

参数估计(Parameter Estimation)是统计推断的另一个重要内容。所谓参数估计就是用样本的统计量来估计总体的参数。参数估计有点估计和区间估计之分。将样本统计量直接作为相应总体参数的估计值叫做点估计(Point Estimation)。点估计只给出了未知总体参数估计值的大小,没有考虑试验误差的影响,也没有指出估计的可靠程度。区间估计(Interval Estimation)是在一定概率保证下给出总体参数的可能范围。所给出的范围称为置信区间,给出的概率保证称为置信度。

总体均值的区间估计较为常见的是总体的方差未知的小样本情况。此时,选择的统计量为 t 统计量:

$$t = \frac{\overline{x} - \mu_0}{s/\sqrt{n}} \sim t(n-1) \tag{5-15}$$

此时,对于给定的 α 和 t_α 可以根据其自由度 $df = n-1$ 查表获得。当 σ^2 未知时:

$$P\left[\left|\frac{\overline{x}-\mu_0}{\frac{s}{\sqrt{n}}}\right|<t_a(n-1)\right]=1-\alpha \tag{5-16}$$

则 μ 的 $1-\alpha$ 的置信区间为：

$$\overline{x}\pm t_{a/2}(n-1)\frac{s}{\sqrt{n}} \tag{5-17}$$

【例 5-5】设水稻主穗长服从正态分布,现从一稻田随机抽取 18 株,测其主茎平均穗长 10.3cm,标准差为 0.78cm,求 $\alpha=0.05$ 时,该品种主穗长 μ 的置信区间。

经查表知,$t_{0.025}(17)=2.11$,所以该品种的水稻的主穗长总体均值 μ 的置信区间为：

$$\overline{x}\pm t_{a/2}(n-1)\frac{s}{\sqrt{n}}=\left[10.3\pm2.11\times\frac{10.3}{0.78}\right]=[9.91,10.69] \tag{5-18}$$

这表明该品种的水稻的主穗长落入 9.91—10.69cm 的概率为 95%,用 10.3cm 作为该水稻品种的主穗长的估计值,最大估计误差为 0.39cm,可靠性为 95%。

对于二项分布类型的数据,也是利用中心极限定理,采用正态分布进行近似。

【例 5-6】某农场为调查奶牛的乳腺健康程度,对其 500 头奶牛进行了检测,发现有 100 头奶牛患有乳腺炎。求该农场奶牛乳腺炎患病率的 95% 置信区间。

经计算：

$$\hat{p}=\frac{100}{500}=0.2 \tag{5-19}$$

$$s_{\hat{p}}=\sqrt{\frac{\hat{p}(1-\hat{p})}{n}}=\sqrt{\frac{0.2(1-0.2)}{500}}=0.018 \tag{5-20}$$

所以该农场的奶牛乳腺炎患病率的 95% 置信区间为

$$[0.2\pm1.96\times0.018]=[0.165,0.235] \tag{5-21}$$

关于两均值之差的区间估计也区分总体方差是否已知两种情况。成组比较的区间估计,较为常见的也是两总体方差 σ_1^2 和 σ_2^2 未知且为小样本,$\sigma_1^2=\sigma_2^2=\sigma^2$ 的情况。此时：

$$t=\frac{(\overline{x}-\overline{y})-(\mu_1-\mu_2)}{\sqrt{\frac{(n_1-1)s_x^2+(n_2-1)s_y^2}{n_1+n_2-2}\left(\frac{1}{n_1}+\frac{1}{n_2}\right)}}\sim t(n_1+n_2-2) \tag{5-22}$$

则 $\mu_1-\mu_2$ 的置信区间为：

$$(\overline{x}-\overline{y})\pm t(n_1+n_2-2)\sqrt{\frac{(n_1-1)s_x^2+(n_2-1)s_y^2}{n_1+n_2-2}\left(\frac{1}{n_1}+\frac{1}{n_2}\right)} \tag{5-23}$$

置信度为 $1-\alpha$。

成对比较的区间估计，其总体差值 μ_d 的 $1-\alpha$ 的置信区间为：

$$\bar{d} \pm t_{\frac{\alpha}{2}}(n-1)\frac{s_d}{\sqrt{n}} = \bar{d} \pm t_{\frac{\alpha}{2}}(n-1)\sqrt{\frac{\sum_{i=1}^{n}(d_i - \bar{d})^2}{(n-1)n}} \tag{5-24}$$

五、方差的假设检验

前述都是关于正态分布均值的统计推断，在实际应用中，还有关于正态分布方差的统计推断。且均值的统计推断依赖于方差的统计推断，例如，在两样本均值的假设检验中，往往假设两总体方差未知，但是相等。该假设是否真实成立，则需要通过检验才能确定。

(一)单个方差的假设检验

设 $X \sim N(\mu, \sigma^2)$，其中 μ, σ 未知。要检验假设 $H_0: \sigma^2 = \sigma_0^2$。

选择检验统计量：

$$\chi^2 = \frac{(n-1)s^2}{\sigma_0^2} \sim \chi^2(n-1) \tag{5-25}$$

若给定显著性水平 α，即可通过查表获得临界值的上下限，满足：

$$P(\chi_{1-\frac{\alpha}{2}}^2 \leqslant \chi^2 \leqslant \chi_{\frac{\alpha}{2}}^2) = 1-\alpha \tag{5-26}$$

若样本观测值计算的检验统计量 $\chi^2 \geqslant \chi_{\frac{\alpha}{2}}^2$ 或者 $\chi^2 \leqslant \chi_{1-\frac{\alpha}{2}}^2$，则做出拒绝原假设的判断。

(二)两个方差的假设检验

设 $X \sim N(\mu_1, \sigma_1^2)$，$Y \sim N(\mu_2, \sigma_2^2)$，总体参数均未知，分别从中抽取样本容量为 n_1 和 n_2 的样本，由样本观测值 $(x_{11}, x_{12}, \cdots, x_{1n_1})$ 和 $(y_{11}, y_{12}, \cdots, y_{1n_2})$ 在给定显著性水平 α 下，检验 $H_0: \sigma_1^2 = \sigma_2^2$。

选择检验统计量：

$$F = \frac{s_1^2}{s_2^2} \sim F(n_1-1, n_2-1) \tag{5-27}$$

若给定显著性水平 α，即可通过查表获得临界值的上下限，满足：

$$P(F \geqslant F_{\frac{\alpha}{2}}) = \frac{\alpha}{2} \tag{5-28}$$

$$P(F \leqslant F_{1-\frac{\alpha}{2}}) = \frac{\alpha}{2} \tag{5-29}$$

若样本观测值计算的检验统计量 $F \geqslant F_{\frac{\alpha}{2}}(n_1-1, n_2-1)$，或者 $F \leqslant F_{1-\frac{\alpha}{2}}$ (n_1-1, n_2-1)，则在显著性水平 α 下拒绝原假设。

(三)多个方差的假设检验

假定有 3 个或 3 个以上的样本，每一个样本即得一个方差估计，则由 χ^2 检验可检验各样本方差是否来自相同的总体的假设，该检验称为方差的同质性检验。该方法由 Bartlett 提出，又称为 Bartlett 检验。

对样本容量分别为 n_i 的 k 个样本：$x_{i1}, x_{i2}, \cdots, x_{in_i}, i=1,2,\cdots,k$，有 k 个独立的方差估计值：$s_1^2, s_2^2, \cdots, s_k^2$，各自的自由度为 $df_1, df_2, \cdots, df_k$，则合并的方差为：

$$s_p^2 = \frac{1}{\sum df} \sum df s^2 \tag{5-30}$$

$$\sum df = df_1 + df_2 + \cdots + df_k \tag{5-31}$$

检验多总体方差是否一致的 Bartlett 检验方法的步骤如下。

(1)建立原假设：$H_0: \sigma_1^2 = \sigma_2^2 = \cdots = \sigma_k^2$；$H_1: \sigma_1^2, \sigma_2^2, \cdots, \sigma_k^2$ 不全相等。

(2)计算统计量：

$$\chi^2 = \frac{\sum df_i \ln s_p^2 - \sum df_i \ln s_i^2}{C} \tag{5-32}$$

其中，$df_i = n_i - 1$，C 为矫正数。

$$C = 1 + \frac{\sum \dfrac{1}{df_i} - \dfrac{1}{\sum df_i}}{3(k-1)} \tag{5-33}$$

给定显著性水平 α，若 $\chi^2 > \chi_\alpha^2(k-1)$，则拒绝原假设，表明这些样本所属的总体的方差不是同质的。

虽然 Bartlett 方法也可用来检验多总体方差差异的显著性，但是有一定的限制。只要总体方差有显著差别或者总体分布的偏斜程度有所不同，Bartlett 检验的结果都可能显著。在研究总体离散程度时，例如比较若干组测定值的精密度或者研究一些样本的波动大小时，必须事先对它们的分布类型是否一致进行检验。只有当分布比较检验结果不显著时，才能采用 Bartlett 检验对总体的离散程度作进一步比较。

第二节　方差分析

　　t 检验法能用来进行两个处理平均数的假设检验。但在试验设计中经常会遇到比较多个处理优劣的问题,即需要进行多个处理均值的假设检验。这时,若仍采用 t 检验法就不合适了,主要有以下 3 点原因。

　　(1)检验工作量大。例如,某试验包含 5 个处理,采用 t 检验法要进行 $C_5^2 = 10$ 次检验;若有 k 个处理,则要进行 $k(k-1)/2$ 次检验。

　　(2)无统一的试验误差,误差估计的精确性和检验的灵敏性低。对同一试验的多个处理进行假设检验时,应该有一个统一的试验误差的估计值。若用 t 检验法作两两处理假设检验,由于每次比较需计算一个均数差数标准误 $s_{\bar{x}_1 - \bar{x}_2}$,故使得各次检验误差的估计不统一,同时没有充分利用试验资料所提供的全部信息而使误差估计的精确度降低,从而降低检验的灵敏性。例如,试验有 5 个处理,每个处理重复 6 次,共有 30 个观测值。进行 t 检验时,每次只能利用两个处理的共 12 个观测值估计试验误差,误差自由度为 $2 \times (6-1) = 10$;若利用整个试验的 30 个观测值估计试验误差,显然估计的精确度高,且误差自由度为 $5 \times (6-1) = 25$ 。由此可见,在用 t 检验法进行检验时,由于估计误差的精确度低,误差自由度小,使检验的灵敏性降低,容易掩盖差异的显著性。

　　(3)推断的可靠性低,检验的第一类错误率大。即使利用试验资料所提供的全部信息估计试验误差,由于 t 检验法进行多个处理均值的假设检验,没有考虑相互比较的两个平均数的秩次问题,因而会增大犯第一类错误的概率,降低推断的可靠性。

　　由于上述原因,多个处理均值的假设检验不宜用 t 检验法,须采用方差分析法。

　　方差分析(Analysis of Variance)是由英国统计学家 R. A. Fisher 于 1923 年提出的。这种方法是将 k 个处理的观测值作为一个整体看待,把观测值总变异的平方和及其自由度分解为相应于不同变异来源的平方和及其自由度,进而获得不同变异来源总体方差的估计值。通过计算这些总体方差的估计值的适当比值,就能检验各样本所属总体平均数是否相同。方差分析实质上是关于观测值变异原因的数量分析,它在科学研究中应用十分广泛。在介绍方差分析之前,先介绍几个常用术语。

(1)试验指标(Experimental Index)。用来衡量试验结果的好坏或处理效应的高低、在试验中具体测定的性状或观测的项目称为试验指标。由于试验目的不同,选择的试验指标也不同。在动物试验中常用的试验指标有日增重、产仔数、产奶量、产蛋率、瘦肉率、某些生理生化和体型指标(如血糖含量、体高、体重)等。

(2)试验因素(Experimental Factor)。在试验中所研究的影响试验指标的因素叫试验因素。例如,研究如何提高猪的日增重时,猪的品种、饲料的配方、饲养方式、环境温湿度等都对日增重有影响,均可作为试验因素来考虑。当试验中考察的因素只有一个时,称为单因素试验;若同时研究两个或两个以上的因素对试验指标的影响,则称为两因素或多因素试验。试验因素常用大写字母 A,B,C,…表示。

(3)因素水平(Level of Factor)。试验因素所处的某种特定状态或数量等级称为因素水平,简称水平。例如,比较 3 个品种的奶牛产奶量的高低,这 3 个品种就是奶牛品种这个试验因素的 3 个水平;研究某种饲料里面的 4 种不同能量水平对肥育猪瘦肉率的影响,这 4 种特定的能量水平就是饲料能量这一试验因素的 4 个水平。因素水平用代表该因素的字母加添下标 $1,2,\cdots$ 来表示。例如 $A_1,A_2\cdots$; $B_1,B_2\cdots$ 等。

(4)试验处理(Experimental Treatment)。事先设计好的实施在试验单位上的具体项目叫试验处理,简称处理。在单因素试验中,实施在试验单位上的具体项目就是该试验因素的某一水平。例如,进行饲料比较试验,实施在试验单位(某种畜禽)上的具体项目就是饲喂某一种饲料。所以进行单因素试验时,试验因素的一个水平就是一个处理。在多因素试验中,实施在试验单位上的具体项目是各因素的某一水平组合。例如,进行 3 个品种和 3 种饲料对猪日增重影响的两因素试验,共有 $3\times3=9$ 个水平组合,实施在试验单位(试验猪)上的具体项目就是某品种与某种饲料的组合。所以,在多因素试验时,试验因素的一个水平组合就是一个处理。

(5)试验单位(Experimental Unit)。在试验中能接受不同试验处理的独立的试验载体叫试验单位。在动物试验中,一只家禽、一头家畜、一只小白鼠,即一个动物;或几只家禽、几头家畜、几只小白鼠,即一组动物都可作为试验单位。试验单位往往也是观测数据的单位。

(6)重复(Repetition)。在试验中,将一个处理实施在两个或两个以上的试验单位上,称为处理有重复。一个处理实施的试验单位数称为处理的重复数。例如,用某种饲料喂 4 头猪（以 1 头猪作为 1 个试验单位），就说这个处理（饲料）有 4 次重复。

一、方差分析的线性模型与基本假定

方差分析有很多类型，无论简单与否，其基本原理与步骤都是相同的。本节结合单因素试验资料的方差分析介绍方差分析的基本原理与步骤。

假设某因素试验有 k 个处理，每个处理有 n 次重复，共有 nk 个观测值。这类试验资料的数据模式如表 5-3 所示。

表 5-3　k 个处理，每个处理有 n 个观测值的数据模式

处　　理							观测值 x_{ij}		合计 $x_i.$	平均 $\bar{x}_i.$
A_1	x_{11}	x_{12}	…	x_{1j}	…	x_{1n}			$x_1.$	$\bar{x}_1.$
A_2	x_{21}	x_{22}	…	x_{2j}	…	x_{2n}			$x_2.$	$\bar{x}_2.$
⋮	⋮	⋮	…	⋮	…	⋮			⋮	⋮
A_i	x_{i1}	x_{i2}	…	x_{ij}	…	x_{in}			$x_i.$	$\bar{x}_i.$
⋮	⋮	⋮	…	⋮	…	⋮			⋮	⋮
A_k	x_{k1}	x_{k2}	…	x_{kj}	…	x_{kn}			$x_k.$	$\bar{x}_k.$
合计									$x..$	$\bar{x}..$

表 5-3 中，x_{ij} 为第 i 个处理的第 j 个观测值（$i=1,2,\cdots,k$；$j=1,2,\cdots,n$）。

$x_i. = \sum\limits_{j=1}^{n} x_{ij}$ 为第 i 个处理 n 个观测值之和。

$x.. = \sum\limits_{i=1}^{k} \sum\limits_{j=1}^{n} x_{ij} = \sum\limits_{i=1}^{k} x_i$ 为全部观测值的总和。

$\bar{x}_i. = \sum\limits_{j=1}^{n} x_{ij}/n = x_i./n$ 为第 i 个处理的平均数。

$\bar{x}.. = \sum\limits_{i=1}^{k} \sum\limits_{j=1}^{n} x_{ij}/kn = x../kn$ 为全部观测值的总平均数。

x_{ij} 可以分解为：

$$x_{ij} = \mu_i + \varepsilon_{ij} \tag{5-34}$$

μ_i 为第 i 个处理观测值总体平均数。令：

$$\mu = \frac{1}{k} \sum\limits_{i=1}^{k} \mu_i \tag{5-35}$$

$$\alpha_i = \mu_i - \mu \tag{5-36}$$

则有：

$$x_{ij} = \mu_i + \alpha_i + \varepsilon_{ij} \tag{5-37}$$

其中，μ 为试验全部观测值总体平均数，α_i 为第 i 个处理效应，表示处理 i 对试验结果产生的影响。显然有：

$$\sum_{i=1}^{k} \alpha_i = 0 \tag{5-38}$$

ε_{ij} 是试验误差，相互独立且服从 $N(0,\sigma^2)$。式(5-37)叫作单因素试验的线性模型(Linear Model)，亦称单因素试验的数学模型(Mathematical Model)。在这个模型中，x_{ij} 表示为试验全部观测值总体平均数 μ_i、处理效应 α_i、试验误差 ε_{ij} 之和。由 ε_{ij} 相互独立且服从 $N(0,\sigma^2)$，可导出各处理 $A_i(i=1,2,\cdots,k)$ 处理观测值总体亦应具有正态性，即服从 $N(\mu_i,\sigma^2)$。尽管各处理观测值总体的平均数 μ_i 可以不同或相同，但方差 σ^2 必须相同。所以，单因素试验的数学模型可归纳为：效应的可加性(Additivity of Effects)、分布的正态性(Normality of Distribution)、方差的同质性(Homogeneity of Variances)。这也是进行其他类型方差分析的前提或基本假定。

若将表 5-3 中的观测值 $x_{ij}(i=1,2,\cdots,k;j=1,2,\cdots,n)$ 的数据结构（模型）用样本统计数来表示，则：

$$x_{ij} = \bar{x}.. + (\bar{x}_{i.} - \bar{x}..) + (x_{ij} - \bar{x}_{i.}) = \bar{x}.. + t_i + e_{ij} \tag{5-39}$$

与式(5-37)比较可知，$\bar{x}..$，$(x_{i.} - \bar{x}..) = t_i$，$x_{ij} - \bar{x}_{i.} = e_{ij}$ 分别是 μ，$(\mu_i - \mu) = \alpha_i$，$(x_{ij} - \mu_i) = \varepsilon_{ij}$ 的估计值。

由式(5-37)、(5-39)可知：每个观测值都包含处理效应（$\mu_i - \mu$ 或 $x_{i.} - \bar{x}..$）与误差（$x_{ij} - \mu_i$ 或 $x_{ij} - \bar{x}_{i.}$），故 kn 个观测值的总变异可分解为处理间的变异和处理内的变异两部分。

二、平方和与自由度的分解

前已述及，均方与标准差都可以用来度量样本的变异程度。因为均方在统计分析上有许多优点，而且不用开方，所以在方差分析中用均方来度量资料的变异程度。表 5-3 中全部观测值的总变异可以用总均方来度量。将总变异分解为处理间变异和处理内变异，就是要将总均方分解为处理间均方和处理内均方。这种分解是通过将总均方的分子（称为总离均差平方和，简称为总平方和）分解为处理间平方和与处理内平方和两部分,将总均方的分母(称为总自由度)分解为处理间自由度与处理内自由度两部分来实现的。

(一)总平方和的分解

在表 5-3 中,反映全部观测值总变异的总平方和是各观测值 x_{ij} 与总平均数 $\overline{x}..$ 的离均差平方和,记为 SS_T,即:

$$SS_T = \sum_{i=1}^{k} \sum_{j=1}^{n} (x_{ij} - \overline{x}..)^2 \qquad (5\text{-}40)$$

因为:

$$\sum_{i=1}^{k} \sum_{j=1}^{n} (x_{ij} - \overline{x}..)^2$$

$$= \sum_{i=1}^{k} \sum_{j=1}^{n} \left[(x_{i.} - \overline{x}..) + (x_{ij} - \overline{x}_{i.}) \right]^2$$

$$= \sum_{i=1}^{k} \sum_{j=1}^{n} \left[(x_{i.} - \overline{x}..)^2 + 2(x_{i.} - \overline{x}..) \right. \qquad (5\text{-}41)$$

$$\left. \times (x_{ij} - \overline{x}_{i.}) + (x_{ij} - \overline{x}_{i.})^2 \right]$$

$$= n \sum_{i=1}^{k} (x_{i.} - \overline{x}..)^2 + 2 \sum_{i=1}^{k} \left[(x_{i.} - \overline{x}..) \right.$$

$$\left. \times \sum_{j=1}^{n} (x_{ij} - \overline{x}_{i.}) \right] + \sum_{i=1}^{k} \sum_{j=1}^{n} (x_{ij} - \overline{x}_{i.})^2$$

其中,$\sum_{j=1}^{n} (x_{ij} - \overline{x}_{i.}) = 0$,所以:

$$\sum_{i=1}^{k} \sum_{j=1}^{n} (x_{ij} - \overline{x}..)^2 = n \sum_{i=1}^{k} (\overline{x}_{i.} - \overline{x}..)^2 + \sum_{i=1}^{k} \sum_{j=1}^{n} (x_{ij} - \overline{x}_{i.})^2 \qquad (5\text{-}42)$$

式(5-42)中,$n \sum_{i=1}^{k} (\overline{x}_{i.} - \overline{x}..)^2$ 为各处理平均数 $\overline{x}_{i.}$ 与总平均数 $\overline{x}..$ 的离均差平方和与重复数 n 的乘积,反映了重复 n 次的处理间变异,称为处理间平方和,记为 SS_t,即:

$$SS_t = n \sum_{i=1}^{k} (\overline{x}_{i.} - \overline{x}..)^2 \qquad (5\text{-}43)$$

式(5-42)中,$\sum_{i=1}^{k} \sum_{j=1}^{n} (x_{ij} - \overline{x}_{i.})^2$ 为各处理内离均差平方和之和,反映了各处理内的变异即误差,称为处理内平方和或误差平方和,记为 SS_e,即:

$$SS_e = \sum_{i=1}^{k} \sum_{j=1}^{n} (x_{ij} - \bar{x}_{i.})^2 \qquad (5\text{-}44)$$

于是有：

$$SS_T = SS_t + SS_e \qquad (5\text{-}45)$$

式(5-45)是单因素试验结果总平方和、处理间平方和、处理内平方和的关系式。这个关系式中平方和的简便计算公式如下：

$$SS_T = \sum_{i=1}^{k} \sum_{j=1}^{n} x_{ij}^2 - C \qquad (5\text{-}46)$$

$$SS_t = \frac{1}{n} \sum_{i=1}^{k} x_{i.}^2 - C \qquad (5\text{-}47)$$

$$SS_e = SS_T - SS_t \qquad (5\text{-}48)$$

其中，$C = x_{..}/kn$ 称为矫正数。

(二)总自由度的分解

在计算总平方和时，资料中的各个观测值要受 $\sum_{i=1}^{k} \sum_{j=1}^{n} (x_{ij} - \bar{x}..) = 0$ 这一条件的约束，故自由度等于资料中观测值的总个数减 1，即 $kn-1$。总自由度记为 df_T，于是 $df_T = kn-1$。

在计算处理间平方和时，各处理平均数 $\bar{x}_{i.}$ 要受 $\sum_{i=1}^{k} (\bar{x}_{i.} - \bar{x}..) = 0$ 这一条件的约束，故处理间自由度为处理数减 1，即 $k-1$。处理间自由度记为 df_t，于是 $df_t = k-1$。

在计算处理内平方和时，要受 k 个条件的约束，即 $\sum_{j=1}^{n} (x_{ij} - \bar{x}_{i.}) = 0 (i=1,2,\cdots,k)$。故处理内自由度为资料中观测值的总个数减 k，即 $kn-k$。处理内自由度记为 df_e，于是有：

$$df_e = kn - k = k(n-1) \qquad (5\text{-}49)$$

因为：

$$nk - 1 = (k-1) + (nk-k) = (k-1) + k(n-1) \qquad (5\text{-}50)$$

所以：

$$df_T = df_t + df_e \qquad (5\text{-}51)$$

综合以上各式得：

$$df_T = kn-1, df_t = k-1, df_e = df_T - df_t \qquad (5\text{-}52)$$

总平方和、处理间平方和、处理内平方和除以各自的自由度便得到总均方、处理间均方和处理内均方，分别记为 MS_T（或 s_T^2）、MS_t（或 s_t^2）、MS_e（或 s_e^2），即：

$$MS_T = s_T^2 = \frac{SS_T}{df_T}, MS_t = s_t^2 = \frac{SS_t}{df_t}, MS_e = s_e^2 = \frac{SS_e}{df_e} \tag{5-53}$$

注意，总均方一般不等于处理间均方加处理内均方。

【例 5-7】某家畜研究所为了比较 4 种配合饲料对猪的饲喂效果，选取 20 头条件基本相同的猪，随机分成 4 组，每组投喂不同的饲料，经一定时间试验以后，各组猪的增重结果如表 5-4 所示。

表 5-4　饲喂不同饲料的猪的增重结果

单位：kg

饲料	增重 x_{ij}					合计 $x_{i.}$	平均 $\bar{x}_{i.}$
A_1	39.9	36.9	42.8	37.4	39.9	196.9	39.38
A_2	34.8	34.7	37.8	36.9	34.2	178.4	35.68
A_3	32.1	32.6	35.3	33.9	33.8	167.7	33.54
A_4	37.0	39.8	40.0	33.5	36.5	186.8	37.36
合计						$x_{..}$ 729.8	

这是一个单因素试验，处理数 $k=4$，重复数 $n=5$。各项平方和及其自由度计算如下。

矫正数：

$$C = \frac{x_{..}^2}{nk} = \frac{729.8^2}{4 \times 5} = 26630.402 \tag{5-54}$$

总平方和：

$$\begin{aligned} SS_T &= \sum\sum x_{ij}^2 - C = 39.9^2 + 36.9^2 + \cdots + 36.5^2 - C \\ &= 26789.9 - 26630.402 \\ &= 159.498 \end{aligned} \tag{5-55}$$

处理间平方和：

$$SS_t = \frac{1}{n}\sum x_{i.}^2 - C = 26722.74 - 26630.402 = 92.338 \tag{5-56}$$

处理内平方和：

$$SS_e = SS_T - SS_t = 159.498 - 92.338 = 67.16 \tag{5-57}$$

总自由度：

$$df_T = kn - 1 = 4 \times 5 - 1 = 19 \qquad (5\text{-}58)$$

处理间自由度：

$$df_t = k - 1 = 4 - 1 = 3 \qquad (5\text{-}59)$$

处理内自由度：

$$df_e = df_T - df_t = 19 - 3 = 16 \qquad (5\text{-}60)$$

用 SS_t、SS_e 分别除以 df_t 和 df_e 便得到处理间均方 MS_t 及处理内均方 MS_e。

$$MS_t = \frac{SS_T}{df_t} = \frac{92.338}{3} = 30.78 \qquad (5\text{-}61)$$

$$MS_e = \frac{SS_e}{df_e} = \frac{67.16}{16} = 4.1975 \qquad (5\text{-}62)$$

因为方差分析中不涉及总均方的数值，所以不必计算。

三、期望均方

如前所述，方差分析的一个基本假定是要求各处理观测值总体方差相等，即 $\sigma_1^2 = \sigma_2^2 = \cdots = \sigma_k^2 = \sigma^2 (i=1,2,\cdots,k)$ 表示第 i 个处理观测值总体方差。如果所分析的资料满足这个方差同质性的要求，那么各处理的均方 $s_1^2, s_2^2, \cdots, s_k^2$ 都是 σ^2 的无偏估计 (Unbiased Estimate)。$s_i^2 (i=1,2,\cdots,k)$ 是由试验资料中第 i 个处理的 n 个观测值算得的均方。

各 s_i^2 的合并均方 s_e^2 也是 σ^2 的无偏估计值，且估计的精确度更高。很容易推证处理内均方 MS_e 就是各 s_i^2 的合并。

$$
\begin{aligned}
MS_e &= \frac{SS_e}{df_e} \\
&= \frac{\sum\sum(x_{ij} - \bar{x}_{i.})^2}{k(n-1)} \\
&= \frac{\sum SS_i}{k(n-1)} \\
&= \frac{SS_1 + SS_2 + \cdots + SS_k}{df_1 + df_2 + \cdots + df_k} \\
&= \frac{df_1 s_1^2 + df_2 s_2^2 + \cdots + df_k s_k^2}{df_1 + df_2 + \cdots + df_k} = s_e^2
\end{aligned}
\qquad (5\text{-}63)
$$

其中，SS_i、$df_i (i=1,2,\cdots,k)$ 分别表示由试验资料中第 i 个处理的 n 个观测值算得的平方和与自由度。这就是说，处理内均方 MS_e 是误差方差 σ^2 的无偏估计值。

试验中各处理观测值所属总体的差异体现在处理效应 α_i 的差异上。把 $\dfrac{\sum \alpha_i^2}{(k-1)} = \sum \dfrac{(\mu_i - \mu)^2}{k-1}$ 称为效应方差，它反映了各处理观测值总体平均数 μ_i 的变异程度，记为 σ_α^2，则有：

$$\sigma_\alpha^2 = \frac{\sum \alpha_i^2}{(k-1)} \tag{5-64}$$

因为各 μ_i 未知，所以无法求得处理效应 α_i 的确切值，只能用 $\bar{x}_{i.} - \bar{x}_{..}$ 估计 α_i。然而，$\dfrac{\sum (\bar{x}_{i.} - \bar{x}_{..})^2}{(k-1)}$ 并非 σ_α^2 的无偏估计值。这是因为 $\bar{x}_{i.} - \bar{x}_{..}$ 实际上包含了两方面的内容：一是处理效应 α_i；二是抽样误差。统计学已证明，$\dfrac{\sum (\bar{x}_{i.} - \bar{x}_{..})^2}{(k-1)}$ 是 $\dfrac{\sigma_\alpha^2 + \sigma^2}{n}$ 的无偏估计值。

因为 MS_e 是 σ^2 的无偏估计值，MS_t 是 $\dfrac{\sigma_\alpha^2 + \sigma^2}{n}$ 的无偏估计值，所以 σ^2 为 MS_e 的数学期望（Mathematical Expectation），$\dfrac{\sigma_\alpha^2 + \sigma^2}{n}$ 为 MS_t 的数学期望。因为它们是均方的期望值（Expected Value），故又称期望均方，简记为 EMS（Expected Mean Squares）。

当处理效应方差 $\sigma_\alpha^2 = 0$，亦即各处理观测值总体平均数 $\mu_i (i=1, 2, \cdots, k)$ 相同时，处理间均方 MS_t 与处理内均方一样，也是误差方差 σ^2 的估计值。方差分析就是通过处理间均方 MS_t 与处理内均方 MS_e 的比较来推断 σ_α^2 是否为零，即 μ_i 是否相同。

四、处理均值间的多重比较

当 F 值显著，否定了无效假设 H_0，表明试验的总变异主要来源于处理间的变异，试验中各处理平均数间存在显著差异，但并不意味着任意两个处理平均数间的差异都显著，也不能具体说明哪些处理平均数间有显著差异，哪些差异不显著，但至少有两个平均数之间有显著差异。因此，还应进一步对各处理平均数 μ_i 两两之间的差异进行显著性检验，以判断处理平均数间的差异显著性。把多个平均数两两间的相互比较称为多重比较（Multiple Comparison）。

多重比较的方法很多，常用的方法有 Fisher 最小显著差数法、Turkey 固定极差法、Dunnet 最小显著差数法和 Duncan 新复极差法，现分别介绍如下。

(一)Fisher 最小显著差数法

Fisher 最小显著差数法(Least Significance Difference,LSD)的基本做法是:在 F 检验显著的前提下,先计算显著水平为 α 的最小显著差数 LSD_α,然后将任意两个处理平均数的差数的绝对值 $|\bar{y}_{i\cdot} - \bar{y}_{j\cdot}|$ 与其比较。若 $|\bar{y}_{i\cdot} - \bar{y}_{j\cdot}| \geqslant LSD_\alpha$,则 $\bar{y}_{i\cdot}$ 与 $\bar{y}_{j\cdot}$ 在 α 水平上差异显著;反之,则在 α 水平上差异不显著。最小显著差数的计算方式为:

$$LSD_\alpha = t_\alpha(DF_e)S_{\bar{y}_{i\cdot} - \bar{y}_{j\cdot}} \tag{5-65}$$

式中,$t_\alpha(DF_e)$ 为在 F 检验中误差自由度 DF_e 下,显著水平为 α 的临界 t 值;$S_{\bar{y}_{i\cdot} - \bar{y}_{j\cdot}}$ 为均数差数的标准误为:

$$S_{\bar{y}_{i\cdot} - \bar{y}_{j\cdot}} = \frac{\sqrt{2MS_e}}{n} \tag{5-66}$$

式中,MS_e 为在 F 检验中的误差均方;n 为各处理的重复数。

当显著水平 $\alpha = 0.05$ 时,从附表 t 临界值表中查出 $t_\alpha(DF_e)$ 的值,代入式(5-65)得:

$$LSD_{0.05} = t_{0.05}(DF_e)S_{\bar{y}_{i\cdot} - \bar{y}_{j\cdot}} \tag{5-67}$$

利用 LSD 法进行多重比较时,可按如下步骤进行:

①列出平均数的多重比较表,比较表中各处理按其平均数从大到小、自上而下排列。

②计算最小显著差数 LSD_α。

③将平均数多重比较表中两两平均数的差数与 LSD_α 比较,作出统计推断。

对于例 5-7,4 种饲料猪的平均增重的多重比较如表 5-5 所示。

表 5-5 4 种饲料猪的平均增重多重比较(LSD 法)

处理	平均数 $\bar{y}_{i\cdot}$	$\bar{y}_{i\cdot} - 33.54$	$\bar{y}_{i\cdot} - 35.68$	$\bar{y}_{i\cdot} - 37.36$
A_1	39.38	5.84**	3.70*	2.02
A_4	37.36	3.82**	1.68	
A_2	35.68	2.14		
A_3	33.54			

因为 $S_{\bar{y}_{i\cdot} - \bar{y}_{j\cdot}} = \sqrt{\dfrac{2MS_e}{n}} = \sqrt{\dfrac{2 \times 4.1975}{5}} = 1.30$,查 t 值表得 $t_{0.05}(DF_e) = t_{0.05}$

$(16) = 2.120, t_{0.01}(DF_e) = t_{0.01}(16) = 2.921$，所以显著水平 $\alpha = 0.05$ 与 $\alpha = 0.01$ 的最小显著差数为：

$$LSD_{0.05} = t_{0.05}(DF_e)S_{\bar{y}_{i.}-\bar{y}_{j.}} = 2.120 \times 1.30 = 2.756 \qquad (5\text{-}68)$$

$$LSD_{0.01} = t_{0.01}(DF_e)S_{\bar{y}_{i.}-\bar{y}_{j.}} = 2.921 \times 1.30 = 3.7973 \qquad (5\text{-}69)$$

将表 5-5 中的 6 个差数与 $LSD_{0.05} = 2.756, LSD_{0.01} = 3.7973$ 比较，小于 $LSD_{0.05}$ 者不显著；介于 $LSD_{0.05}$ 与 $LSD_{0.01}$ 之间者为显著，在差数的右上方标记" $*$ "；大于 $LSD_{0.01}$ 者为极显著，在差数的右上方标记" $**$ "。检验结果除 A_2 饲料猪与 A_3 饲料猪的平均增重的差 2.14、A_4 饲料猪与 A_2 饲料猪的平均增重的差 1.68、A_1 饲料猪与 A_4 饲料猪的平均增重的差 2.02 不显著外，其余两两品种的平均增重都有显著差异。由表 5-5 知，A_1 饲料猪的平均增重最高，A_3 饲料猪的平均增重最低；A_1 饲料猪平均增重显著高于 A_2、A_3 饲料猪的平均增重，但与 A_4 饲料猪无显著差异；A_4 饲料猪的平均增重显著高于 A_3 饲料猪，但与 A_2 饲料猪无显著差异。

（二）Tukey 固定极差法

Tukey(1949) 给出了各平均数之间进行多重比较的方法，又称 Tukey 固定极差法。其基本做法与 LSD 法类似，在 F 检验显著的前提下，先计算显著水平为 α 的最小显著差数 TFR_{α}，然后将任意两个处理平均数的差数的绝对值 $|\bar{y}_{i.} - \bar{y}_{j.}|$ 与其比较。若 $|\bar{y}_{i.} - \bar{y}_{j.}| \geqslant T_{\alpha}$，则 $\bar{y}_{i.}$ 与 $\bar{y}_{j.}$ 在 α 水平上差异显著；反之，则在 α 水平上差异不显著。最小显著差数为：

$$TFR_{\alpha} = q_{\alpha}(k, DF_e)S_{\bar{y}} \qquad (5\text{-}70)$$

式中，$q_{\alpha}(k, DF_e)$ 为显著水平为 α，具有 k、DF_e 个自由度的极差统计数的临界 q 值，k 为处理数（比较的平均数个数），DF_e 为 F 检验中误差自由度，$S_{\bar{y}}$ 为平均数的标准误为：

$$S_{\bar{y}} = \sqrt{\frac{MS_e}{n}} \qquad (5\text{-}71)$$

式中，MS_e 为 F 检验中的误差均方；n 为各处理的重复数。

利用 Tukey 法进行多重比较时，其步骤与 LSD 法类似，我们对例 5-7 用 Tukey 法进行多重比较。在例 5-7 中，因为 $k = 4, n = 5, DF_e = 16, MS_e = 4.1975$，取显著水平 $\alpha = 0.05$，查表得 $q_{0.05}(4, 16) = 4.05$，$S_{\bar{y}} = \sqrt{\dfrac{MS_e}{n}} = \sqrt{\dfrac{4.1975}{5}} = 0.92$，所以最小显著差数为：

$$TFR_a = q_a(k, DF_e)S_{\bar{y}} = 4.05 \times 0.92 = 3.726 \tag{5-72}$$

比较结果如表 5-6 所示。由表 5-6 可以看出，A_1 饲料猪的平均增重与 A_2、A_3 饲料猪之间有显著差异，其他品种饲料猪之间无明显差异。

表 5-6　4 种饲料猪的平均增重多重比较（Tukey 法）

处理	平均数 $\bar{y}_{i\cdot}$	$\bar{y}_{i\cdot} - 33.54$	$\bar{y}_{i\cdot} - 35.68$	$\bar{y}_{i\cdot} - 37.36$
A_1	39.38	5.84*	3.70	2.02
A_4	37.36	3.82*	1.68	
A_2	35.68	2.14		
A_3	33.54			

(三) Dunnett 最小显著差数法

在很多试验中，因素各水平间的地位不是完全平等的，往往以其中一个水平作为比较其余水平效应好坏的标准。如例 5-7 中的 A_1 是国外引进的品牌饲料，其他 3 种饲料是我国自行研发的，试验者关心的是国产的 3 种饲料与国外引进的饲料比较。第 1 种饲料就成了试验中用来比较好坏的标准。在农业品种试验、食品试验、药物试验和工业的工艺流程试验中，一般都设有标准水平。这样一类试验称为设有标准水平（对照）的比较试验。

Dunnett(1964) 给出了各平均数与对照进行多重比较的方法，称之为 Dunnett 最小显著差数法。其基本做法与上述两法类似，在 F 检验显著的前提下，先计算显著水平为 α 的最小显著差数 $DLSD_a$，然后将每个水平（处理）平均数 $\bar{y}_{i\cdot}$ 与对照处理平均数 $\bar{y}_{j\cdot}$ 之差的绝对值 $|\bar{y}_{i\cdot} - \bar{y}_{j\cdot}|$ 与其比较。若 $|\bar{y}_{i\cdot} - \bar{y}_{j\cdot}| \geqslant DLSD_a$，则 $\bar{y}_{i\cdot}$ 与 $\bar{y}_{j\cdot}$ 在 α 水平上差异显著；反之，则在 α 水平上差异不显著。最小显著差数为：

$$DLSD_a = Dt_a(k-1, DF_e)S_{\bar{y}_{i\cdot} - \bar{y}_{j\cdot}} \tag{5-73}$$

当给定显著水平为 $\alpha = 0.05$ 或 $\alpha = 0.01$ 时，查附表中的临界值表 $Dt_a(k-1, DF_e)$ 即可，其中 $k-1$、DF_e 是该表的两个自由度。k 为处理（水平）总个数，DF_e 为 F 检验中误差自由度，$S_{\bar{y}_{i\cdot} - \bar{y}_{j\cdot}}$ 为均数差数的标准误为：

$$S_{\bar{y}_{i\cdot} - \bar{y}_{j\cdot}} = \sqrt{\frac{2MS_e}{n}} \tag{5-74}$$

式中，MS_e 为 F 检验中的误差均方，n 为各处理的重复数。

利用 Dunnett 法进行多重比较时，其步骤与上述两种方法类似，对例 5-7 用

Dunnett 法进行多重比较,设 A_6 为对照品种。

在例 5-7 中,因为 $k=4,n=5,DF_e=16,MS_e=4.1975$,取显著水平 $\alpha=0.05$,查双侧 Dunnett 多重比较表得 $Dt_{0.05}(4,16)=2.59,S_{\bar{y}_{i.}-\bar{y}_{j.}}=\sqrt{\dfrac{2MS_e}{n}}=\sqrt{\dfrac{2\times4.1975}{5}}=1.30$,所以 Dunnett 最小显著差数 $DLSD_\alpha=Dt_\alpha(k-1,DF_e)S_{\bar{y}_{i.}-\bar{y}_{j.}}=2.59\times1.30=3.367$。

由表 5-7 可以看出,A_3 饲料猪的平均增重显著低于对照组 A_1 饲料猪;A_2 和 A_4 饲料猪的平均增重与对照品种 A_1 饲料猪无显著差异。

表 5-7 $A_2 \sim A_4$ 饲料猪与对照组 A_1 饲料猪的平均增重多重比较(Dunnett 法)

比　较	平均数之差 $\bar{y}_{i.}-\bar{y}_{1.}$	平均数之差的绝对值 $|\bar{y}_{i.}-\bar{y}_{1.}|$
A_4-A_1	-2.02	2.02
A_2-A_1	-3.70^*	3.70^*
A_3-A_1	-5.84^*	5.84^*

(四)Duncan 新复极差法

Duncan 新复极差法是最小显著极差法的一种,用 LSR(Least Significant Tange)表示,是由 Duncan 于 1955 年提出的,又称为 Duncan 法,也称为 SSR(Shortest Significant Range)法。前述 3 种方法有一个共同特点,即比较每两个样本平均数时均采用相同的显著性标准,而 Duncan 新复极差检验考虑了参与比较的样本平均数的个数,两样本平均数差异达到显著的标准因相比较的平均数间包含的平均数的个数而异,是一个可以变化的标准。其基本做法是在 F 检验显著的前提下,将各处理平均数按照从大到小的顺序排列,依据参与比较的两个处理平均数间包含的平均数个数不同计算显著水平为 α 的最小显著极差 LSR,然后将参与比较的两个处理平均数的差数的绝对值 $|\bar{y}_{i.}-\bar{y}_{j.}|$ 与其比较。若 $|\bar{y}_{i.}-\bar{y}_{j.}|\geqslant LSD_\alpha$,则两个处理间在 α 水平上差异显著;反之,则在 α 水平上差异不显著。最小显著极差为:

$$LSR = SE \cdot SSR \qquad (5\text{-}75)$$

式中,SSR 为显著水平为 α,参与比较的两个平均数间包含的平均数个数为 $P(P=2\sim k)$ 及 DF_e 个自由度时的极差统计数的临界值,k 为处理数(比较的平均数的个数),DF_e 为 F 检验中的误差自由度;SE 为样本平均数的标准误为:

$$SE = \sqrt{\frac{MS_e}{n}} \qquad (5-76)$$

下面我们对例 5-7 用 Duncan 新复极差法进行多重比较。

在例 5-7 中，$k=4$，$n=5$，$DF_e=16$，$MS_e=4.1975$，$SE=\sqrt{\frac{MS_e}{n}}=\sqrt{\frac{4.1975}{5}}=$ 0.92；查表得 $P=2,3,4$ 的 $SSR_{0.05}$ 值和 $SSR_{0.01}$ 值，并进一步计算 $LSR_{0.05}$ 值和 $LSR_{0.01}$ 值，结果如表 5-8 所示。

表 5-8　SSR 值与 LSR 值

P	2	3	4
$SSR_{0.05}$	3.000	3.150	3.230
$SSR_{0.01}$	4.130	4.340	4.450
$LSR_{0.05}$	3.099	3.254	3.337
$LSR_{0.01}$	4.266	4.483	4.597

比较结果如表 5-9 所示。由表 5-9 可以看出，A_1 饲料猪的平均增重与 A_3 饲料猪之间有极显著差异，与 A_2 饲料猪之间有显著差异，但与 A_4 饲料猪间无显著差异；A_4 饲料猪平均增重与 A_3 饲料猪有显著差异，但与 A_2 饲料猪之间无显著差异；A_2 饲料猪的平均增重与 A_3 之间无显著差异。

表 5-9　4 种饲料猪的平均增重多重比较（SSR 法）

处理	平均数 $\bar{y}_{i.}$	$\bar{y}_{i.}-33.54$	$\bar{y}_{i.}-35.68$	$\bar{y}_{i.}-37.36$
A_1	39.38	5.84**	3.70*	2.02
A_4	37.36	3.82*	1.68	
A_2	35.68	2.14		
A_3	33.54			

对以上 4 种多重比较方法，需要说明以下几点。

(1)4 种方法的比较。比较表 5-5 与表 5-6 可以看出，用 LSD 法检验显著的，用 Tukey 法就不一定显著。这是因为 $TFR_{0.05}=3.726>LSD_{0.05}=2.756$，所以，Tukey 法比 LSD 法"严"。如果我们仅看品种 A_1 与其他 3 个品种的比较可以看出，3 个比较结果中，用 LSD 法有 2 个显著，用 Tukey 法有 1 个显著，用 Dunnett 法有 2 个显著。事实上 $TFR_{\alpha} \geqslant DLSD_{\alpha} \geqslant LSD_{\alpha}$。对一个试验资料，究竟采用哪种多重比较方法,主要根据实际情况而定。

（2）处理重复数不等时 n 的估计。当各处理重复数不等时,为简便起见,无论采取哪一种多重比较方法,都可用式(5-76)计算出一个各处理平均的重复数 n_0,以代替计算 $S_{\bar{y}_{i.}-\bar{y}_{j.}}$ 或 SE 所需的 n_0。

$$n_0 = \frac{1}{k-1}\left[\sum_{i=1}^{k}n_i - \frac{\sum_{i=1}^{k}n_i^2}{\sum_{i=1}^{k}n_i}\right] \tag{5-77}$$

式中,k 为试验的处理数;$n_i(i=1,2,\cdots,k)$ 为第 i 个处理的重复数。

（3）多重比较结果的表示方法。各平均数经多重比较后,应以简明的形式将结果表示出来,常用的表示方法有以下两种。

①三角形法。此法是将多重比较结果直接标记在平均数多重比较表上,其形式如表 5-5 所示。由于在多重比较表中各个平均数差数构成一个三角形矩阵,所以称为三角形法。此法的优点是简便直观,缺点是占的篇幅较大。

②标记字母法。首先将各处理平均数由大到小、自上而下排列;然后在最大平均数后标记字母 a,并将该平均数与以下各平均数依次相比,凡差异不显著的标记同一字母 a,直到某一个与其差异显著的平均数标记字母 b;接着以标有字母 b 的平均数为标准,与上方比它大的各个平均数比较,凡差异不显著的一律再加标 b,直至显著为止;最后以标记有字母 b 的最大平均数为标准,与下面各未标记字母的平均数相比,凡差异不显著,继续标记字母 b,直至某一个与其差异显著的平均数标记 c。如此重复下去,直至最小一个平均数被标记比较完毕为止。这样,任意两个平均数间,若至少有一个字母相同,则这两个平均数差异不显著;否则,若无任何相同字母即为差异显著。一般用小写拉丁字母表示显著水平 $\alpha=0.05$,用大写拉丁字母表示显著水平 $\alpha=0.01$。在利用字母标记法表示多重比较结果时,常在三角形法的基础上进行。此法的优点是占的篇幅小,许多统计软件中的多重比较输出格式是该标记方式,也是科技文献中常用的方法。

对于例 5-7,现根据表 5-6 所表示的多重比较结果,用字母标记法进行标记,结果如表 5-10 所示。

表 5-10　多重比较结果的字母标记(Tukey 法)

处理	平均数 $\bar{y}_{i.}$	$\alpha = 0.05$
A_1	39.38	a
A_4	37.36	a
A_2	35.68	ab
A_3	33.54	b

在表 5-10 中,先将各处理平均数由大到小、自上而下排列。先在平均数 39.38 行上标记字母 a,由于 39.38 与 37.36 之差为 2.02,差异不显著,所以在平均数 37.36 行上标记 a;将平均数 39.38 与平均数 35.68 比较,差数为 3.7,差异不显著,所以在平均数 35.68 行上标记 a;将平均数 39.38 与平均数 33.54 比较,差数为 5.84,差异显著,所以在平均数 33.54 行上标记字母 b;将平均数 33.54 与平均数 35.68 比较,差数为 2.14,差异不显著,所以在平均数 35.68 行上标记字母 b;将平均数 33.54 与平均数 37.36 比较,差数为 3.82,差异显著。至此,所有平均数已被标记比较完毕。

应当注意,多重比较结果无论采用什么方法表示,都应注明采用的多重比较法。

五、处理平均数间的单一自由度比较

为说明单一自由度比较的意义和计算方法,先讨论下面的例子。

【例 5-8】假设某一玉米施肥试验,设置 5 个处理,A_1 为对照不施肥,A_2 和 A_3 分别为开沟深施尿素和硼肥,A_4 和 A_5 分别撒施尿素和硼肥。处理重复 4 次,完全随机设计,共 20 个试验田,每个试验田施肥处理的施肥量(折合纯氮)相等,产量结果如表 5-11 所示。

这是一个单因素试验,其中 $k = 5$,$n = 4$,利用前面介绍的方法进行方差分析(计算过程略),可以得到方差分析表,如表 5-12 所示。

表 5-11　玉米施肥试验的产量结果

单位:kg

处理	观察值(y_{ij})				合计 $y_{i.}$	平均 $\bar{y}_{i.}$
A_1	30	28	31	28	117	29.25
A_2	39	38	40	36	153	38.25

处理	观察值 (y_{ij})				合计 $y_{i.}$	平均 $\bar{y}_{i.}$
A_3	37	35	38	35	145	36.25
A_4	33	38	38	35	144	36.00
A_5	33	35	28	30	126	31.50

表 5-12 小麦施肥试验方差分析

变异来源	平方和 SS	自由度 DF	均方 MS	F 值
处理间	222.50	4	55.625	12.048*
处理内	69.25	15	4.617	
总变异	291.75	19		

对于例 5-8 的资料,试验者可能对下述问题感兴趣:

(1)不施肥与施肥(即 A_1 与 $A_2+A_3+A_4+A_5$);

(2)开沟深施与撒施(即 A_2+A_3 与 A_4+A_5);

(3)深施尿素与深施硼肥(即 A_2 与 A_3);

(4)撒施尿素与撒施硼肥(即 A_4 与 A_5)。

相比结果如何?

显然,用前述多重比较方法无法回答或不能很好地回答这些问题。如果事先按照一定的原则设计好($k-1$)个正交比较,将处理间平方和根据设计要求剖分成具有特定意义的各具一个自由度的比较项,然后用 F 检验(此时 $DF_1=1$,$DF_2=DF_e$)或 t 检验(此时自由度 $DF=DF_e$)便可回答上述问题。这就是单一自由度的正交比较(Orthogonal Comparison of Single Degree of Freedom),也叫单一自由度的独立比较(Independent Comparison of Single Degree of Freedom)。单一自由度的比较有成组比较(Group Comparison)和趋势比较(Trend Comparison)两种情况,在此仅讨论成组比较。对例 5-8 的上述 4 个问题,就成组比较方法予以讨论。

根据表 5-11 计算各指标如表 5-13 所示,然后写出各预定比较的正交系数 C_{ij} ($i=1,2,\cdots,k-1;j=1,2,\cdots,k$)。

表 5-13　单一自由度比较的正交系数和平方和的计算

比较	各处理总产量					D_i	$\sum\limits_{j=1}^{k} C_{ij}^{2}$	SS_i
	A_1 105	A_2 153	A_3 134	A_4 128	A_5 118			
A_1 与 $A_2+A_3+A_4+A_5$	$+4$	-1	-1	-1	-1	-100	20	125.00
A_2+A_3 与 A_4+A_5	0	$+1$	$+1$	-1	-1	28	4	49.00
A_2 与 A_3	0	$+1$	-1	0	0	8	2	8.00
A_4 与 A_5	0	0	0	-1	-1	18	2	40.50

表 5-13 中各比较项的正交系数是按下述规则计算的。

(1)如果比较的两个组包含的处理数目相等,则把系数＋1分配给一个组的各处理,把系数－1分配给另一组的各处理,至于哪一组取正号无关紧要。如 A_2+A_3 与 A_4+A_5 两组比较, A_2、A_3 两处理各记系数＋1, A_4、A_5 两处理各记系数－1。

(2)如果比较的两个组包含的处理数目不相等,则分配到第一组的每个系数等于第二组的处理数;而分配到第二组的每个系数等于第一组的处理数,但符号相反。如 A_1 与 $A_2+A_3+A_4+A_5$ 的比较,第一组只有1个处理,第二组有4个处理,故分配给处理 A_1 的系数为＋4,而分配给处理 A_2、A_3、A_4、A_5 的系数为－1。又如,假设在5个处理中,前2个处理与后3个处理比较,其系数应是＋3、＋3、－2、－2、－2。

(3)把系数约简成最小整数。例如,2个处理为一组与4个处理为一组比较,依照规则有系数＋4、＋4、－2、－2、－2、－2,这些系数应约简成＋2、＋2、－1、－1、－1、－1。

(4)有时,一个比较可能是另两个比较互相作用的结果。此时,这一比较的系数可用该两个比较的相应系数相乘求得。如在包含4个处理的品种密度试验中,两个品种(B_1,B_2)和两种密度(F_1,F_2),其比较举例如表5-14所示。

表 5-14 中第1行和第2行的系数是按照规则(1)得到的,第3行互相作用的系数则是第1、2行系数相乘的结果。

表 5-14　两个比较互相作用系数的确定

比较	$B_1 F_1$	$B_1 F_2$	$B_2 F_1$	$B_2 F_2$
品种间(B)	-1	-1	$+1$	$+1$
密度间(F)	-1	$+1$	-1	$+1$
$B \times F$ 间	$+1$	-1	-1	$+1$

各个比较的正交系数确定后,便可获得每一比较的总和数 D_i,其通式为:

$$D_i = \sum_{j=1}^{k} C_{ij} y_{j.} \qquad (5\text{-}78)$$

式中,C_{ij} 为正交系数,$y_{j.}$ 为第 j 处理的总和。这样表 5-13 中各比较的 D_i 为:

$$D_1 = 4 \times 117 - 1 \times 153 - 1 \times 145 - 1 \times 144 - 1 \times 126 = -100 \qquad (5\text{-}79)$$

$$D_2 = 1 \times 153 + 1 \times 145 - 1 \times 144 - 1 \times 126 = 28 \qquad (5\text{-}80)$$

$$D_3 = 1 \times 153 - 1 \times 145 = 8 \qquad (5\text{-}81)$$

$$D_4 = 1 \times 144 - 1 \times 126 = 18 \qquad (5\text{-}82)$$

从而可求得各比较的平方和 SS_i:

$$SS_i = \frac{D_i^2}{\left(n \sum_{j=1}^{k} C_{ij}^{~2} \right)} \qquad (5\text{-}83)$$

式中,n 为各处理的重复数,本例 $n = 4$。对第一个比较则有:

$$SS_1 = \frac{(-100)^2}{4[4^2 + (-1)^2 + (-1)^2 + (-1)^2 + (-1)^2]} = \frac{(-100)^2}{4 \times 20} = 125 \qquad (5\text{-}84)$$

同理,可计算出 $SS_2 = 49$,$SS_3 = 8$,$SS_4 = 40.5$。计算结果如表 5-15 所示。

这里注意到,$SS_1 + SS_2 + SS_3 + SS_4 = 222.5$,正是表 5-12 中处理间平方和 SS_t。这说明,利用上面的方法将表 5-12 处理间具 4 个自由度的平方和再度分解为各具一个自由度的 4 个正交比较的平方和。因此,得到单一自由度比较的方差分析表,如表 5-15 所示。

$$F_1 = \frac{125}{4.617} = 27.074, \quad F_2 = \frac{49}{4.617} = 10.613 \qquad (5\text{-}85)$$

$$F_3 = \frac{8}{4.617} = 1.733, \quad F_4 = \frac{40.5}{4.617} = 8.772 \qquad (5\text{-}86)$$

将表 5-15 中各个比较的均方与误差均方 MS_e 相比,得到 F 值。

查 F 临界值表 $DF_1 = 1$,$DF_2 = 15$,$F_{0.05}(1,15) = 4.54$。所以,对这一试验的上述 4 个比较,有 3 个差异显著,有 1 个差异不显著。

表 5-15　单一自由度比较的方差分析

变异来源	平方和 SS	自由度 DF	均方 MS	F 值
处理间	222.50	4	55.625	12.048*
不施肥与施肥	125.00	1	125.000	27.074*
开沟深施与撒施	49.00	1	49.000	10.613*

续　表

变异来源	平方和 SS	自由度 DF	均方 MS	F 值
深施尿素 A_2 与深施硼肥 A_3	8.00	1	8.000	1.733
撒施尿素 A_4 与撒施硼肥 A_5	40.50	1	40.500	8.772*
误差	69.25	15	4.617	
总变异	291.75	19		

正确进行单一自由度比较的关键是正确确定比较的内容和正确构造比较的正交系数。在具体实施时,应注意以下 3 个条件:

①设有 k 个处理,比较的数目最多能安排 $k-1$ 个。若进行单一自由度比较,则比较数目必须为 $k-1$,以使每一比较项有且仅有一个自由度。

②每一比较的系数之和必须为零,即 $\sum\limits_{j=1}^{k} C_{ij} = 0$,以使每一比较都是均衡的。

③任两个比较项的相应系数乘积之和必须为零,即 $\sum\limits_{j=1}^{k} C_{ij}C_{mj} = 0(i \neq m)$,以保证总变异的独立分解。

对于条件②,只要遵照上述确定比较项系数的 4 条规则即可。对于条件③,主要是在确定比较内容时,若某一处理(或处理组)已经和其余处理(或处理组)作过一次比较,则该处理(或处理组)就不能再参加另外的比较。否则就会破坏③这一条件。只要同时满足了②、③两个条件,就能保证所实施的比较是正交的,因而也是独立的。若这样的比较有 $k-1$ 个,就是正确地进行了一次单一自由度的比较。

单一自由度比较的优点有 3 点:①它能给人们解答有关处理效应的一些特殊问题,处理有多少个自由度,就能解答多少个独立的问题,不过这些问题在试验设计时就要计划好。②计算简单。③对处理间平方和提供了一个有用的核对方法。即单一自由度的平方和累加起来应等于被分解的处理间平方和。否则,不是计算有误,就是分解并非独立。

六、数据转换

(一)方差分析的基本假定

进行方差分析所依据的假定如下:

(1)效应的线性可加性。对单因素随机设计来说,其线性可加模型为:

$$y_{ij} = \bar{y}.. + t_i + e_{ij} \tag{5-87}$$

即任何一个试验单元的试验数据均由"总均值＋处理效应＋误差项"构成。单因素随机区组设计的线性可加模型为：

$$y_{ij} = \bar{y}.. + t_i + b_j + e_{ij} \qquad (5\text{-}88)$$

这就是说，任何一个试验单元的试验数据均由"总均值＋处理效应＋区组效应＋误差项"构成。正是由于效应的可加性，才有了样本平方和的可加性，亦即有了试验观测值总平方和的分解。如果试验资料不具备这一性质，那么试验数据的总变异按照变异原因的分解将失去根据。例如，当衡量试验效应的量为对照处理的倍数或百分率时，则各处理的效应是一乘积模型。表 5-16 的数据给出一个假设的可加性与可乘性的例子。

表 5-16　可加模型和可乘模型的比较

处理	可加性		可乘性		log 化可乘性为可加性	
	1	2	1	2	1	2
处理 1	10	20	10	20	1.00	1.30
处理 2	30	40	30	60	1.48	1.78

可加模型表示从处理 1 到处理 2 增加的量为一固定量 20，不论区组如何，同样从区组 1 到区组 2 增加的量亦为固定量 10；可乘模型表示从处理 1 到处理 2 增加的量为一固定比率的 3 倍，不论区组如何，从区组 1 到区组 2 增加的量亦为固定比率的 2 倍，将可乘模型取以 10 为底的对数，便转换成可加模型。

（2）试验误差的随机独立正态性。试验误差 e_{ij} 是随机的、彼此独立的，具有均值为零的正态分布。在 F 检验中，假定 k 个处理的观察值是来自 k 个正态总体的简单随机样本，因此在试验设计中，采用随机的方法安排试验处理，而不用顺序的方法，目的是获得无偏的试验误差估计，以便进行方差分析。如果随机误差不服从正态分布，需要将观察值进行反正弦变换或平方根转换。如果观察值是间断性的且服从二项分布或泊松分布，均需要作数据变换才能进行方差分析。

（3）误差方差的同质性。由于方差分析是在若干样本之间进行比较，故假定各处理的误差方差是相等的，都服从 $N(0, \sigma^2)$ 的正态分布，这就是误差的同质性。

上述 3 点简单地说就是：效应线性可加，误差独立同分布 $N(0, \sigma^2)$。这是进行方差分析的基本前提或基本假定。如果在方差分析前发现有某些异常的观测值，在不影响分析正确性的条件下应加以删除。但是，有些资料就其性质来说就不符合方差分析的基本假定。其中最常见的一种情况是处理均值和均方有一定关系

(如二项分布资料,平均数为 np,均方为 $np(1-p)$;泊松分布资料的均值与方差相等)。对这类资料不能直接进行方差分析,因此可考虑采用非参数统计方法分析或进行适当数据转换后再作方差分析。下面介绍几种常用的数据转换方法。

(二)数据转换的方法

(1)平方根转换。此法适用于平均数与其均方之间有某种比例关系的资料,尤其适用于总体呈泊松分布的资料。转换方法是求原始数据 y 的平方根($\sqrt{y}$)。若原始观察值中有为 0 的数或多数观测值比较小,则把原始数据变换成 $\sqrt{y+1}$,这对于稳定均方,使方差符合同质性的作用更明显。该变换也有利于满足效应可加性和正态性的要求。

(2)对数转换。如果原始数据表现的效应为可乘性或非相加性,同时标准差或全距与其平均数大体成比例,则将原始数据进行对数变换($\lg y$ 或 $\ln y$)后,可以使效应由可乘性变成可加性。如果原数据包括 0,可以采用 $\lg(y+1)$ 变换的方法。

(3)反正弦转换。反正弦转换也称角度转换。此法适用于服从二项分布的资料,如发病率、感染率、病死率、受胎率等。转换的方法是求出每个原始数据(用百分数或小数表示)的反正弦($\sin^{-1}\sqrt{p}$)。二项分布的特点是其方差与平均数相关。这种关系表现在:当平均数接近极端值(即接近于 0 和 100%)时,方差趋向于较小的数值;而平均数处于中间数值附近(50%左右)时,方差趋向于较大的数值。把数据进行反正弦变换后,接近于 0 和 100% 的数值变异程度增大,因此使方差增大,这样有利于满足方差同质性的要求。一般,若数据中的百分数介于 30%—70% 时,则数据的分布接近于正态分布,数据变换与否对分析的影响不大。

需要注意的是,在对转换后的数据进行方差分析时,若 F 检验显著,则平均数的多重比较应该采用转换后的数据进行计算,但在解释分析最终结果时,应还原为原始数据的单位。

(三)转换后数据的分析

【例 5-9】在一个发生小麦锈病的区域中调查 4 个不同品种小麦的锈病发生率,并对其进行比较。各品种小麦随机抽取 5 点,其锈病发生率如表 5-17 所示。

表 5-17　4 个不同品种小麦的锈病发生率

品种	$p/\%$					R
	1	2	3	4	5	
A	24.0	39.1	21.2	13.6	18.5	25.5
B	11.4	25.9	16.0	8.4	13.1	17.5
C	5.7	11.7	7.7	2.3	3.5	9.4
D	3.6	5.0	1.5	2.2	0.2	4.8

注：p 指锈病发生率，R 指极差。

表 5-17 中的 p 值绝大部分小于 30%，且从 R 值可以看出这 4 个品种的变异幅度极不整齐——方差不齐，不能直接进行方差分析，应进行反正弦变换，用变换后的数据进行方差分析。可以直接采用相关统计软件（如 Excel）进行计算，表 5-17各个 p 值的反正弦角度值如表 5-18 所示。由 R 值可以看出，经角度变换后，4 个品种之间的变异幅度已有了很大改善，基本具备了方差齐性，也说明角度变换适用于二项分布的间断性资料。

表 5-18　四个不同品种小麦的锈病发生率的反正弦转换

品种	$p/\%$					R
	1	2	3	4	5	
A	29.3	38.7	27.4	21.6	25.5	17.1
B	19.7	30.6	23.6	16.8	21.2	13.8
C	13.8	20.0	16.1	8.7	10.8	11.3
D	10.9	12.9	7.0	8.5	2.6	10.3

表 5-18 是等重复数的单因素随机设计的数据，对其进行方差分析（$\alpha = 0.05$），如表 5-19 所示；多重比较（Tukey 法）如表 5-20 所示。

$$TFR_a = q_a(k, DF_e)S_{\bar{y}} = q_{0.05}(4, 19)\sqrt{\frac{25.72}{5}} = 9.18 \qquad (5\text{-}89)$$

将各反正弦平均数转换为百分数后（表 5-20 的第 4 列）可以看出，品种 D 的锈病发生率显著低于品种 A 和品种 B 的锈病发生率，分别低 20.7% 和 12.4%，但与品种 C 差异不显著。

表 5-19　锈病发生率的反正弦转换数据方差分析

变异来源	平方和 SS	自由度 DF	均方 MS	F 值
处理间	1193.14	3	397.71	15.46*
处理内	411.50	16	25.72	
总变异	1604.64	19		

表 5-20　不同品种小麦的锈病发生率比较结果(Tukey 法)

处理	平均数	$\alpha=0.05$	平均数的反转换/%
A	28.51	a	22.8
B	22.39	ab	14.5
C	13.89	bc	5.8
D	8.40	c	2.1

例 5-9 仅对反正弦转换的数据进行了方差分析,对用其他方法转换后的数据的分析与反正弦转换数据的分析类似,这里不再重复。

在实际中,一般情况下连续性试验数据满足方差分析的基本假定,无需转换。当间断性数据或百分率数据不满足基本假定时,上述 3 种数据转换方法任选其一对数据进行转换,以满足或近似满足方差分析的基本假定。假若数据转换仍不能满足基本假定,可考虑用非参数统计或稳健统计。

第三节　χ^2 检验

前述两节的内容通常适用于定量数据(Quantitative Data)的统计分析。在试验的过程中,还会获取另外一种类型的数据,那就是定性反应变量。定性反应变量又称为分类变量(Categorical Variable),根据已知的判断标准将患者的数据分类。具体分为 3 种类型:

①两分类变量(Two-category Variable):将数据分为两类,如有效与无效。

②顺序变量(Ordinal Variable):没有数量关系,只有性质上的差异,且具有一定的次序关系。如"无效,好转,效果明显,痊愈"等。

③名义变量(Nominal Variable):既没有数量关系,也没有顺序关系,如年龄、职业、民族等。

定性变量(Qualitative Variable)一般用非数字来表示,这些量并非真有数量上的变化,而只有性质上的差异。有些疾病的变化较为复杂,无法用具体的数字来展示,一般情况下用定性变量来表示,方便理解与分析。本节将主要介绍这些定性变量的统计分析方法。

一、χ^2 检验基本原理与步骤

χ^2 检验是用途非常广的一种假设检验方法,它在分类资料统计推断中的应用,包括:两个率或两个构成比比较的 χ^2 检验;多个率或多个构成比比较的 χ^2 检验及分类资料的相关分析等。

χ^2 检验统计量是由统计学家 K. Pearson 提出的度量统计样本的实际观测频数与原假设条件下的理论频数推断值之间的偏离程度的统计量。该统计量定义为

$$\chi^2 = \sum \frac{(A - T)^2}{T} \tag{5-90}$$

式中,A 表示实际观测值的频数,T 表示原假设条件下的理论频数。

以两个样本率的比较为例,说明 χ^2 检验的基本原理。表 5-21 是两个样本率比较的数据,该表格称为四格表。其中,a,b,c,d 是两个样本率比较的基本数据,括号中的数字由式(5-91)推算出:

$$T_{ij} = \frac{R_i C_j}{N} \tag{5-91}$$

式中,T_{ij} 为第 i 行第 j 列对应的理论频数。实际观测频数与理论推断频数之间的偏离程度决定 χ^2 值的大小:如果 χ^2 值越大,二者偏差程度越大;反之,二者偏差越小;若两个值完全相等,χ^2 值就为 0,表明理论值完全符合。

表 5-21　四格表资料

	阳性数	阴性数	合计
甲组	$a(T_{11})$	$b(T_{12})$	R_1
乙组	$c(T_{21})$	$d(T_{22})$	R_2
合计	C_1	C_1	N

χ^2 检验的一般步骤如下。

(1)建立检验假设,确定显著性水平(一般取 $\alpha = 0.05$)

H_0:观测频数与理论频数的差异由随机误差引起的。

H_1:观测频数与理论频数之间存在真实的差异。

(2)计算检验统计量：

$$\chi^2 = \sum \frac{(A-T)^2}{T} \tag{5-92}$$

(3)确定概率 p 值。计算 χ^2 的自由度 $df=(R-1)(C-1)$，根据检验的显著性水平和自由度查统计表的临界值。

(4)判断结果。依据统计量的值与临界值的大小，作为是否拒绝原假设的判断。但是该统计量只是近似地服从连续型随机变量 χ^2 分布，当自由度为 1 的时候偏差较大。Yates 提出了自由度为 1 时的 χ^2 检验的矫正公式为：

$$\chi_c^2 = \sum \frac{(|A-T|-0.5)^2}{T} \tag{5-93}$$

下面将介绍两个率或两个构成比比较的卡方检验和多个率或多个构成比比较的 χ^2 检验。

二、四格表资料的 χ^2 检验

对于两个率或者两个构成比比较的检验而言，常常采用四格表资料的 χ^2 检验。例如，欲比较 A、B 两种药物治疗急性肺炎的疗效，对其进行药物有效率的比较。表 5-22 以两种药物是否有效的 4 个数据为核心。

表 5-22　两类药物分性别数据的四格表

药物	无效	有效	合计
A 药	5(11.90%)	37(88.10%)	42(100%)
B 药	13(30.95%)	29(69.05%)	42(100%)
合计	18(21.43%)	66(78.57%)	84(100%)

表 5-22 中的两组有效率有所不同，对于这种差异，应当进行统计意义上的假设检验。χ^2 检验的步骤如下：

(1)建立假设和确定检验水平。

(2)计算统计量 χ^2。χ^2 检验的基本公式如下：

$$\chi^2 = \sum \frac{(A-T)^2}{T} \tag{5-94}$$

式中，A 表示实际数，T 表示理论数。

(3)确定 p 值。

(4)判断结果。

四格表 χ^2 检验的公式为：

$$\chi^2 = \frac{(ad-bc)^2 \times N}{(a+b)(c+d)(a+c)(b+d)} \tag{5-95}$$

代入数值，可得：

$$\chi^2 = \frac{(5 \times 29 - 13 \times 37)^2 \times 84}{(5+37)(13+29)(5+13)(29+66)} = 4.53 \tag{5-96}$$

如果 $\chi^2 > 3.84$，则 $p < 0.05$，说明两组有效率差别具有统计学意义；如果 $\chi^2 > 6.64$，则 $p < 0.01$，说明两组有效率差别具有高度统计学意义；如果 $\chi^2 < 3.84$，则 $p > 0.05$，说明两组有效率差别不具有统计学意义。由计算的 χ^2 值可知，上例两种药物的差别具有高度统计学意义，认为两种药的有效率不同。

四格表 χ^2 检验的校正公式为：

$$\chi^2 = \sum \frac{(|A-T|-0.5)^2}{T} \tag{5-97}$$

或者：

$$\chi^2 = \frac{\left(|ad-bc|-\frac{n}{2}\right)^2 n}{(a+b)(c+d)(a+c)(b+d)} \tag{5-98}$$

三、配对计数资料的 χ^2 检验

对于配对数据而言，χ^2 检验略有不同。配对计数资料分为自身配对（Self-paired）和人为配对（Artificial Paired）。自身配对指的是把每一个试验单位分别进行两种处理，然后观察结果，再对结果进行比较。人为配对指的是把试验单位分为若干对，第一对除处理因素外，其他情况基本均衡，每一对有两个试验单位，随机用两种处理方法，观察并分析结果。

对于配对四格表资料，常见的形式是对同一批观察对象使用两种方法或处理进行观察，观察结果为二分类，如表 5-23 所示。

表 5-23 配对四格表资料

甲	乙		合计
	+	−	
+	a	b	a+b
−	c	d	c+d
合计	a+c	b+d	n

当分析行列两种处理方法的检出率是否有差别（非两种方法的一致性）时，使用的检验方法为 McNemar 检验（配对 χ^2 检验）。

假设两种方法的检出率一致，即 $p_1 = p_2$，则两者测量结果应该相等，构建卡方统计量：

$$\chi^2 = \frac{(b-c)^2}{b+c} \tag{5-99}$$

当然，需要作连续校正：

$$\chi^2 = \frac{(|b-c|-1)^2}{b+c} \tag{5-100}$$

χ^2 检验值可以手工计算，但是十分复杂，必须用计算机进行计算。一般的计算机软件包括 3 种检验结果：卡方检验的 χ^2 值及 p 值，校正卡方检验的 χ^2 值及 p 值，Fisher 检验左侧概率、右侧概率及双侧概率。这 3 种检验结果中，以 Fisher 检验最为精准。下面将以一个例子来说明 McNemar 检验。

【例 5-10】在某抗癌新药物的毒理试验中，将 78 只大鼠按性别、窝别、体重、年龄等因素配成 39 对，每个对子的两只大鼠经随机分配，分别接受甲剂量和乙剂量注射，并观察大鼠的死亡情况，具体情况如表 5-24 所示。试分析该新药物两种不同剂量的毒性有无差异。

表 5-24　不同剂量下大鼠的存活情况

甲剂量	乙剂量		合计
	＋	－	
＋	6(a)	12(b)	18(a+b)
－	3(c)	18(d)	21(c+d)
合计	9(a+c)	30(b+d)	39(n)

对每一对大鼠注射两种剂量的新药物，结果可能有 4 种情况：（＋），（＋）；（－），（－）；（＋），（－）；（－），（＋）。若甲乙两种剂量同时表现为存活（＋）的结果数为 a，同时死亡（－）的结果数为 d，甲为（＋）、乙为（－）的结果数为 b，反之则为 c。

检验步骤如下：

（1）建立假设和确定检验水平（$\alpha = 0.05$）。H_0：两种剂量毒性相等，可用 B＝C 表示；H_1：两种剂量毒性不等，可用 B≠C 表示。

（2）计算统计量：

$$\chi^2 = \frac{(\mid b - c \mid - 1)^2}{b + c} \quad\quad (5\text{-}101)$$

代入数值得：

$$\chi^2 = \frac{(\mid 12 - 3 \mid - 1)^2}{12 + 3} = 4.27 \quad\quad (5\text{-}102)$$

（3）确定 p 值。查临界值表可得：$\chi_{0.05}^2(1) = 3.84 < 1.45$。

（4）判断结果。按照 $\alpha = 0.05$，拒绝原假设。根据样本资料认为两种剂量的毒性有差别。

四、一般表资料的 χ^2 检验

四格表的基本数据只有两行两列，对于多于两行两列的情况，也就是一般不为四格表的资料，下面用一个例子来说明检验方法。

【**例 5-11**】三个地区某种疾病的抽样情况如表 5-25 所示，分析 3 个地区的某种患病率是否有差别。

表 5-25　3 个地区的某种疾病情况统计

地区	患病人数/人	未患病人数/人	合计/人	患病率/%
甲	112	1035	1147	9.76
乙	139	1640	1779	7.81
丙	301	2128	2429	12.39
合计	552	4803	5355	10.31

检验步骤如下：

（1）建立假设和确定检验水平（$\alpha = 0.05$）。$H_0 : \pi_1 = \pi_2 = \pi_3$（$\pi_1$、$\pi_2$、$\pi_3$ 分别表示 3 个地区的某病患病率）。$H_1 :$ 3 个地区的某病患病率不相等。

（2）计算统计量：

$$\chi^2 = N\left(\sum \frac{A^2}{RC} - 1\right) \quad\quad (5\text{-}103)$$

其中，A 表示实际数，R 表示与 A 同行合计数，C 表示与 A 同列合计数，N 为总计数。代入数值得：

$$\chi^2 = 5355\left(\frac{112^2}{1147 \times 552} + \frac{1035^2}{1147 \times 4803} + \frac{139^2}{1779 \times 552} + \frac{1640^2}{1779 \times 4803} + \frac{301^2}{2429 \times 552}\right.$$

$$\left. + \frac{2128^2}{2429 \times 4803} - 1\right) = 23.6 \quad\quad (5\text{-}104)$$

(3)确定 p 值。查临界值表可得：$\chi_{0.05}^2(2)=5.99$，$p<0.05$。

(4)判断结果。按照 $\alpha=0.05$，拒绝原假设。可以认为这 3 个地区的某病患病率有差别。

在使用该种方法检验时需要注意：首先，当不能直接用基本公式或是专用公式，可以采用扩大样本容量、合理合并组及把理论数过小的行删除等方法。其次，拒绝原假设仅仅意味着多个总体率或构成比有差别，并不意味着两两有差别，可以应用 χ^2 分割法。最后，如果处理的两种方法的观察指标是等级资料，需要比较处理方法之间是否有差别，可以使用秩和检验。

五、适合性检验

适合性检验(Fit Test)是用来检验实际观察数与依照某种假设或者模型计算出来的理论数是否一致的检验方法，所以又称为吻合度检验或者拟合优度检验(Goodness-of-fit Test)。这种检验根据是否已知总体的分布类型分为两种情况，一种是已知总体的分布类型，检验各种类别的比例是否为某个假设或理论的比例，比如检验分离世代的性状表现是否符合孟德尔分离定律、自由组合定律等。另一种是总体的分布未知，要检验的是该分布的类型是否符合某个假设或理论的分布类型，比如检验某一分类数据是否符合二项分布等。

假设某总体有 k 个类别(组)，每一类别(组)个体出现的概率依次是 P_1，$P_2,\cdots,P_k$，在 n 次独立观察试验中，各组的理论频数依次为 $T_1=np_1$，$T_2=np_2,\cdots$，$T_k=np_k$，各组实际观察频数为 $A_1,A_2,\cdots,A_k$，则有：

$$\sum_{i=1}^{k}\frac{(A_i-T_i)^2}{T_i} \tag{5-105}$$

近似服从 χ^2 分布。在实际应用中自由度的确定：①若已知各种类型的理论概率，可以直接计算出各类别(组)理论频数。为满足各理论频数之和等于实际频数之和这个约束条件，自由度为类型数 $k-1$。②若总体的分布中含有 m 个未知参数需要用样本统计量估计，来计算各类(组)的理论概率和理论频数，则自由度为 $k-m-1$。

由 χ^2 分布可以对实际观察频数与根据某种理论或需要预期的理论频数是否相符做出检验，检验的步骤为：

(1)建立检验假设，确定显著性水平(一般取 $\alpha=0.05$)。

(2)选择合适的检验统计量(主要考虑自由度为 1 时需要采用矫正公式)。

（3）确定概率 p 值。根据检验的显著性水平和自由度查统计表的临界值。

（4）判断结果。依据统计量的值与临界值的大小，作为是否拒绝原假设的判断。

下面将以某试验结果是否符合孟德尔分离定律来说明适合性检验的过程。

【例 5-12】为了验证孟德尔分离定律，将豆荚颜色作为研究目标（绿色对黄色为显性）。将两个绿色豆荚杂交，634 个个体中有 457 个为绿豆荚，177 个为黄豆荚。该试验结果是否符合孟德尔分离规律？

首先，作出原假设和备择假设。

H_0：后代豆荚的颜色符合孟德尔分离定律。

H_1：后代豆荚的颜色不符合孟德尔分离定律。

选择显著性水平 $\alpha = 0.05$。

在本例中，自由度为 1，因此需要计算矫正检验统计量：

$$\chi_c^2 = \frac{\left(\left|457 - 634 \times \frac{3}{4}\right| - 0.5\right)^2}{634 \times \frac{3}{4}} + \frac{\left(\left|177 - 634 \times \frac{1}{4}\right| - 0.5\right)^2}{634 \times \frac{1}{4}} = 2.906 \tag{5-106}$$

查表可知 $\chi_{0.05}^2(1) = 3.84 > 2.906$，故在 0.05 的显著性水平上，不能拒绝原假设，即从目前的试验结果来看，该种子的颜色符合孟德尔分离定律。

六、独立性检验

独立性检验（Test of Independence）是研究两个或两个以上因子彼此之间是相互独立还是相互影响的一类统计方法。例如人类色觉与性别之间，若相互独立，则表示性别与色觉的反应无关，即男女在色觉的反应上是无差异的；若不相互独立，则表示男女在色觉的反应上是有差异的。独立性检验常常利用列联表（Contingency Table）进行检验。较为常见的有 2×2、$2 \times c(c > 2)$、$r \times c(r > 2, c > 2)$（如表 5-26 所示）等形式。其中只有 2×2 列联表的独立性检验需要进行连续性矫正。

以 $r \times c$ 列联表为例说明独立性检验的步骤。

（1）建立检验假设，确定显著性水平（一般取 $\alpha = 0.05$）。

H_0：因子间没有关联。或者说，根据实际观察的结果 A 与两者之间并无关联的前提下，从理论上推导出来的理论值 T 之间无差异，即：

$$A - T = 0 \tag{5-107}$$

H_1：因子间有关联。

（2）计算理论值 T，选择合适的检验统计量。

根据概率独立性判断准则,事件 A 和事件 B 相互独立的充分必要条件为:

$$P(AB) = P(A) \times P(B) \tag{5-108}$$

由此可以计算理论值:

$$T_{11} = \frac{R_1}{N} \times \frac{C_1}{N} \times N \tag{5-109}$$

$$T_{ij} = \frac{R_i}{N} \times \frac{C_j}{N} \times N \tag{5-110}$$

计算检验统计量:

$$\chi^2 = \sum \frac{(A_i - T_i)^2}{T_i} \tag{5-111}$$

自由度为 $(r-1) \times (c-1)$。

(3)确定概率 p 值。根据检验的显著性水平和自由度查统计表的临界值。

(4)判断结果。依据统计量的值与临界值的大小,作为是否拒绝原假设的判断。

表 5-26　常见的 $r \times c$ 列联表

	1	2	…	j	…	c	合计
1	$A_{11}(T_{11})$	$A_{12}(T_{12})$	…	$A_{1j}(T_{1j})$	…	$A_{1c}(T_{1c})$	R_1
2	$A_{21}(T_{21})$	$A_{22}(T_{22})$	…	$A_{2j}(T_{2j})$	…	$A_{2c}(T_{2c})$	R_2
…	…	…	…	…	…	…	…
i	$A_{i1}(T_{i1})$	$A_{i2}(T_{i2})$	…	$A_{ij}(T_{ij})$	…	$A_{ic}(T_{ic})$	R_i
…	…	…	…	…	…	…	…
r	$A_{r1}(T_{r1})$	$A_{r2}(T_{r2})$	…	$A_{rj}(T_{rj})$	…	$A_{rc}(T_{rc})$	R_r
合计	C_1	C_2	…	C_j	…	C_c	N

【例 5-13】某医院收集了急性白血病患者的信息,其结果如表 5-27 所示,试研究儿童急性白血病患者与成人急性白血病患者的血型分布有无差别。

表 5-27　儿童急性白血病患者与成人急性白血病患者的血型分布

单位:人

分组	A 型	B 型	O 型	AB 型	合计
儿童	30	38	32	12	112
成人	19	30	19	9	77
合计	49	68	51	21	189

首先,作出原假设和备择假设。

H_0:儿童急性白血病患者与成人急性白血病患者的血型分布无差别。

H_1:儿童急性白血病患者与成人急性白血病患者的血型分布有差别。

取显著性水平 $\alpha = 0.05$。

计算检验统计量 χ^2,首先计算列联表中各项的理论频数:

$$T_{11} = \frac{R_1 \times C_1}{N} = \frac{112 \times 49}{189} = 29.04 \tag{5-112}$$

其余同理计算,自由度为 $(r-1) \times (c-1) = 3$。

最后,计算检验统计量为 $\chi^2 = 0.695$,查表得 $\chi^2_{0.05} = 0.874 > 0.695$,不拒绝原假设,说明儿童急性白血病患者与成人急性白血病患者的血型分布无差别。

第四节　非参数检验

假设检验的方法基于总体分布已知的情形,检验总体参数是否等于某一指定值,或者两个总体的参数是否相等的假设检验方法,称为参数检验(Parametric Test)。事实上,在试验设计中,有一些情形不符合参数检验的要求,也不能通过数据转换使之符合参数检验的要求。此时参数检验的方法就不适用了,需要一些不依赖于总体分布类型,不用对总体参数进行统计推断的假设检验方法,这种检验方法称为非参数检验(Nonparametric Test)。

非参数检验对总体不作严格假定,不受总体分布的限制,它直接对总体分布或分布位置进行假设检验。所以,非参数检验的使用范围广,而且收集资料的方法较为简便。但是在总体分布已知的情形下,依然优先使用参数假设检验。非参数检验的方法较多,本节只介绍常用的两种检验方法。

一、符号检验

符号检验(Sign Test)是一种最为简易的非参数检验方法,它通过符号变化判断总体分布位置。分析时不是直接利用观察值,而是用观察值与中位数之间差异的正负符号多少来检验总体分布的位置,或用配对观察值之差的正负号检验两个总体分布位置的异同。用来检验的数据资料可以是定量的,也可以是非定量的。

(一)单个样本符号检验

设有一分布类型未知的总体,其中位数为 ξ。从该总体中随机抽取 n 个观察值 $x_1,x_2,\cdots,x_n$,则有 $\frac{1}{2}$ 的 $(x_i-\xi)>0$(记为"＋"号)和 $\frac{1}{2}$ 的 $(x_i-\xi)<0$(记为"－"号)。在这些差数中,n 个"＋"(即 0 个"－")、$(n-1)$ 个"＋"(即 1 个"－")、$(n-2)$ 个 "＋"(即 2 个"－")…、0 个"＋"(即 n 个"－")的概率分布,与 $p=q=\frac{1}{2}$ 时的 $(p+q)^n$ 的展开相对应。依此可以准确地计算各种符号组合出现的概率,从而做出所需的假设检验。其检验步骤如下:

①提出无效假设和备择假设。$H_0:\xi=C$,即假设所检验的总体中位数等于常数 C(C 为已知的中位数);$H_A:\xi\neq C$。

②确定显著水平 α。一般用 $\alpha=0.05$。

③计算差值并赋予符号。计算各观察值与中位数之差,差值为正值时赋予"＋"符号,用 n_+ 表示出现"＋"号的频数;负值赋予"－"符号,用 n_- 表示出现"－"号的频数;因此有 $n=n_++n_-$。

④计算概率值。如果接受原假设,中位数两侧的观察值数目应该相等,则 n_+ 和 n_- 的频数应该相等,即 $n_+=n_-=y$。因此,$n_+=y$ 或 $n_-=y$ 的概率为:

$$P_{n_+=y}=C_n^y\left(\frac{1}{2}\right)^y\left(\frac{1}{2}\right)^{n-y} \tag{5-113}$$

⑤统计推断。只要计算出 $n_+\neq y$ 或 $n_-\neq y$ 的概率,就可判断 $n_+\neq y$ 或 $n_-\neq y$ 是否由试验误差造成。若计算出的概率值较大(大于 α),则认为 $n_+\neq y$ 或 $n_-\neq y$ 是由于误差造成的,接受原假设:$\xi=C$;反之,则拒绝原假设。

显然这种检验比较的是中位数而不是平均数。当所研究总体的分布对称时,中位数与平均数相等。此时,符号检验与前面章节中讲述的 t 检验的结果是一致的。

【例 5-14】某钢材厂生产的钢材在正常情况下,中位数的长度为 10m。现在随机从生产线上抽取 10 根,测得长度(单位:m)如下:9.8,9.7,10.1,9.9,10.1,10.1,9.9,9.8,10.2,9.7。分析是否需要在生产过程中调整长度。

检验步骤:

(1)提出原假设和备择假设。假设不需要调整生产过程,即 $H_0:M_e=10$;$H_1:M_e\neq 10$。

(2)确定显著水平 $\alpha=0.05$。

(3)计算差值并赋予符号。将上述 10 个观察值分别减去 10,得符号为:$-,-,+,-,+,+,-,-,+,+$,有 $n_+=4,n_-=6$。

(4)计算概率值。如果 H_0 正确,则 $n_+=n_-=5$。现计算 $n_+\neq5$ 或者 $n_-\neq5$ 是由试验误差所造成的概率为:

$$
\begin{aligned}
P_{(n_+\neq5)} &= P_{(n_+\leqslant4)}+P_{(n_+\geqslant6)} \\
&= P_{(n_+=0)}+P_{(n_+=1)}\alpha+P_{(n_+=2)}+P_{(n_+=3)} \\
&\quad +P_{(n_+=4)}+P_{(n_+=5)}+P_{(n_+=6)} \\
&\quad +P_{(n_+=7)}+P_{(n_+=8)}+P_{(n_+=9)}+P_{(n_+=10)} \\
&= 1-P_{(n_+=5)} \\
&= 1-C_{10}^5\left(\frac{1}{2}\right)^5\left(\frac{1}{2}\right)^5 \\
&= 1-0.2461 \\
&= 0.7539
\end{aligned}
\tag{5-114}
$$

由于 $P_{(n_+=5)}>0.05$,故推断这批钢材的长度与规定标准的差异不显著,是合格的,即不需要在生产过程中调整长度控制。

从上述计算可知,概率值的多少仅仅是 n 的函数,而与基础总体的分布无关。以 S 表示实际观察到的 n_+ 和 n_- 中的较小值,即 $S=\min(n_+,n_-)$。以 $S_\alpha(n)$ 表示显著水平为 α 时 n_+ 或 n_- 的最低临界值,则 $S_\alpha(n)$ 仅需要满足条件:

$$
2\sum_{y=0}^{s_\alpha(n)}C_n^y\left(\frac{1}{2}\right)^n\leqslant\alpha
\tag{5-115}
$$

利用上式算出 $\alpha\leqslant0.01$、0.05 和 0.10 时的最大整数 $S_\alpha(n)$,并构建符号检验临界值表。因此,在进行符号检验时,只要直接将 S 值和表中的 $S_\alpha(n)$ 值相比较就可以了。

当 $S>S_\alpha(n)$ 时,则在 α 水平上接受原假设;若 $S\leqslant S_\alpha(n)$,则在 α 水平上拒绝备择假设,接受 H_A。在例 5-14 中,$S=\min(n_+,n_-)=4$,查附表可知,当 $n=10$ 时,$S_{0.05}(10)=1$,$S>S_{0.05}(10)$,故接受原假设,即认为这批钢材达到规定标准。

例 5-14 给出的是单侧检验的结果,当进行双侧检验时,应将符号检验表中的概率 α 除以 2。对于大样本($n>10$),也可以直接用正态分布作近似的计算。将例 5-14 按正态分布近似计算。检验步骤如下:

(1)提出原假设和备择假设。$H_0:M_e=10$;$H_1:M_e\neq10$。

(2)计算统计量 Z。在 H_0 为正确的假设下,由二项分布计算得 $\mu=np=10\times$ $\frac{1}{2}=5$(即总体平均数为 5 个"$+$"号或 5 个"$-$"号)。

$$\sigma=\sqrt{npq}=\sqrt{10\times\frac{1}{2}\times\frac{1}{2}}=1.5811 \tag{5-116}$$

$$Z=\frac{n_++0.5-\mu}{\sigma}=\frac{4+0.5-5}{1.5811}=-0.3162 \tag{5-117}$$

(3)统计推断。作双侧检验,查表得 $P_{n_+=5}=2\times F_{(-0.3162)}=0.7519$,推断结果同上。

(二)两个样本符号检验

两个样本符号检验主要用于配对数据资料的分析。假设两个总体分布位置相同,即 $H_0:\xi_1=\xi_2$,则每对数据之差,出现"$+$"与"$-$"的概率均为 $\frac{1}{2}$。尾区的概率计算与单个样本符号检验一样,同为

$$P_{(n_+\leqslant y)}=\sum_{n_+=0}^{y}P(n_+)=\sum_{n_+=0}^{y}C_n^{n_+}\left(\frac{1}{2}\right)^n \tag{5-118}$$

或为:

$$P_{(n_-\leqslant y)}=\sum_{n_-=0}^{y}P(n_-)=\sum_{n_-=0}^{y}C_n^{n_-}\left(\frac{1}{2}\right)^n \tag{5-119}$$

其中 $n=n_++n_-$,$y=min(n_+,n_-)$。将尾区概率 P 与显著水平 α 相比,可做出统计推断。

【例 5-15】为了比较两种去污配方,记录其对沾染污渍的物件的清除时间(如表 5-28 所示)。分析这两种配方的功效有无差别。

表 5-28　两种去污配方去污时间

单位:min

编号	1	2	3	4	5	6	7	8	9	10	11	12
A 配方	23	16	21	20	21	22	23	23	24	22	26	24
B 配方	24	20	17	21	23	22	24	25	25	25	27	26

检验步骤如下:

(1)提出原假设和备择假设。$H_0:\xi_1=\xi_2$(即两种去污配方功效差异不显著);$H_1:\xi_1\neq\xi_2$(即两种去污配方功效差异显著)。确定显著水平 $\alpha=0.05$。

(2)计算差值,并赋予符号。以 A 配方去污时间减去 B 配方去污时间,得出符

号为：$-,-,+,-,-,0,-,-,-,-,-$，即 $n_+=1,n_-=10,n=n_++n_-=11$（"0"不计入，样本数量 n 相应减 1）。

（3）计算概率值。在 $n=11$ 时，$P_{(n_+\leqslant 1)}+P_{(n_-\geqslant 10)}$ 的和为：

$$P_{(n_+\leqslant 1)}=P_{(0)}+P_{(1)}=C_{11}{}^0\left(\frac{1}{2}\right)^{11}+C_{11}{}^1\left(\frac{1}{2}\right)^{11}$$

$$=0.000488+0.005371=0.005859 \tag{5-120}$$

$$P=P_{(n_+\leqslant 1)}+P_{(n_-\geqslant 10)}=2\times P_{(n_+\leqslant 1)}=0.01172 \tag{5-121}$$

（4）统计推断。由于随机误差造成的概率 $P<\alpha=0.05$，故否定原假设，即认为两种配方的功效有显著差异。

由上述实例计算可以看出，符号检验方法极为简便，但因仅使用差数为正或为负的个数，完全不考虑差数的绝对值差异，所以会使一部分试验信息损失掉，结果比较粗略。若采用该方法分析，通常要求 n 必须大于 4，由于 $\left(\frac{1}{2}\right)^4>0.05$，永无拒绝原假设的可能。

二、秩和检验

秩和检验（Rank Sum Test）是指将观察值按由小到大的次序排列，对每一观察值编以秩，计算出秩和进行检验。其检验效率比符号检验高，因为它除了比较各对数据差值的符号外，还比较各对数据差值大小的秩次高低。

（一）成组数据比较的秩和检验

（1）一般原理。从两个未知分布类型的总体中，独立抽取 n_1 和 n_2 两个样本容量，并将两个样本数据放在一起，按取值从小到大依次进行编号，每个数据的位置编号即为秩。利用秩 $1,2,\cdots,n$ 来代替原始的 n 个数据。如果 $H_0:\xi_1=\xi_2$，即两个样本所属总体的位置没有差异，那么对应于第一个样本的秩和与对应于第二个样本的秩和应该大致相等。如果一个样本的秩和明显小于另一个样本的秩和，则计算较小秩和 T 出现的概率 p。若 $p>\alpha$，接受原假设；若 $P<\alpha$，拒绝原假设。在实际应用时，一般不直接求出概率值，而根据秩和检验表，查出秩和临界值进行比较。

（2）检验步骤如下。

①将两个样本数据混合后，按照从小到大的顺序排列编秩。若有两个或多个

数据相等,则它们的秩等于其所占位置的平均值。

②把数据按样本容量大小进行不同分开。当 $n_1 < n_2$ 时,计算较小样本容量的秩和 T。若 $n_1 = n_2$,则计算平均数较小的样本的秩和 T。

③查秩和检验表中单侧检验或双侧检验的临界值 T_1 和 T_2。如果 $T_1 < T < T_2$,则接受原假设;如果 $T \leqslant T_1$ 或 $T \geqslant T_2$,则拒绝原假设,接受备择假设。

【例 5-16】研究放线菌基液对小麦幼苗生长的影响。放线菌基液处理种植 7 盆,正常条件(对照)下种植了 5 盆。每盆均为 4 株。幼苗在放线菌基液中生长 9 天后,测定茎叶杆重,结果如表 5-29 所示。

表 5-29　放线菌基液对小麦茎叶杆重的影响

单位:克/盆

对照组	4.94	5.23	5.38	5.44	5.32	—	—
放线菌基液	6.32	6.27	5.99	5.69	5.98	6.04	6.18

问:放线菌基液对植物生长是否有显著影响?

检验步骤如下:

(1)提出原假设和备择假设。

$H_0: \xi_1 = \xi_2$(即假设放线菌基液对植物生长无影响);$H_1: \xi_1 \neq \xi_2$。

(2)确定显著水平 $\alpha = 0.05$。

(3)编秩次,计算秩和。将对照处理和放线菌基液处理两个样本数据从小到大统一排序,并赋予相应的秩次,如表 5-30 所示。

表 5-30　不同处理观察值的秩次和秩和计算

对照 A	4.94	5.23	5.38	5.44	5.32	—	—	秩和 T
秩	1	2	4	5	3	—	—	15
放线菌基液	6.32	6.27	5.99	5.69	5.98	6.04	6.18	秩和 T
秩	12	11	8	6	7	9	10	63

计算较小的样本容量(对照处理)的秩和 $T = 15$。

(4)查秩和检验表,进行统计推断。查表知,当 $n_1 = 5$,$n_2 = 7$,$\alpha = 0.05$,临界的 $T_1 = 20$,$T_2 = 45$,可 $T < T_1$。拒绝原假设,即放线菌基液处理对植物生长有显著影响。

秩和检验表只适用于 $n_1 \leqslant 10$,$n_2 \leqslant 10$。当 n_1、n_2 都大于 10 时,其秩和 T 的抽

样分布已很接近于正态分布。

平均数：
$$\mu_T = \frac{n_1(n+1)}{2} \tag{5-122}$$

标准差：
$$\sigma_T = \sqrt{\frac{n_1 n_2 (n+1)}{12}} \tag{5-123}$$

因此有：

$$Z = \frac{T - \mu_T}{\sigma_T} = \frac{T - \dfrac{n_1(n+1)}{2}}{\sqrt{\dfrac{n_1 n_2(n+1)}{12}}} \sim N(0,1) \tag{5-124}$$

据此可做出单侧 z 检验和双侧 z 检验。

【例 5-17】调查不同播种深度的玉米的地中茎长度，数据如表 5-31 所示。

表 5-31　不同播种深度的地中茎长度

深播地中茎长度/cm	30	64	71	58	46	47	54	44	68	42	45	79
正常播种地中茎长度/cm	31	43	35	32	40	53	55	50	34	49	52	—

试检验两种播种深度的玉米的地中茎长度差异是否显著。

检验步骤如下：

(1)提出原假设和备择假设。$H_0:\xi_1 = \xi_2$（假设两种播种深度的玉米的地中茎长度具有相同的分布），$H_1:\xi_1 \neq \xi_2$。

(2)编秩次，计算秩和。

将两种播种深度的玉米的地中茎长度的数据从小到大排序，如表 5-32 所示。

表 5-32　两种播种深度的玉米的地中茎长度数据处理

深播地中茎长度/cm	30	64	71	58	46	47	54	44	68	42	45	79
秩	1	20	22	19	11	12	17	9	21	7	10	23
正常播种地中茎长度/cm	31	43	35	32	40	53	55	50	34	49	52	
秩	2	8	5	3	6	16	18	14	4	13	15	

计算较小样本容量的秩和为：

$$T = 2+8+5+3+6+16+18+14+4+13+15 = 104 \tag{5-125}$$

(3)计算统计量 z 值。由于两个样本容量 $n_1 = 12$、$n_2 = 11$ 都大于 10,可进行近似的 Z 检验。

$$平均数:\mu_T = \frac{n_1(n+1)}{2} = \frac{12 \times (23+1)}{2} = 144 \tag{5-126}$$

$$标准差:\sigma_T = \sqrt{\frac{n_1 n_2(n+1)}{12}} = \sqrt{\frac{12 \times 11 \times (23+1)}{12}} = 16.24 \tag{5-127}$$

因此有:

$$Z = \frac{T - \mu_T}{\sigma_T} = \frac{104 - 144}{16.24} = -2.463 \tag{5-128}$$

由此可得 $|Z| > Z_{0.05} = 1.96$,$p < \alpha = 0.05$,故拒绝原假设,接受备择假设,推断两种播种深度的玉米的地中茎长度存在显著差异。

当存在 m_i 个并列秩数据时,要进行近似的 Z 检验。利用式(5-121)时,需进行校正,校正后的 σ_T 为:

$$\sigma_T = \sqrt{\frac{n_1 n_2 \left(n^3 - n - \sum C_i\right)}{12n(n-1)}} \tag{5-129}$$

其中,C_i 是并列秩数据 m_i 的函数:

$$C_i = (m_i - 1) m_i (m_i + 1) \tag{5-130}$$

如果 $\sum C_i = 0$,即没有并列数据,仍采用式(5-121)进行 Z 检验,如例 5-18。

【例 5-18】将一种生物培养物分别等量地接种到两种综合培养基甲和乙上,共接种 11 瓶甲培养基和 15 瓶乙培养基。一周后计算培养壁上单位面积的生物培养物细胞平均贴壁数,获得的试验数据如表 5-33 所示。试问:这两种培养基的培养效果有无差异?

表 5-33　不同培养基的单位面积的生物培养物细胞平均贴壁数

单位:瓶

培养基甲	234	120	173	133	296	453	369	237	147	127	549
培养基乙	311	237	458	319	387	376	124	337	267	548	463
	376	225	383	370							

检验步骤如下:

(1)提出原假设和备择假设。$H_0 : \xi_1 = \xi_2$(即假设两种培养基的培养效果无显著差异);$H_1 : \xi_1 \neq \xi_2$。

(2)确定显著水平 $\alpha = 0.05$。

(3)编秩次,计算较小的样本容量的秩和 T。将培养基甲和培养基乙的两个处理数据从小到大统一排序,如表 5-34 所示。

表 5-34 培养基数据处理

甲	234	120	173	133	296	453	369	237	147	127	140				
秩	9	1	7	5	13	23	17	10.5	6	3	4				
乙	311	237	458	319	387	376	124	337	267	548	463	376	225	383	370
秩	14	10.5	24	15	22	19.5	2	16	12	26	25	19.5	8	21	18

因为秩次 10 和秩次 11 的数值并列,取其平均秩 10.5 作为并列秩次,其他并列数值的秩次按同样方法计算。然后计算较小的样本容量的秩和 T:

$$T = 9+1+7+5+13+23+17+10.5+6+3 = 94.5 \tag{5-131}$$

(4)计算统计量 Z。由于两个样本容量 $n_1=11, n_2=15$ 都大于 10,可进行近似的 Z 检验。

$$平均数: \mu_T = \frac{n_1(n+1)}{2} = \frac{11 \times (26+1)}{2} = 148.5 \tag{5-132}$$

本例中有 2 组并列秩次,第一组的并列秩次为 9.5,原始观察值数 $m_1=2$;第二组的并列秩次为 18.5,原始观察值数 $m_2=2$。由式(5-124)得:

$$C_1 = 1 \times 2 \times 3 = 6, C_2 = 1 \times 2 \times 3 = 6 \tag{5-133}$$

因此,有:

$$\sum C_i = C_1 + C_2 = 6 + 6 = 12 \tag{5-134}$$

于是,有:

$$\sigma_T = \sqrt{\frac{n_1 n_2 (n^3 - n - \sum C_i)}{12n(n-1)}} = \sqrt{\frac{11 \times 15(26^3 - 26 - 12)}{12 \times 26 \times (26-1)}} = 19.26 \tag{5-135}$$

$$Z = \frac{T - \mu_T}{\sigma_T} = \frac{94.5 - 148.5}{19.26} = -2.803 \tag{5-136}$$

推断:$|Z| > Z_{0.05} = 1.96$,故拒绝原假设,接受备择假设,即推断两种培养基的培养效果有显著的差异。

(二)成对数据比较的秩和检验

对于成对数据而言,有两个同分布的总体,首先从中随机抽取两两成对的样本,计算每对观察值的差数 d,然后将这些差数依其绝对值从小到大排列,并依次

给以秩次 $1,2,\cdots,n$(若 $d=0$,则不参加秩次编排),最后统计差数为正($d>0$)的秩和及差数为负($d<0$)的秩和,记差数为正(或为负)的秩和为 T。若不断重复抽样,就可以得到一个间断性的、左右对称的 T 分布。

平均数: $$\mu_T = \frac{1}{4}n(n+1) \tag{5-137}$$

标准差: $$\sigma_T = \sqrt{\frac{n(n+1)(2n+1)}{24}} \tag{5-138}$$

若没有并列的秩次可得到:

$$Z = \frac{T-\mu_T}{\sigma_T} \sim N(0,1) \tag{5-139}$$

利用式(5-130)可对 $n>50$ 的成对资料做单侧或双侧的秩和检验。若 $n\leqslant 50$ 可直接利用配对比较的秩和检验 T 临界值表作秩和检验,以实例叙述之。

【例 5-19】工厂的两个化验室每天同时从工厂的冷却水中取样测量水中的含氯量,测验结果如表 5-35 所示。判断两个化验室测量的结果有无差异。

表 5-35 两个化验室测量的水中的含氯量

单位:ppm

i	1	2	3	4	5	6	7	8	9	10	11	12
甲化验室	1.4	1.1	1.8	1.9	1.1	1.9	1.5	1.7	1.8	1.9	1.8	1.7
乙化验室	1	1.3	1.5	0.4	1.6	1.2	1.8	1.8	0.8	0.7	1	1.1

检验步骤如下(给定 $\alpha=0.05$):

(1)提出原假设和备择假设。$H_0: \xi_1 = \xi_2$(即假设两个实验室测量的结果无显著差异);$H_1: \xi_1 \neq \xi_2$。

(2)编秩次,计算正秩和 T_+ 或负秩和 T_-(用绝对值计算),确定统计量 T。

(3)计算差值。

d:$0.4,-0.2,0.3,1.5,-0.5,0.7,-0.3,-0.1,1,1.2,0.8,0.6$

(4)按绝对值大小编排秩次(若差数中有零,舍去):$5,2,3.5,12,6,8,3.5,1,10,11,9,7$。

统计 $d>0$ 正的秩和:$T_+=5+3.5+12+8+10+11+9+7=65.5$;负的秩和:$T_-=2+6+3.5+1=12.5$。

任取 T_+(或 T_-)做检验统计量 T,本例取 $T_-=12.5$,$T_+=65.5$。

(5)确定概率值和做出统计推断。查表,若检验的统计量 T 在上下界值范围内,其对应的 p 值大于表上方相应的概率水平;若 T 在上下界值范围外,则 p 值小于相应的概率水平。当 $n=12$ 时,$T_1=13$,$T_2=65$,现得 $T_-=12.5$,在 13—35 之外,$T_+=65.5$,在 13—65 之外,查得双尾概率 $p<0.05$,故否定原假设,即两个化验室测量结果有显著差异。

第六章　早期临床试验设计与统计方法

第一节　早期临床试验设计概述

Ⅰ期临床试验的主要目的是研究人对新药物的耐受程度，并通过研究提出新药物安全、有效的给药方案。一般情况下，Ⅰ期临床试验不要求评价新药物的疗效，或与旧药物的疗效进行对比，当然，亦不排除对新药物的疗效进行初步探索性观察。其适用范围为：按《新药审批办法》规定一、二类新药物需进行Ⅰ期临床试验。但三、四、五类新药物在下述情况下，则需进行耐受性试验：三类新药物在药物的相互作用下毒性可能增加者或各单药物用量超过单方法定剂量者；四类新药物在改变剂型使毒性增加者；五类新药物在对新的适应症需增加剂量才能取得疗效者。Ⅰ期临床试验包括耐受性试验和单次给药的药代动力学试验。

本章主要介绍具有代表性的 4 种Ⅰ期临床试验设计方法：3+3 设计、CRM 设计、mTPI 设计和 BOIN 设计。其中，3+3 设计是基于规则临床试验设计方法的代表，CRM 设计、mTPI 设计和 BOIN 设计都是基于贝叶斯方法的自适应设计。

第二节　3+3 设计

在Ⅰ期剂量递增临床试验中，3+3 设计是常被提及和应用的剂量递增方法，因其简单易懂，容易理解，便于操作，在大量Ⅰ期剂量递增研究中，研究者和申办方常常选择该方法去探索药物的 MTD。

探索 MTD 的基本思路是：设 $d_1, d_2, \cdots, d_J$ 为 J 个待研究的递增的剂量水平，假定 $d_1 < d_2 < \cdots < d_J$，p_d 为剂量 d 时的毒性概率，在抗肿瘤药物中，通常可以认为

治疗效果是毒性概率的不减函数,即若 $d_{i1} < d_{i2}$,则 $p_{d_{i1}} \leqslant p_{d_{i2}}$。设 p_T 为 MTD 靶水平,即受试者中出现剂量极限毒性(Dose-limiting Toxicity,DLT)事件的最大概率为 p_T。在 Ⅰ 期临床试验中,可以探索出使得毒性概率最接近 p_T 的剂量 $d_i{}^*$,并且在试验过程中,为了保证试验结果的有效性,试验设计方法至少应做到分配于剂量 $d_i{}^*$ 下进行试验的受试者比例较大,为了保证试验的安全性,试验设计方法还应该做到在高于剂量 $d_i{}^*$ 下进行试验的受试者比例较小。一般的做法是当分配一组受试者在剂量 d_i 下进行试验,根据当前的试验结果决定下一组受试者分配到剂量 d_{i-1}、d_{i+1} 后仍然在 d_i 下进行试验。下面将具体介绍传统的 3+3 设计的算法步骤。

假设在一项临床试验中,设定 i 个需要试验的剂量组,$i=1,2,3\cdots$。

第一步:一般从最低剂量组 $i=1$ 开始,先入组 3 例受试者,然后在 DLT 观察期内,观察 3 例受试者中发生 DLT 的受试者例数。

第二步:根据观察到 DLT 的受试者例数,判断是递减到上一剂量组 $i-1$,还是维持目前剂量组 i 或者递增到下一剂量组 $i+1$。具体的判断规则如下。

①如果该剂量组入组的 3 例受试者中,没有观察到 DLT 的受试者,则提示可以在更高一个剂量组 $i+1$ 进行试验,或者停止试验,同时该剂量组被选择为 MTD(当该剂量组是最高剂量组,没有更高剂量组可以递增时)。

②如果在该剂量组入组的 3 例受试者中,观察到 1 例 DLT 的受试者,则提示需要在目前的剂量组 i 继续入组 3 例受试者进行试验。此时,该剂量组便有 6 例受试者进行试验,在 DLT 观察期内,观察 6 例受试者中发生 DLT 的受试者例数。

2a:如果 6 例受试者中只有 1 例受试者发生了 DLT,即后面入组的 3 例受试者中没有观察到发生 DLT 的受试者,则提示可以在更高的一个剂量组 $i+1$ 中进行试验,或者停止试验,同时该剂量组被选择为 MTD(当该剂量组是最高剂量组,没有更高剂量组可以递增时)。

2b:如果 6 例受试者中有多于 1 例受试者发生了 DLT,即后面入组的 3 例受试者中观察到 1 例或多于 1 例 DLT 的受试者,则提示可以在更低的一个剂量组 $i-1$ 进行试验,或者停止整个试验(当该剂量组是最低剂量组,没有更低剂量组可以递减时)。

③如果该剂量组入组的 3 例受试者中,观察到多于 1 例 DLT 的受试者,则提示可以在更低的一个剂量组 $i-1$ 中进行试验。

3a:如果第 i 个剂量组为最低剂量组,此时没有可递减的更低剂量组,因此停止整个试验。

3b:如果第 i 个剂量组不是最低剂量组,同时第 $i-1$ 个剂量组只入组了 3 例受试者,则在第 $i-1$ 个剂量组追加入组 3 例受试者,此时该剂量组便有 6 例受试者进行试验,在 DLT 观察期内,观察 6 例受试者中发生 DLT 的受试者例数。重复步骤 2a 和 2b。

3c:如果第 i 个剂量组不是最低剂量组,同时第 $i-1$ 个剂量组已经入组了 6 例受试者,则该剂量组按照 3+3 设计已经不能再入组受试者,此时应该停止整个试验,同时选择第 $i-1$ 个剂量组为 MTD。

从以上的算法过程可以知道,3+3 设计的每个剂量组每次只入组 3 例受试者,同时基于 3 例受试者中观察到 DLT 的受试者例数判定是否进行剂量递增、维持和递减。该方法非常简单,容易实施。在 2006 年 4—5 月期间,美国 MD 安德森癌症中心批准通过的 22 项 I 期临床试验中有 20 项采用了 3+3 设计。但这也是一把双刃剑,每个剂量组最多只允许有 6 例受试者,在选择 MTD 时,我们也是基于 6 例受试者的信息做决策,得到的 MTD 准确性较差,结果较为保守,导致在指导 II 期临床试验时,由于剂量不足而不能显现应有的疗效。因此美国 MD 安德森癌症中心使用 3+3 设计的 I 期临床试验生成的报告中,只有约 3% 的患者对他们被分配到的治疗剂量有反应。

为了克服 3+3 设计的缺点,Simon 等提出了加速滴定的 3+3 设计。此设计的主要特点是快速地递增初始剂量,并允许对同一受试者进行剂量递增。该设计有助于减少接受低剂量治疗的受试者数量,并能加快研究进度。传统 3+3 设计的另一变体为药理学指导剂量爬坡方法(Pharmacolo Gicallyguided Dose Escalation,PGDE)。该设计假设剂量限制毒性反应可以基于动物数据通过药物血浆浓度预测。PGDE 方法分 2 个阶段进行,在第 1 阶段,实时测量每位患者的药动学数据以确定随后的剂量水平。只要血药浓度—时间曲线(AUC)面积未达到预先定义水平,就按每剂量一个患者进行剂量爬坡,剂量增量通常为 100%。一旦达到目标 AUC 或 DLT 发生,剂量爬坡方法就切换为传统的 3+3 设计,剂量增量减小(通常约 40%)。

第三节　CRM 设计

连续重评估方法(Continual Reassessment Method,CRM)是一种最早的基于模型的 I 期临床试验设计方法,也是第一个应用贝叶斯统计理论并受到广泛关注和应用的临床试验设计方法。其原理是假设药物的剂量反应关系为某一参数模型,常见的有双曲正切模型、logistic 模型、指数模型,应用贝叶斯统计整合先验信息和试验信息,求得 MTD。

CRM 设计的计算与 3+3 设计相比较为复杂。设 $d_1, d_2, \cdots, d_J$ 为 J 个待研究的递增的剂量水平,假定 $d_1 < d_2 < \cdots < d_J$,在试验开始拟设定 J 个剂量水平的毒性概率 $(p_1, p_2, \cdots, p_J)$,该概率称为骨架概率(Skeleton),$p_1 < p_2 < \cdots < p_J$,设 p_T 为 MTD 靶水平。以指数模型为例,具体的 CRM 设计算法如下。

第一步:设定参数 α 的先验密度 $f(\alpha)$,较为常见的是选择正态分布 $N(0, \sigma^2)$。即:

$$f(\alpha) = \frac{1}{\sqrt{2\pi}\sigma} \exp\left(-\frac{\alpha^2}{2\sigma^2}\right) \tag{6-1}$$

第二步:一般从最低剂量组 $j=1$ 开始,先入组 n_1 例受试者,然后在 DLT 观察期内,观察 n_1 例受试者中发生 DLT 的受试者例数。设在该剂量水平下,有 y_1 个受试者出现 DLT 反应,对应的在第 j 个剂量水平下,有 y_j 个受试者出现 DLT 反应,记 D 为观测到的数据,即 $D = \{(n_j, y_j), j = 1, 2, \cdots, J\}$,相应的似然函数为:

$$L(D \mid \alpha) = \prod_{j=1}^{J} \{p_j^{\exp(\alpha)}\}^{y_j} \{1 - p_j^{\exp(\alpha)}\}^{n_j - y_j} \tag{6-2}$$

第三步:利用贝叶斯公式,更新各个剂量下的毒性概率。即:

$$\hat{\pi}_j = \int p_j^{\exp(\alpha)} \frac{L(D \mid \alpha) f(\alpha)}{L(D \mid \alpha) f(\alpha) d\alpha} d\alpha (j = 1, 2, \cdots, J) \tag{6-3}$$

第四步:分配下一组受试者于剂量 j^* 下进行试验,$j^* = \underset{j \in 1,3,\cdots,J}{\operatorname{argmin}} |\hat{\pi}_j - p_T|$。

第五步:重复前面四步,直至达到所设定的最大样本容量,使得 $\underset{j \in 1,3,\cdots,J}{\operatorname{argmin}} |\hat{\pi}_j - p_T|$ 达到最小的 $\hat{\pi}_j$ 即为所估计的 MTD。

从上述过程可知,虽然 CRM 设计可获得准确的 MTD,并具有良好的统计特征,但 CRM 设计涉及较深奥的统计学理论和复杂的计算。首先为获得贝叶斯统计所需的先验信息,试验开始前需对各个剂量水平的毒性概率进行初步估计。然后通过标准数值积分法或马尔科夫链蒙特卡洛(Markov Chain Monte Carlo,MCMC)模拟,利用贝叶斯统计专业软件计算 MTD 的后验分布。临床试验者 CRM 原理类似一个"黑盒子",加之在试验过程中要不断更新后验分布动态计算剂量增减界值,因此早期的 CRM 设计在其实施时常常需要统计学者的全程支持,增加了操作上的难度。最后一个妨碍 CRM 设计临床应用的问题是,在试验开始前如何正确估计骨架概率,若估计不正确,则会使结果偏离实际。

以上便是 CRM 设计虽然理论完善,但发展至今仍未能被临床实际工作者广泛接受的主要原因。虽然 CRM 设计存在这些问题,但是其意义在于提出了和 3+3 设计截然不同的解决问题的新思路,通过定义模型、引入先验信息及贝叶斯方法,使得剂量探索的效率更高。

自 CRM 设计首次提出后,吸引了众多研究者对其进行扩展和改进,包括控制过量用药的剂量递增方法(EWOC),解决迟发毒性问题的时间事件方法(Time-to-Event CRM)、贝叶斯数据扩增方法(DA-CRM),解决"骨架"随意性对模型影响的贝叶斯模型平均方法(BMA-CRM)、半参数剂量递增方法及针对竞争风险的双变量 CRM 方法等。

第四节　mTPI 设计

近年来,伴随着Ⅰ期临床试验剂量探索方法研究的深入及统计学方法的发展,研究者越来越注重将统计优良特性与实际易用性相结合。因此,一类新的方法应运而生,称为模型辅助设计(Model-assisteddesigns)。这类方法的特点是剂量增减的规则类似于传统 3+3 设计,但是规则的制定则基于统计模型的估计,因此相比较于 3+3 设计具有更好的统计特性,相较于模型的方法具有更好的易用性。一个较为常见的设计就是改进的毒性概率区间设计(modified Toxicity Probability Interval,mTPI),该设计属于基于区间模型(Interval-based)的贝叶斯设计方法。

该设计的原理为:首先定义 3 个区间,分别代表当前剂量毒性过低区间(LI)、剂量毒性适当区间(EI)和剂量毒性过高区间(HI)。其中 p_T 为预定目标毒性概率,ε_1 和 ε_2 为根据临床实际确定的等效界值的上下限。然后通过贝叶斯定理分别计算上述 3 个区间的单位概率质量(Unit Probability Mass,UPM),当 LI 对应的 UPMLI 最大时,增加 1 个剂量;当 EI 对应的 UPMEI 最大时,保持当前剂量;当 HI 对应的 UPMHI 最大时,降低 1 个剂量。

mTPI 设计的具体算法如下。

第一步:首先定义等效区间 EI$[p_T-\varepsilon_1,p_T+\varepsilon_2]$($\varepsilon_1\geqslant0,\varepsilon_2\geqslant0$),此时(0,1)区间即被分割为对应于低于、等于和高于 MTD 靶水平 p_T 的 3 个子区间:$(0,p_T-\varepsilon_1)$,$[p_T-\varepsilon_1,p_T+\varepsilon_2]$,$(p_T+\varepsilon_2,1)$。

第二步：一般从最低剂量组 $j=1$ 开始，先入组 n_1 例受试者，然后在 DLT 观察期内，观察 n_1 例受试者中发生 DLT 的受试者例数。设在该剂量水平下，有 y_1 个受试者出现 DLT 反应，对应地在第 j 个剂量水平下，有 y_j 个受试者出现 DLT 反应，记 D 为观测到的数据，即 $D=\{(n_j,y_j),j=1,2,\cdots,J\}$，相应的似然函数为：

$$L(D \mid p_j) = \prod_{j=1}^{J} \{p_j\}^{y_j} \{1-p_j\}^{n_j-y_j} \tag{6-4}$$

设 p_j 的先验分布为 $beta(\alpha,\beta)$，即：

$$f(p_j) = \frac{\Gamma\alpha+\beta}{\Gamma(\alpha)+\Gamma(\beta)} p_j^{\alpha-1}(1-p_j)^{\beta-1} \tag{6-5}$$

此时，p_j 的后验分布为 $beta(\alpha+y_j,\beta+n_j-y_j)$。

第三步：基于上一步的信息，计算后验概率。若 $P(p_1>p_T \mid D)>\xi$（ξ 可取 0.95），说明最低剂量水平毒性过高，应该停止试验；同样，若 $P(p_{j+1}>p_T \mid D)>\xi$（$\xi$ 可取 0.95），则包括 $j+1$ 在内的更高剂量水平都不再参与临床试验研究。

第四步：在第三步的基础上，计算 p_j 落在 $(0,p_T-\varepsilon_1)$，$[p_T-\varepsilon_1,p_T+\varepsilon_2]$，$(p_T+\varepsilon_2,1)$ 的后验概率密度（UPM）。即：

$$UPM_{D_j} = \frac{P(p_j-p_T > \varepsilon_2 \mid D)}{1-p_T-\varepsilon_2} \tag{6-6}$$

$$UPM_{S_j} = \frac{P(-\varepsilon_1 \leqslant p_j-p_T \leqslant \varepsilon_2 \mid D)}{\varepsilon_1+\varepsilon_2} \tag{6-7}$$

$$UPM_{E_j} = \frac{P(p_j-p_T < -\varepsilon_1 \mid D)}{p_T-\varepsilon_1} \tag{6-8}$$

当 UPM_{D_j} 为最大时，分配下一组受试者进入低一级剂量水平 $j-1$ 中进行试验；当 UPM_{S_j} 为最大时，下一组受试者仍然保持在当前剂量水平 j 中进行试验；当 UPM_{E_j} 最大时，下一组受试者则进入高一级剂量水平 $j+1$ 中进行试验。

第五步：重复前面四步，直至达到所设定的最大样本容量。在满足 $P(p_{j+1}>p_T \mid D)\leqslant\xi$ 条件下，使得 $\min\limits_{j\in 1,2,\cdots,J}|\hat{p}_j-p_T|$ 达到最小的 $\hat{p}_j$ 即为所估计的 MTD。

由上述原理可知，由于 mTPI 设计决定剂量增减的标准是根据贝叶斯统计计算的概率值而不是人为确定的固定值，所以与 3+3 设计相比其准确性提高；又由于决定剂量增减的 3 个区间可在试验前给出，不需要像 CRM 设计那样对模型进行实时重复计算，因此大大简化了其实际操作流程。值得注意的是，尽管 mTPI 设计规定了相应的安全停止规则，但由于通常宽度较大，因此 mTPI 设计有分配受试者到毒性过高剂量的风险。Guo 等提出 mTPI-2 设计以缓解 mTPI 设计剂量过度的问题。

第五节　BOIN 设计

贝叶斯最优区间设计(Bayesian Optimal Interval Design,BOIN)也是一种基于贝叶斯方法的区间设计。与 mTPI 设计/mTPI-2 设计相比,BOIN 设计更为简洁。BOIN 设计不需要提前计算后验分布,仅需将当前剂量下观察到的 DLT 率与事先定义的剂量增减界值比较即可进行决策。其剂量分配规则为:在当前剂量水平高于 MTD 时应减少剂量,在当前剂量水平低于 MTD 时应增加剂量,在当前剂量水平等于或接近 MTD 时保持当前剂量。

BOIN 设计的具体算法如下。

第一步:一般从最低剂量组 $j=1$ 开始,先入组 n_1 例受试者,然后在 DLT 观察期内,观察 n_1 例受试者中发生 DLT 的受试者例数。

第二步:在当前剂量水平 j 下,假设 n_j 名受试者中有 m_j 名受试者出现毒性反应,令 $\hat{p}_j = m_j/n_j$ 表示剂量水平 j 下的观测毒性比例,λ_e 和 λ_d 分别表示预先设定的剂量上升阈值和剂量下降阈值,其中 $0 \leqslant \lambda_e < \lambda_d \leqslant 1$。

如果 $\hat{p}_j \leqslant \lambda_e$,分配下一组受试者进入高一级剂量水平 $j+1$ 中进行试验;如果 $\hat{p}_j \geqslant \lambda_d$,分配下一组受试者进入低一级剂量水平 $j-1$ 中进行试验;否则,下一组受试者仍在当前剂量 j 中进行试验。

第三步:重复第二步,直至达到所设定的最大样本容量。得到所有剂量的毒性估计后,选择毒性估计最接近 p_T 的剂量即为所估计的 MTD。

研究表明,贝叶斯设计方法在有效性和安全性上均优于 3+3 设计,CRM 设计、mTPI 设计和 BOIN 设计在选择 MTD 靶水平、分配受试者等方面效果接近,但是 CRM 设计需要选择骨架概率,因此 mTPI 设计和 BOIN 设计在操作上优于 CRM 设计,并且在安全性上,mTPI 设计和 BOIN 设计也优于 CRM 设计。将受试者分配到毒性过大的剂量的概率选择上,BOIN 设计优于 mTPI 设计。尽管 BOIN 设计简单直观,但在准确性和安全性方面具有比更为复杂的 CRM 设计更为优良的性能且优于 mTPI 设计。BOIN 设计还允许临床研究者通过选择适当的目标 DLT 率校准设计,以满足监管机构特定的安全要求。

综合而言,BOIN 设计在简易性、准确性、安全性和稳健性上均表现突出,且易于和临床人员沟通,是一个值得我国学者高度关注的 I 期临床试验剂量探索新方法。

此外,BOIN 设计还可以有很多的应用,例如适用于联合用药的设计,同时探索药物毒性和药物疗效的设计,研究终点为时间事件指标的设计,用于处理多种毒性结局的设计,以及可在一个统一框架下处理毒性终点指标为等级、二分类或连续型资料的设计等。

第七章 传统 II 期临床试验设计

第一节 常见 II 期临床试验设计

II 期临床试验是对新疗法、新药物或新的手术方法治疗效果的初步评价阶段，其目的主要是判断试验药物或试验操作是否具有明显的治疗效果，应用于患者所获得的收益是否大于风险，并为 III 期临床试验的决策提供充分依据，是最常见的试验阶段。

在传统的 II 期临床试验中，通常利用二分法的终点检测来评估新疗法，进而对干预做出"接受"或"拒绝"的回答。对于肿瘤学临床试验，还可以通过实体瘤反应来确定评估标准（RECIST）。在 II 期药物临床试验中，对于不适合或者无法设置对照组的传统试验设计，一般采用单臂研究（Single Arm Study）的方法，该方法经常应用在肿瘤学研究及其他研究中。

单臂研究即单组临床试验。顾名思义，在单臂研究中不设对照组，而仅有试验组。单臂研究并不意味着试验结果没有参照的对象，实际上，它的参照对象就是前面章节中提到过的"外部对照"。参与研究的所有受试者均接受相同的治疗，并且在研究结束时通过测量得到一定的结果，然后与具有相似试验条件和受试者的历史研究的先验估计进行比较，从而做出判断结果。

单臂试验根据试验阶段的不同又可以分为单臂单阶段设计（Single Arm Single Stage Design）和单臂多阶段设计（Single Arm Multi-stage Design）。单臂单阶段设计是最简单的试验设计，当受试者人数满足样本容量且都接受治疗后，根据治疗的效果得到试验的结论。单臂单阶段设计很明显的一个缺陷是即便在达到最终样本容量之前发现治疗是无效的，也不能终止试验，这会产生伦理学问题和导致经济资源的浪费。从符合伦理道德和节约成本的方面考虑，为了更好地保护每一位受试者，当试验组的表现并未达到预期的治疗效果时，研究者往往希望能够尽早终止对该试验组的研究。因此,相较于单臂单阶段设计,单臂多阶段设计在临床研究中的应用更为广泛。

单臂多阶段设计多以 Simon 两阶段设计为基础。Simon 两阶段设计可以改善单阶段设计中的缺陷,有助于减少接受无效治疗的受试者的数量,同时能够避免更多阶段设计中多次纳入受试者的困难和时间上的延迟,是多阶段设计中应用最为广泛的一种。下面将具体介绍单阶段设计、Gehan 两阶段设计和 Simon 两阶段设计。

第二节　单阶段设计

单阶段设计是Ⅱ期临床试验中最简单的一种设计方法。常用的 Fleming-A'Hern 单阶段设计基本原理如下:根据所采取的临床试验的特点,预先给定一个临界值 r,在样本容量为 N 的病例数中,如果选取的试验药物仅对 r 名甚至更少的受试者有明显的效果,则试验终止。假设对照药物的有效率为 p_0,预期试验药物的有效率为 p_1,假设检验为:$H_0: p = p_0; H_1: p = p_1$,$\alpha$ 为假设检验水平,β 为假设检验中犯第二类错误的概率,$1 - \beta$ 为假设检验的功效。记每个患者的反应服从有效率为 p 的二项分布,则由二项分布的有关知识可知,在 n 名受试者中,恰好有 x 例有效的概率为:

$$P(X = x) = b(x; n, p) = \binom{n}{x} p^x (1 - p)^{n-x} \tag{7-1}$$

其中,$x = 0, 1$。在 n 名受试者中,至多有 r 例有效的累计概率为:

$$P(X \leqslant r) = B(r; n, p) = \sum_{x \leqslant r} b(x; n, p) \tag{7-2}$$

此时单阶段设计试验的终止概率(Probability of Termination)为:

$$PET = B(r; n, p) = \sum_{x \leqslant r} b(x; n, p) \tag{7-3}$$

需要注意的是,样本容量 n 和临界值 r 应当满足下面两个条件:

$$PET(p_0) \geqslant 1 - \alpha, PET(p_1) \leqslant \beta \tag{7-4}$$

通常情况下,单阶段设计中样本容量 n 和临界值 r 的设定应满足使得对照组药物的有效率 $p_0 \leqslant 0.3$,且试验组药物和对照组药物之间有效率的差值 $p_1 - p_0$ 位于区间(0.1,0.2)内。当 $p_1 - p_0 = 0.15$ 和 $p_1 - p_0 = 0.20$ 时，Fleming-A'Hern 单阶段设计的样本容量 n 和临界值 r（p_0 分别取 0.05、0.1、0.15、0.2、0.25 和 0.3），如表 7-1 所示。

表 7-1　Fleming-A'Hern 单阶段设计的样本容量及临界值（$p_1 - p_0 = 0.15, 0.20$）

对于每个（p_1, p_0），有 $(\alpha, \beta) = (0.1, 0.2), (0.05, 0.2), (0.1, 0.1), (0.05, 0.1)$

p_0	p_1	r	n	p_0	p_1	r	n
0.05	0.2	2	21	0.05	0.25	2	16
		3	27			2	16
		3	33			2	20
		4	38			3	25
0.1	0.25	5	31	0.1	0.3	3	18
		7	40			5	25
		6	40			4	25
		9	55			6	33
0.15	0.3	8	37	0.15	0.35	5	22
		11	48			7	28
		11	53			7	32
		14	64			9	38
0.2	0.35	12	44	0.2	0.4	7	24
		16	56			11	35
		16	61			10	36
		21	77			14	47
0.25	0.4	15	46	0.25	0.45	9	26
		21	62			13	36
		20	64			13	47
		27	83			17	26
0.3	0.45	19	50	0.3	0.5	12	30
		26	67			16	39
		26	71			15	39
		35	93			21	53

从表 7-1 可知,$p_1 - p_0 = 0.15$ 时,单阶段设计的样本容量 n 和临界值 r 会大于 $p_1 - p_0 = 0.20$ 时的样本容量 n 和临界值 r,即 $p_1 - p_0$ 差值越大,反而样本容量 n 和临界值 r 会偏小。

第三节　Gehan 两阶段设计

Gehan 两阶段设计是 1961 年首次由 Gehan 提出的,曾在 20 世纪 70 年代广泛流行。其基本原理是:如果在第一阶段的 n_1 个病例中,没有观察到有效反应,则试验终止;如果在第一阶段观察到一个或一个以上的有效病例,则试验进入第二阶段。第一阶段的样本容量 n_1 满足 $P(X=0) = b(0; n_1, p_1) = (1-p_1)^{n_1} = \beta$。当 $p = p_1$ 时,n_1 个病例中未出现有效病例的概率,即试验被认为无效而终止(假阴性)的概率为 β。第二阶段的样本容量 n_2 取决于第一阶段实际观测到的有效病例数 r_1 和预先设置标准误 SE,$SE = \sqrt{\dfrac{P_U(1-P_U)}{n_1 + n_2}}$,其中 $B(r_1; P_U, n_1) = 0.25$。在 Gehan 两阶段设计中,通常取预期试验物药的有效率 $p_1 \in (0.2, 0.5)$,第一阶段实际观察到的有效病例数 $r_1 = 1, 2, 3, 4, 5, 6$,$SE = 0.05, 0.1$,可以得到两个阶段的样本容量,结果如表 7-2 所示。

表 7-2　Gehan 两阶段设计的样本容量

p_1	n_1	n_2					
		$r_1 = 1$	$r_1 = 2$	$r_1 = 3$	$r_1 = 4$	$r_1 = 5$	$r_1 = 6$
0.2	14	1	6	9	11	11	11
	14	46	64	76	83	86	85
	11	7	11	14	14	14	11
	11	60	78	87	89	86	76
0.25	11	12	14	14	14	11	8
	11	60	78	87	89	86	76
	9	11	15	16	15	12	7
	9	71	87	91	87	74	54

续　表

p_1	n_1	n_2					
		$r_1=1$	$r_1=2$	$r_1=3$	$r_1=4$	$r_1=5$	$r_1=6$
0.3	9	11	15	16	15	12	7
	9	71	87	91	87	74	54
	7	16	18	17	12	5	1
	7	83	93	88	69	41	9
0.35	7	16	18	17	12	5	1
	7	83	93	88	69	41	9
	6	18	19	15	8	1	—
	6	90	93	78	49	12	—
0.4	6	18	19	15	8	1	—
	6	90	93	78	49	12	—
	5	20	19	11	1	—	—
	5	95	88	58	16	—	—
0.45	6	18	19	15	8	1	—
	6	90	93	78	49	12	—
	4	21	15	3	—	—	—
	4	96	70	22			
0.5	5	20	9	11	1	—	—
	5	95	88	58	16	—	—
	4	21	15	3	—	—	—
	4	96	70	22			

注:对于每个 p_1,有 $(1-\beta, SE) = (0.95, 0.1), (0.95, 0.05), (0.9, 0.1), (0.9, 0.05)$。

由表 7-2 可知,第一阶段的样本容量取决于 $1-\beta$ 和 p_1,与 SE 无关。当 p_1 一定时,$1-\beta$ 越大,n_1 越大;当 $1-\beta$ 一定时,p_1 越大,n_1 越小。第二阶段的样本容量取决于第一阶段的有效病例数和 SE,而且对标准误很敏感。

第四节　Simon 两阶段试验设计

一、基本思想和基本假设

在 Gehan 两阶段设计之后，Simon 提出了一种新的两阶段设计的方法，并逐渐发展成为目前应用最为广泛的两阶段设计方法。

Simon 两阶段设计的基本思想是：在第一阶段，有 n_1 名患者进入试验并接受治疗，如果有效病例的数量小于或等于第一阶段的临界值 r_1，则不能拒绝原假设，认为该种新疗法无效，研究就此终止；若有效病例数大于第一阶段临界值 r_1，则研究继续进行到第二阶段，使另外的 n_2 名患者进入试验，并对新的受试者施加新疗法。在两个阶段总的 $n(n=n_1+n_2)$ 名受试者中，若总的有效病例数小于或等于第二阶段的临界值 r，也认为原假设成立，即不能认为该种新疗法有效；若有效病例总数大于临界值 r，则拒绝原假设，认为该疗法能够达到一定的疗效，可以考虑进行下一期的临床试验研究。实际上，当在第一个阶段就观察到较好的反应率时，可以通过给定一个上边界来判断新疗法有效，并提前停止试验。但这一做法需要严谨的理论来支持论证，因此本节仅考虑试验终止是由于新疗法缺乏效果所导致的。

假设 $b(\cdot;n,p)$ 和 $B(\cdot;n,p)$ 分别是二项分布的分布律和累计分布函数，其中 p 为成功概率，n 为试验次数。对于 Simon 两阶段试验设计，拒绝治疗即接受原假设的概率可以表示为：

$$R(p) = B(r_1;n_1,p) + \sum_{x=r_1+1}^{\min(n_1,r)} b(x;n_1,p)B(r-x;n_2,p) \qquad (7\text{-}5)$$

根据二项分布的性质可知，在 Simon 两阶段设计中，试验在第一阶段提前终止的概率为：

$$PET_1 = B(r_1;n_1,p) = \sum_{x \leqslant r} b(x;n_1,p) \qquad (7\text{-}6)$$

在第二阶段终止的概率为：

$$PET_2 = \sum_{x=r_1+1}^{\min(n_1,r)} b(x;n_1,p)B(r-x;n_2,p) \qquad (7\text{-}7)$$

则试验在第一阶段和第二阶段终止的总概率为：

$$PET = PET_1 + PET_2 \tag{7-8}$$

设计是否在第一阶段就提前终止取决于在 n_1 位患者中观察到的真实反应率 p。

期望样本容量（Expected Sample Size，ESS）表示在 p_0、p_1 和 α、β 相同的条件下，重复试验所需要的平均样本容量，其计算公式为：

$$ESS = n_1 + n_2(1 - PET_1) \tag{7-9}$$

最大样本容量 n 表示试验在进行完两个阶段后所需的总的样本容量，也即完成整个试验可能需要的最大样本容量 $n = n_1 + n_2$。

Simon 两阶段试验设计主要取决于第一阶段的受试者数量 n_1、第二阶段受试者数量 n_2、两个临界值 r_1 和 r，其中有 $r_1 < r$。样本容量和临界值的选择是通过这样的方式计算的：给定预先设定的总样本容量 n、拒绝原假设的最大反应率 p_0、接受原假设的最小反应率 $p_1(p_0 < p_1)$、犯第一类错误的概率 α 及假设检验的功效 $1 - \beta$，找到所有满足 $PET(p_0) \geqslant 1 - \alpha$ 且 $PET(p_1) \leqslant \beta$ 的 (n, n_1, r_1, r)。

理论上来讲，只有当试验药物的疗效很差时才可以提前终止试验，而当药物具有显著活性$(p \geqslant p_1)$时，通常会继续研究更多的患者，以及估计治疗效果的比例、程度及持久性。

在应用 Simon 两阶段试验设计时，可以利用历史数据去估计拒绝原假设的反应率，利用新疗法的目标反应率得到接受原假设的反应率。需要注意的是，无论第一阶段观察到的反应率如何，第二阶段的样本容量都是固定的。面对参数众多而导致无法确定样本容量的选择原则，Simon 提出了两种设计原则来选择参数集，下面将具体介绍这两种原则：最优两阶段设计和 Minimax 两阶段设计。

二、最优两阶段设计和 Minimax 两阶段设计

Simon 提出了两种设计准则：最优两阶段设计（Optimal Two-stage Design）和极大极小两阶段设计（Minimax Two-stage Design）。设计准则不同，所选取的参数集 (n, n_1, r_1, r) 也不尽相同。对于最优两阶段设计，其准则是在所有满足 α、β 条件的 (n, n_1, r_1, r) 中，选择当 $p = p_0$ 时能够使得 $ESS(p_0)$ 最小的参数组合 (n, n_1, r_1, r)。极大极小设计准则是在所有满足 α、β 条件的 (n, n_1, r_1, r) 中，选择能够使得最大样本容量 n 最小的参数组合 (n, n_1, r_1, r)。

对于 $(p_0, p_1, \alpha, \beta)$ 的给定值，Simon 通过精确的二项分布概率来确定最优两阶

段设计的取值。根据预先设定的总样本容量 N 中的每个值,以及在区间$(1,n-1)$中的每个 n_1 值,可以确定整数值 r_1 和 r,其中 $r_1 \in (0, n_1)$。这两个整数满足两个约束条件并且当 $p=p_0$ 时能够使得期望样本容量最小,此时的参数组合就是最优的两阶段设计。

类似地,对于第一阶段临界值 r_1 的每个取值,都可以确定与其对应的 r 的最大值,此时的 r 应满足第二类错误的约束条件。然后检查每一组参数组合(n, n_1, r_1, r)是否满足第一类错误的约束。若两个约束条件都能满足,就将此时的预期样本容量大小与之前可行设计中能够达到的最小样本容量进行比较。然后在保持样本容量 n 固定的情况下,在 n_1 的可行范围内继续寻找最大样本容量 n 的最优两阶段设计。在循环的过程中,如果预设的样本容量不足,则在达到最优化设计的最大样本容量之前循环就有可能已经终止,导致得到的结果缺乏可靠性。因此,Simon 指出预设的样本容量应有最小值:

$$\overline{p}(1-\overline{p})\left(\frac{z_{1-\alpha}+z_{1-\beta}}{p_1-p_0}\right)^2 \tag{7-10}$$

其中:

$$\overline{p}=\frac{p_0+p_1}{2} \tag{7-11}$$

当然,样本容量值过大也有一定的负面影响,如循环时间过长导致试验设计的效率低下等。因此需要综合考虑,根据上述公式和实际情况设置合理的样本总容量。基于这个起始点,从 n 的最小值向上进行循环,直到确定最优值,从而可以得到满足错误概率约束条件的非零两阶段最优设计的最大样本容量的最小值,也即 Minimax 两阶段设计的参数组。

三、最优两阶段设计和 Minimax 两阶段设计的比较

Minimax 两阶段设计和最优两阶段设计都已在临床试验中被广泛应用,这两种设计方法中样本量大小的差异十分明显:尽管 Minimax 设计的最大样本容量较小,但其预期样本容量常常比最优两阶段设计的预期样本容量大很多。

不同设计参数下两种试验设计的参数选择(如表 7-3、表 7-4 所示),其试验药物与对照药物之间的差值分别为 $p_1-p_0=0.20$ 和 $p_1-p_0=0.15$。对于 p_1 和 p_0 的每个取值,对应的 3 行数据分别是$(\alpha, \beta)=(0.10, 0.10)$,$(0.05, 0.20)$,$(0.05, 0.10)$时的设计方案,表格左侧为满足约束条件的 Simon 最优两阶段设计,表格右侧为满足约束条件的极大极小两阶段设计。

根据 SAS 软件的相应操作可以得到第一阶段临界值 r_1、第一阶段样本容量 n_1、第二阶段临界值 r_2、总样本容量 n、期望样本容量 ESS 及试验在第一阶段就终止的概率 PET_1。在表 7-3 中,第一行的结果为:①最优设计结果表示的是当 $p_0 = 0.05,p_1 = 0.25$ 时,根据精确的二项概率分布计算可知,该试验设计在第一阶段纳入 9 位受试者,若没有观察到任何有效结果,则试验终止;否则试验进行到第二阶段,再纳入 15 位新的受试者,共计样本容量为 24,期望样本容量为 14.5。对于反应率 0.05 的对照组药物,该两阶段试验提前终止的概率为 0.63。②Minimax 设计结果表示的是当 $p_0 = 0.05,p_1 = 0.25$ 时,第一阶段纳入 13 位受试者,若没有观察到任何有效结果,则试验终止;否则试验进行到第二阶段,再纳入 7 位新的受试者,共计样本容量为 20,期望样本容量为 16.4。对于反应率 0.05 的对照组药物,该两阶段试验提前终止的概率为 0.51。

表 7-3 $p_1 - p_0 = 0.20$ 时的设计

p_0	p_1	最优设计				Minimax 设计			
		$\leqslant \dfrac{r_1}{n_2}$	$\leqslant \dfrac{r_2}{N}$	$ESS(p_0)$	$PET(p_0)$	$\leqslant \dfrac{r_1}{n_2}$	$\leqslant \dfrac{r_2}{N}$	$ESS(p_0)$	$PET(p_0)$
		0/9	0/24	14.5	0.63	0/13	2/20	16.4	0.51
0.05	0.25	0/9	2/17	12.0	0.63	0/12	2/16	13.8	0.54
		0/9	3/30	16.8	0.63	0/15	3/25	20.4	0.46
		1/12	5/35	19.8	0.65	1/16	4/25	20.4	0.51
0.10	0.30	1/10	5/29	15.0	0.74	1/15	5/25	19.5	0.55
		2/18	6/35	22.5	0.71	2/22	6/33	26.2	0.62
		3/17	10/37	26.0	0.55	3/19	10/36	28.3	0.46
0.20	0.40	3/13	12/43	20.6	0.75	4/18	10/33	22.3	0.50
		4/19	15/54	30.4	0.67	5/24	13/45	31.2	0.66
		7/22	17/46	29.9	0.67	7/28	15/39	35.0	0.36
0.30	0.50	5/15	18/46	23.6	0.72	6/19	16/39	25.7	0.48
		8/24	24/63	34.7	0.73	7/24	21/53	36.6	0.56
		7/18	22/46	30.2	0.56	11/28	20/41	33.8	0.55
0.40	0.60	7/16	23/46	24.5	0.72	17/34	20/39	34.4	0.91
		11/25	32/66	36.0	0.73	12/29	27/54	38.1	0.64

p_0	p_1	最优设计				Minimax 设计			
		$\leqslant \frac{r_1}{n_2}$	$\leqslant \frac{r_2}{N}$	$ESS(p_0)$	$PET(p_0)$	$\leqslant \frac{r_1}{n_2}$	$\leqslant \frac{r_2}{N}$	$ESS(p_0)$	$PET(p_0)$
0.50	0.70	11/21	26/45	29.0	0.67	11/23	23/39	31.0	0.50
		8/15	26/43	23.5	0.70	12/23	23/37	27.7	0.66
		13/24	36/61	34.0	0.73	14/27	32/53	36.1	0.65
0.60	0.80	6/11	26/38	25.4	0.47	18/27	24/35	28.5	0.82
		7/11	30/43	20.5	0.70	8/13	25/35	20.8	0.65
		12/19	37/53	29.5	0.69	15/26	32/45	35.9	0.48
0.70	0.90	6/9	22/28	17.8	0.54	11/16	20/25	20.1	0.55
		4/6	22/27	14.8	0.58	19/23	21/26	23.2	0.95
		11/15	29/36	21.2	0.70	13/18	26/32	22.7	0.67

由对比表格结果可以发现：在满足两类错误概率约束的前提下，最优两阶段设计并不一定能达到最小化最大样本容量的目标。比如当 $(\alpha, \beta) = (0.10, 0.10)$，$(p_0, p_1) = (0.30, 0.50)$ 时，表 7-3 中最优两阶段设计的最大样本容量为 46，而 Minimax 两阶段设计的最大样本容量仅为 39；最优两阶段设计的期望样本容量为 29.9，Minimax 设计的期望样本大小为 35，相较于以最小化期望样本容量为目的的最优两阶段设计增加了 17%。

表 7-4　$p_1 - p_0 = 0.15$ 时的设计

p_0	p_1	最优设计				Minimax 设计			
		$\leqslant \frac{r_1}{n_2}$	$\leqslant \frac{r_2}{N}$	$ESS(p_0)$	$PET(p_0)$	$\leqslant \frac{r_1}{n_2}$	$\leqslant \frac{r_2}{N}$	$ESS(p_0)$	$PET(p_0)$
0.05	0.20	0/12	3/37	23.5	0.54	0/18	3/32	26.4	0.40
		0/10	3/29	17.6	0.60	0/13	3/27	19.8	0.51
		1/21	4/41	26.7	0.72	1/29	4/38	32.9	0.57
0.10	0.25	2/21	7/50	31.2	0.65	2/27	6/40	33.7	0.48
		2/18	7/43	24.7	0.73	2/22	7/40	28.8	0.62
		2/21	10/66	36.8	0.65	3/31	9/55	40.0	0.62

续　表

p_0	p_1	最优设计				Minimax 设计			
		$\leqslant \frac{r_1}{n_2}$	$\leqslant \frac{r_2}{N}$	$ESS(p_0)$	$PET(p_0)$	$\leqslant \frac{r_1}{n_2}$	$\leqslant \frac{r_2}{N}$	$ESS(p_0)$	$PET(p_0)$
0.20	0.35	5/27	16/63	43.6	0.54	6/33	15/58	45.5	0.50
		5/22	19/72	35.4	0.73	6/31	15/53	40.4	0.57
		8/37	22/83	51.4	0.69	8/42	21/77	58.4	0.53
0.30	0.45	9/30	29/82	51.4	0.59	16/50	25/69	56.0	0.68
		9/27	30/81	41.7	0.73	16/46	25/65	49.6	0.81
		13/40	40/110	60.8	0.70	27/77	33/88	78.5	0.86
0.40	0.55	16/38	40/88	54.5	0.67	18/45	34/73	57.2	0.56
		11/26	40/84	44.9	0.67	28/59	34/70	60.1	0.90
		19/45	49/104	64.0	0.68	24/62	45/94	78.9	0.47
0.50	0.65	18/35	47/84	53.0	0.63	19/40	41/72	58.0	0.44
		15/28	48/83	43.7	0.71	39/66	40/68	66.1	0.95
		22/42	60/105	62.3	0.68	28/57	54/93	75.0	0.50
0.60	0.75	21/34	47/71	47.1	0.65	25/43	43/64	54.4	0.46
		17/27	46/67	39.4	0.69	18/30	43/62	43.8	0.57
		21/34	64/95	55.6	0.65	48/72	57/84	73.2	0.90
0.70	0.85	14/20	45/59	36.2	0.58	15/22	40/52	36.8	0.51
		14/19	46/59	30.3	0.72	16/23	39/49	34.4	0.56
		18/25	61/79	43.4	0.66	33/44	53/68	48.5	0.81
0.80	0.95	5/7	27/31	20.8	0.42	5/7	27/31	20.8	0.42
		7/9	26/29	17.7	0.56	7/9	26/29	17.7	0.56
		16/19	37/42	24.4	0.76	31/35	35/40	35.3	0.94

　　不难看出，当 p_0、p_1 固定时，α、β 的取值越小，两阶段设计所需的样本容量就越大；而当 α 和 β 固定时，p_0、p_1 相差得越大，所需的样本容量就越小。当 $(p_0, p_1, \alpha, \beta)$ 都固定不变时，最优两阶段设计在第一阶段的样本容量更小，从而使得期望样本容量也减小，且在 $p = p_0$ 的条件下，试验设计在第一阶段由于反应量不够而提前终止的可能性更大。在最大样本容量方面，Minimax 两阶段设计的取值显然更小。

第八章　适应性设计

第一节　适应性设计概述

适应性设计（Adaptive Design），又叫自适应设计，是指在试验开始之后，在不破坏试验的整体性与有效性的前提下，依据前期试验所得的部分结果调整后续试验方案，及时发现与更正试验设计之初不合理的假设，从而减少研究成本，缩短研究周期的一大类研究设计方法的总称。

适应性设计强调的是可以根据前期研究中得到的结果对后续的研究方案进行调整。适应性设计允许试验在整个药物制造过程的任何阶段都具有灵活性。在临床试验中可能会有不同形式的适应，如样本容量重新估计，适应性分配，因疗效或无效而早期停止。这些适应性设计提倡减少样本容量，缩短试验时间，增加患者接受更好治疗的可能性，等等。除此以外，还可以通过前期试验的结果调整各治疗组的受试者分配比例，增加治疗组，甚至改变研究终点或者改变统计假设。下面将介绍几种在 Simon 两阶段设计上发展起来的适应性设计方法。

第二节　Ⅱ期临床试验的最优自适应两阶段设计

在Ⅱ期临床试验中，通常利用二元结果来评估新疗法，进而对新疗法干预做出"是"或"否"的回答。对于肿瘤学临床试验，可以通过实体瘤响应评估标准（RECIST）确定响应标准。在Ⅱ期肿瘤学的试验中，传统试验通常在单臂研究中进行，该研究也应用在艾滋病等其他研究中。参加研究的所有患者均接受相同的治疗，并且在研究结束时获得它们的测量结果，然后与具有相似试验条件和患者的历史研究的先验估计进行比较。这种方法并不局限于肿瘤学,在艾滋病和胃食管的相关领域中也有所运用。从道德方面和经济方面考虑,为了更好地保护患者和节约样本容量,试验应该允许在中期分析之后,尤其是在确认治疗无效的情况下提前停止。因此,多阶段试验设计通常应用更为广泛。在这些多阶段设计中,最受欢迎的是Simon 的两阶段设计。

Simon 提出了两种最优设计:一种是使预期的样本大小在原假设条件下预期样本数最小化的最优设计;另一种是在最大样本容量最小的情况下,预期样本数最小的 Minimax 设计。Simon 的设计仅允许当试验无效时在第一阶段提前停止。后来,Mander 和 Thompson 改进了 Simon 的设计,通过引入一个额外的设计参数作为停止标准来表示第一阶段试验有效或无效,并且使改进后的设计的 MSS 小于或等于 Simon 的设计。

在 Simon 的设计和由 Mander 和 Thompson 改进后的 Simon 的设计中,第二阶段的样本容量总是固定的,不允许根据第一阶段观察到的结果进行修改。为了使设计更加灵活高效,自适应设计允许第二阶段样本大小取决于第一阶段的响应者数量,即认为第二阶段的样本容量大小是第一阶段的响应者数量的函数。如此,就可以根据第一阶段的响应者数量来选择第二阶段的样本容量,甚至有可能直接终止试验。

很容易证明 Simon 的优化设计是自适应设计的一个特例,因此,最优自适应设计的预期样本容量始终小于或等于 Simon 的设计。在 II 阶段研究的几种最优自适应设计临床试验中,大多数是基于预期样本数最小的最佳标准。Banerjee 和 Tsiatis 通过贝叶斯决策理论提出了一种最优自适应设计,并且在考虑 I 类和 II 类错误率的基础上进行反向归纳,进而使预期损失最小。与 Simon 的最优设计相比,Banerjee 和 Tsiatis 提出的最优自适应设计的样本容量更少。后来,Englert 和 Kieser 提出了一种基于条件误差函数(Conditional Error Function)和高效搜索策略(High-efficiency Searching Strategies)的最优自适应两阶段设计。虽然这些自适应设计保证了 I 类和 II 类错误率,但是这些设计具有一些与预期相反的特征,即随着第一阶段观察到的响应数量的增加,第二阶段的样本容量可能增加。Shan 等提出了另一种最优自适应两阶段设计,解决了一些与预期相反的问题。下面将具体介绍这 3 种不同的最优自适应两阶段设计。

一、单臂研究的最优自适应两阶段设计

Ⅱ期临床试验的一个主要任务是证明一种新疗法是否具有足够的活性,通常使用假设 $H_0:p \leq p_0, H_1:p \geq p_1$,其中 p_0 表示检验的试验药物为低活性药物,即响应概率(Response Probability)低,p_1 则指的是期望的响应概率,如果响应概率大于 p_1 则认为药物有效。Simon 的最优两阶段设计由四个设计参数 (n, n_1, r_1, r) 定义,n_1 和 n 分别为第一阶段样本容量和总样本容量,r_1 和 r 为相应的临界值,用来与试验决策的观测响应数量进行比较。第二阶段的样本 $n-n_1$ 在试验中是固定的。在癌症的临床试验中,由于样本容量相对较小,因此在这一阶段获取尽可能多的信息就显得非常重要。不考虑在第一阶段后就停止试验的情况下,单臂Ⅱ期临床试验的样本容量需要优化。

为了使得设计更加灵活有效,可以对 Simon 的两阶段设计进行优化,即允许第二阶段的样本容量根据第一阶段的设计参数 $(n_1, n_2(S), r(S))$ 而定,由于第二阶段的样本容量较为灵活称之为自适应两阶段单臂临床试验设计。其中 $S=\{0,1,2,\cdots, n_1\}$ 是第一阶段可能得到的响应数量,$n_2(S)$ 和 $r(S)$ 为第二阶段样本量和第二阶段的相关临界值,均为 S 的函数。假设试验应当在第一阶段停止时,此时没有观测到反应,即 $n_2(S)=0$。该自适应设计与其他自适应单臂设计相同,均允许试验在第一阶段无效或有效时候停止,对于每个可能观察到的响应数量 S,是否拒绝原假设由二元变量 D 表示。$D=1$ 表示拒绝原假设,并宣布药物有效;$D=0$ 表示药物无效。D 取决于这两个阶段观测到的数据 $n_2(S)$ 和 $r(S)$。

拒绝原假设的条件概率记为 $D(s|p_0)=1-B(r(s)-s, n_2(s), p_0)$,其中 $B(x, y, z)$ 是观测值 x 的二项分布的累计概率函数,大小为 y,概率为 z。注意:当研究在第一阶段因为有效或无效停止时,$D(s)$ 分别为 0 或 1。

在上述问题中,关键的就是在满足 α 和 β 限制的条件下,最小化 $p=p_0$ 时的期望样本容量,即寻找最优的两阶段设计。

(一)EK 设计

Englert 和 Kieser 提出一种新的寻找最优两阶段设计的方法,称之为 EK 设计(EK-design)。定义总体的第一类错误率就是该条件概率的加权函数。

$$TIE(p_0) = \sum_{s=0}^{n_1} D(s \mid p_0) \times P(S=s \mid p_0) \tag{8-1}$$

其中，$P(S=s|p_0)=b(S,n_1,p_0)$ 为给定 n_1 时第一阶段响应数量为 0 的概率，$b(x,y,z)$ 为二项分布的分布律。如果第二阶段的 p 值：

$$p_{2,s}(l) = 1 - B\{l-1,n_2(s),p_0\} \leqslant D(s) \tag{8-2}$$

则在第二阶段后拒绝原假设。其中，l 表示第二阶段观测到的响应数。从响应的数量来看，如果第二阶段后观察到的响应总数超过边界 $r(s)$，则拒绝原假设。因此，如果下列不等式之一成立，则拒绝原假设。

$$l+s > r(s) \tag{8-3}$$

$$\Leftrightarrow l-1 \geqslant r(s) - s \tag{8-4}$$

$$\Leftrightarrow 1 - B\{l-1,n_2(s),p_0\} \leqslant 1 - B\{r(s)-s,n_2(s),p_0\} \tag{8-5}$$

$$\Leftrightarrow p_{2,s}(l) \leqslant D(s) \tag{8-6}$$

第一个和最后一个不等式的等价性表明，基于离散条件误差函数（Discrete Condition Error Function）的决策与基于根据观测到的响应数量制定的边界的阶段设计的经典评估是相同的。为了构造最优的自适应第二阶段设计，因此仅考虑离散条件误差函数就足够了。

对于任意给定的 n_2 和 $D(s)$ 的值，即可能的条件类型 I 的错误率为：

$$\mathbb{P}_{2,n_2} := \{1 - B(x-1,n_2,p_0) \mid x \in \{0,\cdots,n_2\}\} \tag{8-7}$$

对于每个可能的临界边界，这个集合包含 $D(s)$ 的相应值。对于给定的第二阶段样本容量 n_2，令 $\mathbb{P}_2 = \bigcup_{n_2 \in N_2} \mathbb{P}_{2,n_2} \bigcup \{0,1\}$ 表示离散条件误差函数的可能值。0 和 1 分别表示在第一阶段无效或有效后停止。EK 设计的关键思想就是穷尽搜索所有第二阶段样本容量 $n_2(S)$ 和相关决策边界 $r(S)$ 的组合的最优自适应设计，等价于在 $D(S) \in P_2$ 上搜索相应的离散条件误差函数。如上述构造所保证的，集合 P_2 同时说明了第二阶段的样本容量和决策边界。因此，必须只在一维集合 P_2 中进行优化，而不能在所有组合 $n_2(S)$ 和 $r(S)$ 的二维数组中进行优化。离散条件误差函数的这一优点也将在搜索最优设计时用到。

同样地，检验的功效可以定义为：

$$Power = \sum_{s=0}^{n_1} P(p_{2,s} \leqslant D(s) \mid p_1) \times P(S=s \mid p_1)。 \tag{8-8}$$

在所有合理的设计中，两类错误均受到 $TIE \leqslant \alpha$ 和 $Power \geqslant (1-\beta)$ 的约束，在原假设条件下满足最小期望样本容量的设计则为最优设计。

$$ESS(p_0) = \sum_{s=0}^{n_1} (n_1 + n_2(s)) \times P(S=s \mid p_0) \tag{8-9}$$

为克服计算量的限制，Englert 和 Kieser 利用分支定界算法来识别最小期望样本容量的最优设计。分支定界算法(Branch and Bound Algorithm)是一种求解离散和组合优化问题的智能算法。分支定界方法由递归应用的两个步骤组成:一个分支步骤将问题分割成类似的子问题,另一个边界步骤丢弃不能达到最优解决方案的分支。在搜索过程中,主要考虑了三个约束函数:原假设条件下的最小的第一类错误率、最大功效和最小期望样本容量。经过 $m+1$ 个分支步骤,即当定义条件误差函数为 0 到 m 个响应时,所有后续子问题的最小第一类错误率为:

$$TIE_{\min} = \sum_{s=0}^{n_1} D(s \mid p_0) \times P(S=s \mid p_0) + D(m) \sum_{s=m+1}^{n_1} P(S=s \mid p_0) \quad (8\text{-}10)$$

检验的功效为:

$$Power_{\max} = \sum_{s=0}^{m} P(p_{2,s} \leqslant D(s) \mid p_1) \times P(S=s \mid p_1) + \sum_{s=m+1}^{n_1} P(S=s \mid p_1) \quad$$

$$(8\text{-}11)$$

最小期望样本容量为:

$$ESS_{\min} = \sum_{s=0}^{m} (n_1 + n_2(s)) \times P(S=s \mid p_0) + \sum_{s=m+1}^{n_1} P(S=s \mid p_0) \quad (8\text{-}12)$$

在边界过程中使用了这 3 个约束函数来剔除与优化设计无关的子问题。当 $TIE_{\max} \geqslant \alpha$ 或者 $Power_{\max} \leqslant (1-\beta)$ 且最小期望样本容量大于 $ESS_{\min}$ 时,子问题通常不需要计算。由此,分支定界算法有效地确定了最小化平均样本容量的最优设计。在 EK 设计中,还要求期望样本容量应当小于或等于 Simon 最优设计的样本容量。

(二)Shan 等的新设计

Shan 等在 EK 设计的基础上,进行了部分的修改。他们定义总体的第一类错误率就是该条件概率的加权函数:

$$TIE(p_0) = \sum_{s=0}^{n_1} D(s \mid p_0) \times P(S=s \mid p_0) \quad (8\text{-}13)$$

其中 $P(S=s \mid p_0) = b(S, n_1, p_0)$ 为给定 n_1 时第一阶段响应数量为 0 的概率,$b(x, y, z)$ 为二项分布的分布律。同样地,检验的功效可以定义为:

$$Power = \sum_{s=0}^{n_1} D(s \mid p_1) \times P(S=s \mid p_1) \quad (8\text{-}14)$$

在所有合理的设计中,两类错误率均受到 $TIE \leqslant \alpha$ 和 $Power \geqslant (1-\beta)$ 的约束,在原假设条件下满足最小期望样本容量的设计则为最优设计。

$$ESS(p_0) = \min \sum_{s=0}^{n_1} (n_1 + n_2(s)) \times P(S = s \mid p_0) \quad (8\text{-}15)$$

对于给定第一阶段样本容量 n_1，需要确定 $((n_2(S), r(S)), S=0,1,2,\cdots,n_1)$ 这 $2n_1+2$ 个参数，进而确定最优设计。在实践中，为研究设定最大样本容量 n_{max} 是合理的。因而，第二阶段的最大样本容量为 $n_{2,max} = n_{max} - n_1$，所以 $n_2(S)$ 的取值范围为 $1-n_{2,max}$，$r(S)$ 的取值范围为 $0-n_2(S)$。

为克服计算量的限制，同样采用 EK 设计采用的分支定界算法来识别最小期望样本容量的最优设计。但是 EK 设计得到的最优设计往往与直觉上理解的相反，因为第二阶段样本容量 $n_2(S)$ 可以是第一阶段观察到的响应数量的一个递增函数，或者说 $n_2(S)$ 与 S 之间的关系并不是单调的。所以新设计在此基础上添加以下限制和优化设计的搜索算法：当 $S_1 < S_2$ 时，$n_2(S_1) \geqslant n_2(S_2)$。

分支定界算法虽然不要求对所有可能的条件误差函数进行排序，但是通过对条件误差函数按升序进行 $n_2(S)$ 排序和按递增顺序进行 $CP(s)$ 排序降低了计算强度。设 $B(S,W)$ 是第一级响应 S 集合中的第 W 个条件误差函数，$n_2(S,W)$ 和 $r(S, W)$ 是相关联的第二级样本容量和临界值，$W=1,2,\cdots,n$。为了满足自适应设计的单调性特征，假设当 $S_1 > S_2$ 时，$W_1 \geqslant W_2$。当 $S=0$ 时，第二阶段没有反应，将终止试验。分支过程从 $S=1$ 和 $W=1$ 开始，W 的值增加，直到满足边界条件。然后，分支过程到下一个 S,W 值从前一个 S 的 W 值开始，而不是从 1 开始。这一步骤将保证所确定的优化设计满足单调性特征。

边界过程通过计算约束函数的下界与上界进而排除非最优选项。主要考虑了 3 个约束函数：原假设条件下的最小的第一类错误率、最大功效和最小期望样本容量。这三个函数在每个分支过程中进行计算。假设当前的分支结果为：$B(0,1),B(1,W_1),B(2,W_2),\cdots,B(k,W_k),B(k+1,1),\cdots,B(n_1,1)$，最大功效为：

$$power_{max} = \sum_{s=0}^{k} CP(s \mid p_1, n_2(s, w_i), r(s, w_i)) \times p(S=s \mid p_1) + \sum_{i=k+1}^{n_i} P(S=s \mid p_1)$$

$$(8\text{-}16)$$

最小期望样本容量为：

$$ESS_{min}(p_0) = \sum_{s=0}^{k} (n_1 + n_2(s, w_i)) \times P(S=s \mid p_0) + \sum_{i=k+1}^{n_1} n_1 P(S=s \mid p_0)$$

$$(8\text{-}17)$$

通常情况下第一类错误率是 S 的一个非递减函数，也即第一阶段观测到的响

应数量越多,则第一类错误率越高。为了满足优化设计的需求限制,第一类错误率为:

$$TIE_{\min}(p_0) = \sum_{s=0}^{k} CP(s \mid p_0, n_2(s, w_i), r(s, w_i)) \times P(S = s \mid p_0) \quad (8\text{-}18)$$

在边界过程中使用了这 3 个约束函数来剔除与优化设计无关的子问题。当 $TIE_{\max} \geqslant \alpha$ 或者 $Power_{\max} \leqslant (1-\beta)$ 且最小期望样本容量大于 $ESS_{\min}$ 时,子问题通常不需要计算。$ESS_{\min}$ 通常选择略微大于 Simon 最优两阶段设计的期望样本容量的值。由于子问题的列举难以全面,因此找到有效最优设计的关键在于每个分支过程中无用子问题的剔除。

(三)BT 设计

对于 Simon 最优两阶段的改进,Banerjee 和 Tsatis 也做出了自己的贡献,简称 BT 设计(BT-design)。假设 $H_0: p \leqslant p_0$,$H_1: p \geqslant p_1$,其中 p_0 表示被检验的试验药物为低活性药物,即响应概率低,p_1 则指的是期望的响应概率,如果响应概率大于 p_1,则认为药物有效。Simon 的最优两阶段设计由四个设计参数 (n, n_1, r_1, r) 定义,n_1 和 $n(n = n_1 + n_2)$ 分别为第一阶段样本容量和总样本容量,r_1 和 r 为相应的临界值,用来与试验决策的观测响应数量进行比较。第二阶段的样本 $n - n_1$ 在试验中是固定的。

记可能得到的响应数量为 $S = (S_1, S_2)$,其中 S_1 表示第一阶段可能得到的响应数量,S_2 表示第二阶段可能得到的响应数量,$S_1 = \{0, 1, 2, \cdots, n_1\}$,$S_2 = \{0, 1, 2, \cdots, n_2\}$。作为一种自适应的两阶段设计,第二阶段的样本容量 $n_2(S_1)$ 可能是第一阶段观测数据的函数。这包括 $n_2(S_1) = 0$ 的可能性,意味着对于这样的 S_1 值,研究将在第一阶段终止,而不会收集额外的数据 S_2。对于每个可能观察到的响应数量,是否拒绝原假设由二元变量 D 表示。$D = 1$ 表示拒绝原假设,并宣布药物有效;$D = 0$ 表示药物无效。D 取决于这两个阶段观测到的数据 S。

预先指定的第一类和第二类错误用 α 和 β 表示,则该试验必须满足:

$$P\{D(S) = 1 \mid p = p_0\} \leqslant \alpha \quad (8\text{-}19)$$

$$P\{D(S) = 0 \mid p = p_1\} \leqslant \beta \quad (8\text{-}20)$$

最优两阶段设计的目标是在 $p = p_0$ 成立的条件下,满足上述的第一类错误和第二类错误的限制下,最小化期望样本容量。求解这种满足误差约束的最优自适应设计问题可以看作是一个用拉格朗日乘子(Lagrangian Multiplier)求解的约束优化问题。带有拉格朗日乘子的目标函数也可以用简单的形式表示成使用期望损

失函数的贝叶斯决策理论问题,期望损失函数可以用逆向归纳最小化。因此,定义一个损失函数:

$$L\{n_1, S_1, n_2(S_1), S, D(S), p\}$$
$$= \{n_1 + n_2(S_1)\} I\{p = p_0\} + d_0 I\{p = p_0, D(S) = 1\} \quad (8\text{-}21)$$
$$+ d_1 I\{p = p_1, D(S) = 0\}$$

其中,$I(\cdot)$表示示性函数,d_0和d_1是待确定的常数。假定参数p的先验分布可以任意取,例如$P(p = p_0) = P(p = p_1) = 0.5$。故期望损失为:

$$E\{L(\cdot)\} = E[E\{L(\cdot) | p\}]$$
$$= 0.5[E\{n_1 + n_2(S_1) | p = p_0\}] \quad (8\text{-}22)$$
$$+ d_0 P\{D(S) = 1 | p = p_0\}$$
$$+ d_1 P\{D(S) = 0 | p = p_1\}$$

其中,$P\{D(S) = 1 | p = p_0\}$是第一类错误的概率,$P\{D(S) = 0 | p = p_1\}$是第二类错误的概率。上式可认为是这样的一个优化问题,在第一类和第二类错误及两个拉格朗日乘子d_0和d_1的限制下,$p = p_0$成立的条件下最小化期望样本容量$E\{n_1 + n_2(R_1) | p = p_0\}$。因此,现在的优化问题是找到任意拉格朗日乘子$d_0$和$d_1$的取值下,最小化的期望样本容量,找到满足第一类错误和第二类错误的约束条件下的最优设计下的d_0和d_1。对于$P(p = p_0) = P(p = p_1) = 0.5$,事实上可以取任意值。

对于拉格朗日乘子进行约束优化的策略,如果能找到值d_0和d_1完全满足第一类错误和第二类错误约束,那么优化问题就能转化成最优两阶段序贯设计。然而因为二项分布的离散性,这是无法实现的。也就是说,只能找到d_0和d_1使得计算得到的第一类错误和第二类错误尽可能地靠近α和β,并且不超过它们。所以这种情况下得到的设计不是最优的两阶段设计,但期望这种设计尽可能地接近最优的两阶段设计。具体的逆向归纳最小化过程如下。

步骤一:从最后一步开始,在S全部收集后,要采取的最后一个行动是决定$D(S)$拒绝原假设($D(S) = 1$)或不拒绝($D(S) = 0$)。利用条件期望定律,期望损失可计算为:

$$E\{L(\cdot)\} = E[E\{L(\cdot) | S\}] \quad (8\text{-}23)$$

其中:

$$E\{L(\cdot) | S\} = \{n_1 + n_2(S_1)\} P(p = p_0 | S)$$
$$+ d_0 P\{p = p_0 | S\} I\{D(S) = 1\} \quad (8\text{-}24)$$
$$+ d_1 P\{p = p_1 | S\} I\{D(S) = 0\}$$

最优选择 $D(S)$ 是使条件期望 $E\{L(\cdot)\mid S\}$ 最小的选择，如果，

$$d_0 P(p = p_0 \mid S) \leqslant d_1 P(p = p_1 \mid S) \tag{8-25}$$

则选择 $D(S)=1$，否则 $D(S)=0$。

由此可得决策规则，如果，

$$d_0 P(p = p_0 \mid X_1, \cdots, X_{n_1+n_2}) \leqslant d_1 P(p = p_1 \mid X_1, \cdots, X_{n_1+n_2}) \tag{8-26}$$

此时，$D(S)=1$，应该拒绝原假设。记 X_i 为二元变量，取 1 表示有响应，取 0 表示没有响应。假设在 $X_1, \cdots, X_{n_1}$ 这 n_1 个样本中有 S_{n_1} 有响应，则其中，

$$S_{n_1} = X_1 + \cdots + X_{n_1} \tag{8-27}$$

相应地，

$$S_{n_2} = X_{n_1+1} + \cdots + X_{n_1+n_2} \tag{8-28}$$

因此上式等价于：

$$\frac{1}{2} d_0 p_0^{S_{n_1+n_2}} (1-p_0)^{n_1+n_2-S_{n_1+n_2}} \leqslant \frac{1}{2} d_1 p_1^{S_{n_1+n_2}} (1-p_1)^{n_1+n_2-S_{n_1+n_2}} \tag{8-29}$$

取对数后，可得：

$$S_{n_1+n_2} \geqslant \frac{\log\left(\dfrac{d_1}{d_0}\right) - (n_1+n_2)\log\left(\dfrac{1-p_0}{1-p_1}\right)}{\log\left(\dfrac{p_0(1-p_1)}{p_1(1-p_0)}\right)} \tag{8-30}$$

如果 $S_{n_1+n_2} \geqslant c_{n_1+n_2}$，则 $D(S)=1$；否则 $D(S)=0$。

其中：

$$c_{n_1+n_2} = \frac{\log\dfrac{d_1}{d_0} - (n_1+n_2)\log((1-p_0)/(1-p_1))}{\log(\pi_0(1-p_1)/p_1(1-p_0))} \tag{8-31}$$

由此获得的最优的 D 记作 $D_{opt}(S)$。

步骤二：通过最小化条件期望 $E[L\{n_1, S_1, n_2(S_1), S, D_{opt}(S)\}\mid S_1]$ 获得最优 $n_2(S_1)$。条件期望 $E[L\{n_1, S_1, n_2(S_1), S, D_{opt}(S)\}\mid S_1]$ 为：

$$\{n_1 + n_2(S_1)\} P(p = p_0 \mid S_1)$$
$$+ d_0 P(p = p_0, S_{n_1+n_2(S_1)} \geqslant c_{n_1+n_2(S_1)} \mid S_1)$$
$$+ d_1 P(p = p_1, S_{n_1+n_2(S_1)} \geqslant c_{n_1+n_2(S_1)} \mid S_1) \tag{8-32}$$

其中，$b(x,y,z)$ 和 $B(x,y,z)$ 是观测值 x 的二项分布的分布律和累计概率函数，大小为 y，概率为 z。应用贝叶斯理论得：

$$P(p = p_0 \mid S_1) = \frac{b(n_1, S_{n_1}, p_0)}{b(n_1, S_{n_1}, p_0) + b(n_1, S_{n_1}, p_1)} \tag{8-33}$$

$$P(p=p_0,S_{n_1+n_2}\geqslant c_{n_1+n_2}\mid S_1)=B\{n_2,\max(0,c_{n_1+n_2}-S_{n_1}),p_0\}P(p=p_0\mid S_1)$$

$$(8\text{-}34)$$

$$P(p=p_1,S_{n_1+n_1}<c_{n_1+n_1}\mid S_1)$$
$$=[1-B\{n_2,\max(0,c_{n_1+n_2}-S_{n_1}),p_1\}]\{1-P(p=p_0\mid S_1)\}\quad(8\text{-}35)$$

从上述式子中,可以看出最优值 $n_2(S_1)$ 只依赖于 S_1,其影响具体途径是经 S_{n_1} 影响。为了寻找 n_2 的最优值,对于每个 n_1 和 $s_1=0,\cdots,n_1$,n_2 从零开始取整数,对上述式子求和找到最小值,即为 $n_{2opt}(n_1,S_{n_1}=s_1)$。

步骤三:寻找最优 n_1,最优 n_1 为满足最小化条件期望损失:

$$E[L\{n_1,S_1,n_{2opt}(n_1,S_{n_1}),S,D_{opt}(S)\}]\quad(8\text{-}36)$$

$$E[E\{L(\cdot)\mid p\}]=0.5[n_1+\sum_{s_1=0}^{n_1}n_{2opt}(n_1,s_1)\times P(S_{n_1}=s_1\mid p=p_0)$$
$$+d_0\sum_{s_1=0}^{n_1}P(S_{n_1+n_{2opt}(n_1,s_1)}\geqslant c_{n_1+n_{2opt}(n_1,s_1)}\mid S_{n_1}=s_1,p=p_0)$$
$$\times P(S_{n_1}=s_1\mid p=p_0)$$
$$+d_1\sum_{s_1=0}^{n_1}P(S_{n_1+n_{2opt}(n_1,s_1)}<c_{n_1+n_{2opt}(n_1,s_1)}\mid S_{n_1}=s_1,p=p_1)$$
$$\times P(S_{n_1}=s_1\mid p=p_1)]\quad(8\text{-}37)$$

或者:

$$0.5[n_1+\sum_{s_1=0}^{n_1}n_{2opt}(n_1,s_1)b(n_1,s_1,p_0)$$
$$+d_0\sum_{s_1=0}^{n_1}B\{n_{2opt}(n_1,s_1),\max(c_{n_1+n_{2opt}(n_1,s_1)}-s_1,0),p_0\}b(n_1,s_1,p_0)$$
$$+d_1\sum_{s_1=0}^{n_1}[1-B\{n_{2opt}(n_1,s_1),\max(c_{n_1+n_{2opt}(n_1,s_1)}-s_1,0),p_1\}]b(n_1,s_1,p_1)]$$

$$(8\text{-}38)$$

n_1 最优值由求解式(8-38)最小值取得,记为 n_{1opt}。由式(8-38)可知,当计算 n_{1opt} 时,涉及 $d_0\alpha(d_0,d_1)$ 和 $d_1\beta(d_0,d_1)$,其中 $\alpha(d_0,d_1)$ 和 $\beta(d_0,d_1)$ 分别是犯第一类和第二类错误的概率,在无约束最优两阶段设计中这两类错误是固定常数 d_0 和 d_1。

因此,为了满足上述两类错误的限制,寻找最优设计,应该使得这两类错误尽可能地靠近预先设定值,即:

$$\alpha(d_0,d_1)\approx\alpha\quad(8\text{-}39)$$

$$\beta(d_0, d_1) \approx \beta \tag{8-40}$$

因此,定义目标函数 $U(d_0, d_1)$ 为:

$$U(d_0, d_1) = abs\{\alpha(d_0, d_1) - \alpha\} + abs\{\beta(d_0, d_1) - \beta\} \tag{8-41}$$

最为理想的情况就是找到 d_0 和 d_1 使得目标函数为 0。由于取值的离散性,这种情况一般不会发生。优化目标转换为缩小搜索范围,找到 d_0 和 d_1 的候选值,使 $U(d_0, d_1)$ 尽可能小,然后选择最优设计,也就是将期望最小化的设计。可以采用随机搜索模拟退火算法(Random Search Simulated Annealing Algorithm)来实现该问题。

二、自适应设计性能比较

考虑到分支定界算法,本小节只对 Simon 最优设计、EK 设计和 Shan 等提出的自适应性能设计在性能方面进行了比较,而没有考虑 BT 设计。与 BT 设计相比,EK 设计一般要求较小的样本容量。并且需要注意的是,BT 设计和 EK 设计均不满足单调性。根据 Banerjee 和 Tsatis 与其他研究者的建议,最大样本容量设置为 Simon 设计的 110%,以便与其他自适应设计进行公平的比较。Englert 和 Kieser 得到了第一阶段样本容量在该范围内的最优设计为 ±4。Simon 设计的第一阶段样本容量非常接近 Englert 和 Kieser 设计的样本容量,Simon 设计在计算上很容易,并且在很多统计软件包中都可以运用。因此,在模拟中也定义最优设计是使得第一阶段样本容量在 Simon 第一阶段样本容量 ±4 的范围内。

图 8-1 给出了参数为 $(\alpha, \beta, p_0, p_1) = (0.05, 0.2, 0.4, 0.6)$ 的 3 种设计(Simon 优化设计、EK 设计和 Shan 等提出的优化自适应设计)的第二阶段样本容量 $n_2(S)$ 与第一阶段响应数量 S 之间的函数关系。3 种设计在第一阶段均需要 16 名患者,当第一阶段的响应数量小于 7 时,3 种假设都不能拒绝原假设,当第一阶段响应数量大于 8 时,Simon 设计需要额外 30 名患者,为一个固定数。EK 最优自适应设计和 Shan 等提出的最优自适应设计均允许第二阶段样本容量随第一阶段观测到的响应数量而变化。对于 EK 设计,第一阶段响应数量大于 8 时,$n_2(S)$ 不是 S 的单调函数,说明了 EK 设计的反直觉特性。对于 Shan 等提出的优化自适应设计,当第一阶段响应数量大于 8 时,$n(S)$ 是 S 的一个非递增函数。从图 8-1 可以看出,与 Simon 设计相比,新提出的自适应优化设计总体上的样本容量维持在较小的水平,其平均样本容量为 17.88,Simon 优化设计的平均样本容量为 22.88。两种设计的最大总样本量是相同的,但是在大多数 S 值中,Shan 等提出的优化自适应设计总

是需要较小的总样本容量。

下面将根据原假设下的预期样本容量将 Shan 等提出的新设计、EK 设计和 Simon 优化设计在 $\alpha=0.05$、功率为 80% 和 90% 下进行不同 p_0 值的比较。

表 8-1 展示了在 $p_1-p_0=0.2$ 条件下，3 种设计在原假设条件下的预期样本量及 Simon 自适应优化设计下的期望样本容量。Shan 等提出的优化自适应设计增加了 EK 设计的直观性，因此在原假设条件下的预期样本容量应该大于或等于 EK 设计的样本容量，这两种自适应设计在原假设条件下预期样本容量之差在 0 到 1.16 之间。与 Simon 设计相比，Shan 等提出的优化自适应设计在所有情况下均与原假设条件下较小的预期样本容量相关联。基于最小标准和每个设计在无约束条件下的预期样本大小，可以计算替代条件下的期望样本容量的大小 $ESS(p_0)$，发现其大小介于 Simon 设计和 Shan 等提出的优化自适应设计之间。

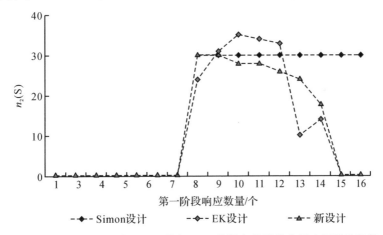

图 8-1 Simon 优化设计、EK 设计和 Shan 等提出的优化自适应设计的比较

表 8-1 $p_1-p_0=0.2$ 条件下，3 种设计在原假设条件下的预期样本容量及 Simon 自适应优化设计下的期望样本容量

p_0	p_1	power	$ESS_{Simon}(p_0)$	$ESS_{EK}(p_0)$	$ESS_{Shan}(p_0)$	$ESS_{Simon}(p_1)$	$ESS_{Shan}(p_1)$
0.05	0.25	0.8	11.96	11.03	11.21	16.40	13.16
		0.9	16.76	16.40	16.68	28.42	24.41
0.1	0.3	0.8	15.01	14.72	14.85	26.16	21.64
		0.9	22.53	21.70	22.38	33.98	24.85
0.2	0.4	0.8	20.58	19.80	20.48	37.94	28.50
		0.9	30.43	29.02	29.74	51.56	38.43

p_0	p_1	power	$ESS_{Simon}(p_0)$	$ESS_{EK}(p_0)$	$ESS_{Shan}(p_0)$	$ESS_{Simon}(p_1)$	$ESS_{Shan}(p_1)$
0.3	0.5	0.8	23.63	23.02	23.45	41.32	35.99
		0.9	34.72	33.31	34.08	60.04	50.00
0.4	0.6	0.8	24.52	24.09	24.39	41.73	40.03
		0.9	35.98	34.48	35.64	62.81	50.20
0.5	0.7	0.8	23.50	23.03	23.33	39.33	36.58
		0.9	34.01	32.95	33.45	58.25	48.57
0.6	0.8	0.8	20.48	19.72	20.28	37.84	31.73
		0.9	29.47	28.15	28.74	50.70	42.91
0.7	0.9	0.8	14.82	14.82	14.82	24.60	24.60
		0.9	21.23	20.42	20.80	34.83	32.73

在表 8-1 中，与 Simon 的设计下的节省的样本容量相比，Shan 等提出的优化自适应设计可能超过 25%。在表 8-2 中，$p_1 - p_0 = 0.15$ 的情况下观察到类似的结果。虽然 EK 设计在无约束条件下的预期样本容量小于 Shan 等提出的优化自适应的预期样本容量设计，但其差异通常可以忽略不计，并且 EK 设计不满足单调性特征，这可能导致 EK 设计应用有限。

表 8-2　$p_1 - p_0 = 0.15$ 条件下，3 种设计在原假设条件下的预期样本容量及 Simon 自适应优化设计下的期望样本容量

p_0	p_1	power	$ESS_{Simon}(p_0)$	$ESS_{EK}(p_0)$	$ESS_{Shan}(p_0)$	$ESS_{Simon}(p_1)$	$ESS_{Shan}(p_1)$
0.05	0.2	0.8	17.62	17.45	17.59	26.96	24.46
		0.9	26.66	25.83	25.92	39.85	32.03
0.1	0.25	0.8	24.66	24.41	24.49	39.62	32.55
		0.9	36.82	35.13	36.45	62.65	45.38
0.2	0.35	0.8	35.37	34.05	34.87	63.86	50.53
		0.9	51.45	50.07	50.80	80.30	69.65
0.3	0.45	0.8	41.71	40.61	41.33	72.76	64.97
		0.9	60.77	58.56	59.96	96.92	88.68
0.4	0.55	0.8	44.93	43.20	44.05	76.17	69.24
		0.9	63.96	62.85	63.84	96.89	90.62

p_0	p_1	power	$ESS_{Simon}(p_0)$	$ESS_{EK}(p_0)$	$ESS_{Shan}(p_0)$	$ESS_{Simon}(p_1)$	$ESS_{Shan}(p_1)$
0.5	0.65	0.8	43.72	42.15	43.01	75.15	69.89
		0.9	62.29	60.77	61.87	96.60	98.17
0.6	0.75	0.8	39.35	37.86	38.53	62.47	60.87
		0.9	55.60	54.30	54.99	91.28	84.56
0.7	0.85	0.8	30.29	29.16	29.78	53.22	48.78
		0.9	43.40	45.57	42.60	75.25	70.08

表 8-3 列出了当 $p_1 = p_0 + 0.2$ 时，p_0 的每种配置和功效的配置，Shan 等提出的优化自适应设计和 Simon 的优化设计所需的各个不同阶段的样本容量，第一类错误 α 为 0.05。以当中某一行为例进行说明，对于表 8-3 中 $p_0 = 0.5$ 和功效为 90% 的情况，在 Simon 的设计中，$n_1 = 24$ 名患者入选第一阶段。当第一阶段的响应数量比 $r_1 = 13$ 大时，试验进入第二阶段，此时将有另外 $n_2 = 37(61 - 24)$ 名患者进入试验。在将总体观察到的响应数量与临界值进行比较后，将根据 $r = 36$ 做出最终决定。对于 Shan 等提出的优化自适应设计，第一阶段样本容量为 $n_1 = 21$，试验被拒绝，如果第一阶段响应的数量 $S \leqslant 11$，则认为试验无效；或者如果 $S \geqslant 17$，则试验有效。第二阶段的样本容量则基于第一阶段的响应数量，例如当 $S = 11$ 时，$n_2(S)$ 为 38，使得总样本容量 $n(S) = 59$。

表 8-3　当 $p_1 = p_0 + 0.2$ 且给定 p_0 和功效时新提出自适应设计和 Simon 设计的各种配置结果

S	Power=80%			S	Power=90%		
	$n_2(S)$	$n(S)$	$r(S)$		$n_2(S)$	$n(S)$	$r(S)$
$p_0 = 0.05$							
Simon：(9,17,0,2)				Simon：(9,30,0,3)			
Shan：$n_1 = 8$				Shan：$n_1 = 9$			
0	0	8	0	0	0	9	0
1	10	18	2	1	21	30	3
2	8	16	2	2	20	29	3
$\geqslant 3$	0	8	0	3	20	29	3

S	Power＝80％			S	Power＝90％		
	$n_2(S)$	$n(S)$	$r(S)$		$n_2(S)$	$n(S)$	$r(S)$
$p_0 = 0.1$							
Simon：(10,29,1,5)				Simon：(18,35,2,6)			
Shan：$n_1 = 10$				Shan：$n_1 = 14$			
≤1	0	10	0	≤1	0	14	0
2	19	29	5	2	21	35	6
3	18	28	5	3	20	34	6
4	12	22	4	4	20	34	6
≥5	0	10	0	≥5	0	14	0
$p_0 = 0.2$							
Simon：(13,43,3,12)				Simon：(19,54,4,15)			
Shan：$n_1 = 14$				Shan：$n_1 = 19$			
≤3	0	14	0	≤4	0	19	0
4	23	37	11	5	34	53	15
5	20	34	10	6	34	53	15
6	20	34	10	7	32	51	14
7	17	31	9	8	31	50	14
≥8	0	14	0	≥9	0	19	0
$p_0 = 0.3$							
Simon：(15,46,5,18)				Simon：(24,63,8,24)			
Shan：$n_1 = 15$				Shan：$n_1 = 22$			
≤5	0	15	0	≤7	0	22	0
6	31	46	18	8	38	60	23
7	31	46	18	9	37	59	23
8	30	45	18	10	35	57	22
9	28	43	17	11	35	57	22
≥10	0	15	0	12	35	57	22
				13	34	56	22

S	Power＝80％			S	Power＝90％		
	$n_2(S)$	$n(S)$	$r(S)$		$n_2(S)$	$n(S)$	$r(S)$
				≥14	0	22	0

$$p_0 = 0.4$$

Simon：(16,46,7,23)				Simon：(25,66,11,32)			
Shan：$n_1 = 16$				Shan：$n_1 = 25$			
≤7	0	16	0	≤11	0	25	0
8	30	46	23	12	41	66	32
9	30	46	23	13	41	66	32
10	28	44	22	14	40	65	32
11	28	44	22	15	37	62	30
12	26	42	21	16	37	62	30
13	24	40	21	≥17	0	25	0
14	17	33	17				
≥15	0	16	0				

$$p_0 = 0.5$$

Simon：(15,43,8,26)				Simon：(24,61,13,36)			
Shan：$n_1 = 15$				Shan：$n_1 = 21$			
≤8	0	15	0	≤11	0	21	0
9	28	43	26	12	38	59	35
10	28	43	26	13	38	59	35
11	26	41	25	14	38	59	35
12	24	39	24	15	38	59	35
13	21	36	22	16	36	57	34
≥14	0	15	0	≥17	0	21	0

$$p_0 = 0.6$$

Simon：(11,43,7,30)				Simon：(19,53,12,37)			
Shan：$n_1 = 14$				Shan：$n_1 = 19$			
≤9	0	14	0	≤12	2	19	0
10	24	38	27	13	33	52	36

S	Power=80%			S	Power=90%		
	$n_2(S)$	$n(S)$	$r(S)$		$n_2(S)$	$n(S)$	$r(S)$
11	21	35	25	14	31	50	35
12	20	34	24	15	31	50	35
13	20	34	24	16	31	50	35
14	6	20	16	17	14	33	22
				≥18	0	19	0

$$p_0 = 0.7$$

Simon:(6,27,4,22)				Simon:(15,36,11,29)			
Shan: $n_1 = 6$				Shan: $n_1 = 16$			
≤4	0	6	0	≤12	0	16	0
5	21	27	22	13	20	36	29
6	21	27	22	14	19	35	28
				15	19	35	28
				16	13	29	23

本小节也比较了 Shan 等提出的优化自适应设计与 Simon 的最优设计的总样本容量。与 Simon 的设计相比，在表 8-3 的总共 16 个案例中，Shan 等提出的优化自适应设计的最大样本容量比 Simon 设计小，与 Simon 设计相等，比 Simon 设计大的案例分别有 6 个、9 个、1 个。应该注意的是：在 Simon 设计中，当 $S > r_1$ 时，S 和 $n(S)$ 的最大值是相同的，而 $n(S)$ 在所提出的最优自适应设计中是非递增的。

取设计参数为 $(\alpha, \beta, p_0, p_1) = (0.05, 0.2, 0.2, 0.4)$，两种设计的结果比较如表 8-3 所示，其功效可视为 $p, Power(p)$ 的函数，其中 p 大于 p_1。正如预期的那样，每种方法的功率均应该大于名义水平，当 $p \geqslant p_1$ 时，$1 - \beta = 80\%$。在这种情况下 Shan 等提出的优化自适应设计通常比 Simon 的设计更强大。并且这两种方法在大多数情况下具有相似的效率。

总结而言，早期临床试验的最优的自适应两阶段设计包括 BT 设计和 EK 设计及 Shan 等提出的优化自适应设计。BT 设计和 EK 设计往往有一个反直觉的特点，即第二阶段的样本容量不是第一阶段响应数量的递减函数。通过在设计搜索中加入第二阶段样本容量与第一阶段响应的单调关联，搜索满足设计的直观特征，可实际应用于临床试验。这也就是 Shan 等提出的优化自适应设计。由于该方法是对 EK 方法的改进,在设计搜索中加入单调性,因此在原假设下,该方法的期望样本容量总是大于 EK 设计的期望样本容量。从表 8-1 和表 8-2 可以看出,它们的样本容量差异往往很小。在数值研究中,与 Simon 的两阶段最优设计相比,在大多数情况下观察到 Shan 等提出的优化自适应设计在原假设条件下具有较小的预期样本量。此外,该设计 $n(S)$ 的最大总样本量可以略大于 Simon 设计的样本量,但只在非常小的 S 值下。Shan 等提出的优化自适应设计灵活、高效,建议在实际中应用。

与 Simon 设计相比,原假设条件下的样本容量改进的可能性更小,但是在实际操作中,这一设计仍然具有一定的优越性。例如,通常Ⅱ期肿瘤学研究招募患者的速度很慢。考虑正在进行的阶段数量在Ⅱ期临床试验中,所提出的设计与 Simon 的设计相比可以节约整体样本容量。在这样的环境中,Shan 等所提出的优化自适应设计的优点不胜枚举。

第三节　Minimax 自适应两阶段设计

在Ⅱ期临床试验中,由于研究成本与患者数量的多少密切相关,因此研究者通常以最大限度地减少参与试验的患者人数为主要目标。除此之外,机构审查委员会基于解决科学问题所需的最大患者数的考虑,批准拟进行的研究。因此,当最优设计与 Minimax 设计之间的最大样本容量差异比较大时,研究者将会选择具有最小的最大样本容量的 Minimax 设计。

Minimax 设计和最优设计都已经在临床试验中得到广泛应用。Minimax 设计的最大样本容量较小,但其预期样本容量通常远大于最优设计的预期样本容量。为了在最大样本容量和原假设条件下的预期样本容量之间进行权衡,可以提出一种介于 Minimax 设计和最优设计之间的可接受的自适应两阶段设计。

一、Minimax 自适应设计的构建方法

Simon 提出了广泛使用的具有二分类结果的两阶段设计,用于早期Ⅱ期临床试验,通过对响应率进行检验来得出是否进入研究的下一个试验阶段的结论。在

该研究设计中,不可接受的响应率 p_0 可以从历史数据中估计出,可接受的响应率 p_1 通常是新治疗的目标响应率,其中 $p_0 < p_1$。例如,在尿路上皮癌新辅助治疗的临床试验中,不可接受和可接受的响应率分别为 $p_0 = 35\%$ 和 $p_1 = 50\%$。要检验的原假设是 $H_0 : p \leqslant p_0$,备择假设 $H_1 : p \geqslant p_1$。

当响应率太大时则拒绝原假设。令 n_1、n_2 和 n 分别为第一阶段、第二阶段和两个阶段中组合的受试者的数量,而 S_1、S_2 和 S 是从研究中观察到的相关响应数量。

在尿路上皮癌新辅助治疗的临床试验中,当试验响应率为 $p_0 = 35\%$ 和 $p_1 = 50\%$ 时,使用 Simon 的 Minimax 设计进行样本容量测定,在 $\alpha = 0.1$ 的显著性水平上可以达到 80% 的功效($\beta = 0.2$)。设计计算如下:$(r_1/n_1, r/n) = (10/31, 21/49)$,$ESS = 40.8$。当患者人数为 $n_1 = 31$ 时,如果第一阶段响应的数量满足 $S_1 \leqslant 10$,则允许试验在第一阶段由于无效而停止。否则将在第二阶段招募额外的 $n_2 = (n - n_1 = 49 - 31)18$ 名患者,并且应该从 49 名患者中观察到至少 22 个响应,即 $S \geqslant 22$,则称新辅助治疗已经足够有效。Minimax 设计的 MSS(最大样本容量)为 49。Simon 的优化设计可以作为 Minimax 设计的一种替代,在符合设计标准的所有设计中,Simon 设计的 ESS 是最小的。最佳设计的设计参数为:$(r_1/n_1, r/n) = (7/20, 24/58)$,$ESS = 35.2$。优化设计的 ESS 小于 Minimax 设计的 ESS($35.2 < 40.8$),但与 Minimax 设计相比,Simon 设计的 MSS 要大得多($58 > 49$)。较为常见的 Simon 设计的改进方法有如下几种。

(一)Minimax—EF 设计

Mander 和 Thompson 提出了一种改进的 Simon 设计,该设计允许因无效或有效而提前停止,他们引入了另一个设计参数 $r_2 : (r_1, r_2/n_1, r/n)$,这一设计被称为 Minimax—EF 设计。针对前面所描述的癌症研究,这种设计可以通过使用 Stata 中的 simon2stage 包来实现计算过程。如表 8-4 所示的 $(r_1, r_2/n_1, r/n) = ((11, 16)/32, 21/49)$。在研究的第一阶段纳入 $n_1 = 32$ 名患者,如果 $S_1 \leqslant 11$,则研究因无效停止,如果 $S_1 > 16$,则研究因有效停止。当 $11 < S_1 \leqslant 16$ 时,则不能在第一阶段做出决定,另外 $n_2 = 17(n - n_1 = 49 - 32)$ 名患者将进入第二阶段。在研究结束时,如果 $S > 21$,则拒绝原假设,否则,可以得出结论,新治疗方法不足以保证进一步研究。Minimax—EF 设计的 ESS 为 39.2,Simon 的 Minimax 设计的 $ESS = 40.8$。该设计的 MSS 与 Simon 设计相同,同时又比 Minimax 设计的 ESS 要小。

表 8-4 针对尿路上皮癌试验提出的自适应 Minimax 设计与新辅助治疗 $(\alpha, \beta, p_0, p_1) = (0.1, 0.2, 0.35, 0.5)$

S	$n_2(S)$	$n(S)$	$r(S)$
Minimax—EF 设计			
$\leqslant 11$	0	32	0
12	17	49	21
13	17	49	21
14	17	49	21
15	17	49	21
16	17	49	21
$\geqslant 17$	0	32	0
Minimax 自适应设计			
$\leqslant 9$	0	28	0
10	21	49	21
11	21	49	21
12	21	49	21
13	21	49	21
14	19	47	20
15	18	46	20
$\geqslant 16$	0	28	0

(二) Minimax 自适应设计

在上述 Simon 两种设计中,第二阶段的样本容量不允许随着第一阶段所观察到的响应量的变化而变化。为了提高研究的灵活性和效率,可采用分支定界算法,在 Simon 的 Minimax 标准下,搜索同时具有最小的 ESS 和 MSS 的自适应设计方法,称之为 Minimax 自适应设计(Minimax Adaptive design)。

假定第二阶段的样本容量 $n_2(S)$ 取决于第一阶段的响应量 S,并且 $n_2(S)$ 是 S 的非增函数,具体来说,当 $S_1 < S_2$ 时,$n_2(S_1) \geqslant n_2(S_2)$。对于给定的第一阶段的样本容量 n_1,S 值的范围从 0 到 $n_1(S = 0, 1, 2, \cdots, n_1)$。此外,对于自适应设计还需要确定每个 S 的相关临界值 $r(S)$。将所提出的设计表示为:

$$n_1, (n_2(S), r(S)), S = 0, 1, 2, \cdots, n_2 \qquad (8\text{-}42)$$

其中,总共有 $2n_1 + 3$ 个未知参数。正因为参数众多,因此,即使在控制了第二阶段的样本容量的上限之后,也无法通过计算所有可达到的 $n_2(S)$ 值和 $r(S)$ 值来估计这些参数。

此时,可利用条件误差函数:

$$P(s \mid r(s), n_2(s), p) = 1 - B(r(s) - s : n_2(s), p) \qquad (8\text{-}43)$$

其中,s 是在 $n_2(s)$ 和 $r(s)$ 下观察到的第一阶段的响应量,$B(x : y, z)$ 是观测值 x 的二项分布的累积概率函数,其大小为 y,概率为 z。应当注意的是:当研究在第一阶段之后因有效或无效终止时,$P(s \mid p) = 0$ 或 1。特别地,当第一阶段没有观察到响应时,停止试验总是合理的,$P(0 \mid p) = 0$。值得注意的是:与现有的自适应设计一样,Minimax 自适应设计允许在第一阶段中提前因无效或有效而停止。

对于每种设计,根据条件误差函数计算 I 类和 II 类错误率:

$$\alpha = \sum_{s=0}^{n_1} P(s \mid r(s), n_2(s), p_0) \times b(s, n_1, p_0) \qquad (8\text{-}44)$$

$$\beta = 1 - \sum_{s=0}^{n_1} P(s \mid r(s), n_2(s), p_1) \times b(s, n_1, p_1) \qquad (8\text{-}45)$$

其中,$b(\cdot)$ 是二项分布的分布律。满足上述条件的可能有多个参数组合,因此,应该使用额外的标准来找到最佳设计。Minimax 自适应设计则为满足上述条件中拥有最小的 ESS 和 MSS 的设计。

$$\min \quad ESS$$
$$\text{Max}(n_1 + n_2(s), s = 0, 1, 2, \cdots, n_1) \qquad (8\text{-}46)$$

其中,$ESS = \sum_{s=0}^{n_1} [n_1 + n_2(s)] \times b(s : n_1, p_0)$ 是原假设成立下的预期样本容量,其中 n_1 为第一阶段的样本容量,$\max(n_1 + n_2(s), s = (0, 1, 2, \cdots, n_1)$ 是最大样本容量 MSS。上式中,有两个需要优化的容量,一个是预期样本容量,一个是最大样本容量。因此,该优化过程将涉及迭代。首先找到所有满足设计要求的最小 MSS、$\min_{\max(n+n2(s), s=0,1,\cdots,n_1)}$,第二步是将 Minimax 自适应设计确定为上一步中使用最小 ESS 的设计。

以固定的 n_1 和 MSS 开始设计搜索。然后,第二阶段的 MSS 是 $n_{2, \max = N - n_1}$,容易证明 $n_2(S) \leqslant n_{2, \max}$ 和 $r(S) \leqslant n_2(S)$。在每个 S 的三角形空间上搜索最佳设计,$\phi(S) = \{(n_2(S), r(S)) : r(S) \leqslant n_2(S) \leqslant n_{2, \max}\}$,其中 $S = 0, 1, 2, \cdots, n_1$。完整的搜索空间是这些三角形空间的产物:

$$(\phi(0) \times \phi(1) \times \cdots \times \phi(n_1))\qquad(8\text{-}47)$$

随着第一阶段样本容量 n_1 的增加,这个完整搜索空间的大小会以指数形式增加。因此,进行这种简单搜索来识别最佳设计是不可行的。

在二维空间上搜索最佳的解比在一维空间上搜索要复杂得多,出于这个原因,Englert 和 Kieser 建议使用所有类型 I 条件误差函数和 $(0,1)$ 的并集,Ω 称为参数空间。对于 Ω 中每个元素,它包含二维空间中的 $n_2(S)$ 和 $r(S)$ 的信息。也就是说,它相当于确定条件类型 I 的错误值 S 和 $(r(S),n_2(S))$。在参数空间 $(a(n_1+1)-$尺寸空间)上进行网格搜索仍然不可行,当 n_1 和 $n_{2,\max}$ 上升时,参数空间将会快速地增加。

为了克服计算负担,在每个 S 的一维空间上搜索最佳设计时,可使用分支定界算法,考虑到第二阶段的样本容量是第一阶段观察到的响应量的非递增函数:当 $S_1<S_2$ 时,$n_2(S_1)\geqslant n_2(S_2)$,Minimax 自适应设计中也遵循这种单调性限制。

计算参数空间中每个元素的实际类型 I 和 II 错误率是耗时的,并且分支定界算法能够通过丢弃那些不是优化设计的元素来及时完成设计搜索,这是该智能算法的关键思想。当给出样本容量 (n_1,n) 时,ESS 是目标函数。在算法中递归地使用两个过程来识别最佳设计。第一个过程是分支过程,将问题分成几个补充问题。在此步骤中使用条件类型 I 错误函数来分解问题。虽然在设计搜索中对元素进行排序不是必要的,但是排序有助于降低计算强度,所以按升序对 $n_2(S)$ 进行排序,并且按递增顺序排序 $P(S|p_0)$,$n_2(S)$ 用于满足所提出的设计的单调性特征。第二个过程是边界过程,即计算约束函数的边界值。在参数空间 Ω 中,设 $O(S,W_S)$ 是响应量为 S 的第一阶段的第 W_S 个条件误差函数。假设分支过程的当前分支结果为 $S=k$:

$$O(0,1),O(1,W_1),O(2,W_2),\cdots,O(k,W_k),O(k+1,1),\cdots,O(n_1,1)\qquad(8\text{-}48)$$

当从第一阶段没有观察到响应时,假设试验是无效的,用 $O(0,1)$ 表示。用 $n_2(S,W_S)$ 和 $r(S,W_S)$ 代替设计搜索中的 $n_2(S)$ 和 $r(S)$。当前分支步骤的目标函数计算方式为:

$$f = \sum_{s=0}^{k}(n_1+n_2(s,w_s))\times b(s:n_1,p_0)+\sum_{s=k+1}^{n_1}n_1 b(s:n_1,p_0)\qquad(8\text{-}49)$$

最重要的目标是找到 $O(S,W)$ 中每个 S 的值 W,它将目标函数最小化为:

$$\min\quad f$$
$$O(S,W_S),S=0,1,\cdots,n_1\qquad(8\text{-}50)$$

在设计搜索中需要满足两个约束：

$$\alpha_{\min} = \sum_{s=0}^{k} P(s \mid r(s,w_s), n_2(s,w_s), p_0) \times b(s : n_1, p_0) \tag{8-51}$$

$$\beta_{\min} = 1 - \sum_{s=0}^{k} P(s \mid r(s,w_s), n_2(s,w_s), p_1) \times b(s : n_1, p_1) - \sum_{s=k+1}^{n_1} b(s : n_1, p_1)$$

$$\tag{8-52}$$

这两个约束有助于确定可行解决方案的集合，并丢弃不会形成最佳设计的候选解决方案。

Minimax—EF 设计是 Minimax 自适应设计的一个特例，因此 Minimax—EF 设计的 MSS 是 Minimax 自适应设计的上限，为此可以从 Minimax—EF 设计中的 $MSS(n_t)$ 开始进行搜索。对于这个给定的 MSS，比如 n_t，来自第一阶段的可能的受试者数量 n_1 在 1 和 $n_t - 1$ 之间。对于 $n_1 \equiv 1$ 和 $n_t - 1$ 的研究作为第一阶段的样本容量被排除在实际原因之外：只招募一名患者就做出决定是不现实的。

该算法将每个样本容量 (n_1, n_t) 应用于设计搜索。如果 $S \leqslant s-1$ 时研究无效停止，那么将分配 $n_2(s, W_s) = N - n_1$ 以保证 MSS 正好是 n_t。应该注意的是：MSS 可能出现多个 S 值。在搜索设计时需要满足 $n_2(S)$ 和 S 之间具有单调关系，此时参数空间 Ω 中元素按 $n_2(S)$ 的升序排列则是非常有用的。在这些最优自适应设计中，当 MSS 为 n_t 时的 Minimax 自适应设计是具有最小 ESS 的设计。根据 Minimax 自适应设计与 Minimax—EF 设计之间的关系，需要保证当 MSS 为 n_t 时将获得最优自适应设计，然后将 MSS 减小 1，并且再次使用 $MSS = n_t - 1$ 搜索最优自适应设计。这个程序将继续进行，直到没有从 3 个连续的 MMS 值中获得最佳设计，比如 $n^* - 1$、$n^* - 2$、$n^* - 3$。最后，n^* 是最小的 MSS，并且与 n^* 相关的最佳设计是最终的 Minimax 自适应两级设计，很明显，$n^* \leqslant n_t$。

对于该设计，第一步是识别极大极小设计和 Shan 等提出的优化自适应设计的 MSS 值，这两种设计的 MSS 值分别为 $n_{\min}$ 和 n_{opt}。第二步是对于每个给定的在 $n_{\min}$ 和 n_{opt} 之间的 MSS、样本容量 n，通过搜索算法计算具有最小 ESS 的最佳设计。

样本容量 n 和 ESS 用于计算贝叶斯风险函数：

$$T = q \times n + (1-q) \times ESS = (n - ESS)q + ESS \tag{8-53}$$

其中，q 是预先指定的权重值，$q \in [0, 1]$。可以看出贝叶斯风险函数 T 是 q 的线性函数，其中 $n - ESS$ 作为斜率，ESS 作为截距。由于 ESS 总是小于 n，因此 T 是 q 的递增函数。

二、Minimax 自适应设计与其他设计试验的比较

本小节比较了 Minimax 自适应设计、Simon 的 Minimax 设计、Minimax—EF 设计的性能。

对于 Minimax 自适应设计的 MSS 和 ESS，与其他 3 种设计处于 $p_1 - p_0 = 0.2$ 和显著性水平 $\alpha = 0.05$ 时进行了比较，如表 8-5 所示。与 Simon-Minimax 设计和 Minimax—EF 设计相比，Minimax 自适应设计具有更小或相等的 MSS。Minimax 自适应设计与两个 Minimax 设计中的任一个具有相同的 MSS 时，Minimax 自适应设计的 ESS 总是更小。例如，与表 8-5 中具有相同 MSS 的 Minimax—EF 设计相比，ESS 从 Minimax 自适应设计中节省的范围为 0.03—10.16，平均为 3.07 个患者。以最优自适应设计作为参考，该设计的 MSS 通常大于 Minimax 自适应设计的 MSS，范围为 2—16，平均为 9.3 个患者。

表 8-5 在给定 $p_1 - p_0 = 0.2$ 和 0.15，$\alpha = 0.05$ 情况下，预期样本大小 ESS 的 3 个最优设计之间的比较

| π_u | π_a | Power | Minimax | | | | | | Optimal Adaptive | |
| | | | Simon | | Minimax—EF | | Adaptive | | | |
			n	ESS	n	ESS	n	ESS	n	ESS
					$p_1 - p_0 = 20\%$					
0.1	0.3	0.8	25	19.51	24	20.30	23	20.94	29	14.85
		0.9	33	26.18	33	23.96	33	23.93	35	22.38
0.2	0.4	0.8	33	22.25	32	24.93	32	23.22	337	20.48
		0.9	45	31.23	44	35.68	44	33.39	53	29.74
0.3	0.5	0.8	39	25.69	36	30.68	36	29.31	46	23.45
		0.9	53	36.62	50	42.47	50	41.03	60	34.08
0.4	0.6	0.8	39	34.44	39	34.33	39	26.86	46	24.39
		0.9	54	38.06	54	38.03	53	42.65	66	35.64
0.5	0.7	0.8	37	27.74	37	26.90	37	26.87	43	23.33
		0.9	53	36.11	51	41.14	51	37.74	59	33.45
0.6	0.8	0.8	35	20.77	33	23.97	33	22.13	38	20.28
		0.9	45	35.90	45	33.30	45	31.36	52	28.74

π_u	π_a	Power	Minimax						Optimal Adaptive	
			Simon		Minimax—EF		Adaptive			
			n	ESS	n	ESS	n	ESS	n	ESS
0.7	0.9	0.8	26	23.16	26	23.11	25	18.00	27	14.82
		0.9	32	22.66	32	22.66	32	22.64	36	20.80
$p_1 - p_0 = 15\%$										
0.1	0.25	0.8	40	28.84	38	33.94	38	28.87	43	24.49
		0.9	55	40.03	53	47.87	53	41.29	62	36.45
0.2	0.35	0.8	53	40.44	53	40.41	53	40.33	63	34.87
		0.9	77	58.42	76	66.51	74	59.58	87	50.80
0.3	0.45	0.8	65	49.63	64	51.32	64	48.08	77	41.33
		0.9	88	78.51	88	78.45	88	68.29	104	59.96
0.4	0.55	0.8	70	60.07	69	54.17	69	49.84	82	44.05
		0.9	94	78.88	94	76.30	94	74.20	106	63.84
0.5	0.65	0.8	68	66.11	68	66.05	67	58.41	81	43.01
		0.9	93	75.00	93	72.20	93	69.84	109	61.87
0.6	0.75	0.8	62	43.79	62	42.89	61	45.26	69	38.53
		0.9	84	73.20	84	73.13	84	64.00	97	54.99
0.7	0.85	0.8	49	34.44	49	34.36	49	33.00	59	29.78
		0.9	68	48.52	65	50.46	65	48.78	78	42.60

将预定的Ⅰ型错误率设定为 $\alpha = 0.05$，并得出了两种Ⅱ型错误率：$\beta = 0.1$ 和 $\beta = 0.2$。当 $p_0 = 0.6$ 和 $p_1 = 0.8$ 时，对于实现设计的 90% 功效，绘制 Simon 的 Minimax 设计、Minimax—EF 设计和所提出的自适应 Minimax 的示意图如图 8-2 所示，MSS 研究 $(n(S))$ 是来自第一阶段 (S) 的响应数。Simon 的 Minimax 设计计算为 $(n_1, n, r_1, r) = (26, 45, 15, 32)$，$MSS = 45$，$ESS = 35.90$。Minimax—EF 设计为 $((r_1, r_2), n_1, r/n) = ((15, 20)/25, 32/45)$，其中 25 名患者进入了第一阶段，当 $S \leqslant 15$ 时，试验将停止，当第一阶段 $n_1 = 25$ 例患者中 $S > 20$ 时，试验也将停止，该设计的 ESS 为 33.3。对于 Minimax 自适应设计，第二阶段的样本容量允许作为第一阶段的响应者的函数而随之改变，并且该关系是单调的。第一阶段的样本容量

为 $n_1=23$ 且最大样本为 45，并且该最大样本仅发生在 $S=15$ 且第一阶段观察到 16 个响应者的情况下。试验在第一阶段 $S \leqslant 14$ 或 $S \geqslant 23$ 结束时因无效或有效而终止。在这种情况下，$MSS=23$ 是第一阶段的样本容量，当第一阶段响应在 15 和 22 之间时，相应的第二阶段样本容量 $n_2(S)$ 在表 8-6 中给出。在这个特定的例子中，与其他设计相比，Minimax 自适应设计具有最小的预期样本容量和最小的第一级样本容量。Minimax 自适应设计中，第二阶段样本容量是来自第一阶段的响应数量的非递增函数，而不是像在 Simon 设计和 Minimax—EF 设计中为一个常数。可以看出，尽管自适应优化设计与其他设计相比具有最小的 ESS，但自适应优化设计的 MSS 通常远大于所提出的自适应最小设计的 MSS。

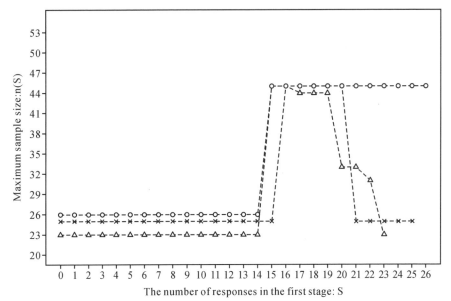

图 8-2 **Simon 的 Minimax 设计 Minimax—EF 设计和 Minimax 自适应设计之间的比较，参数设计** $(\alpha, \beta, p_0, p_1) = (0.05, 0.1, 0.6, 0.8)$。

（注：将最大样本容量 $n(S)$ 绘制为来自第一阶段响应量的函数）

在表 8-6 和表 8-7 中给出了具有特定设计参数的 Minimax 自适应设计，分别为 $p_1 = p_0 + 0.2$ 和 $p_1 = p_0 + 0.15$（p_0 值范围为 0.2—0.7）。

表 8-6 当 $\alpha=0.05$, $p_1=p_0+0.2$ 时的最优自适应设计、Simon 的 Minimax 设计 $(r_1/n_1, r/n)$，以及因无效或有效而停止的 Minimax 值 $((r_1, r_2)/n_1, r/n)$

Power=80%				Power=90%			
S	$n_2(S)$	$n(S)$	$r(S)$	S	$n_2(S)$	$n(S)$	$r(S)$
$p_0=0.2$							
Simon:(4/18,10/33)				Simon:(5/24,13/45)			
Minimax—EF:((2,6)/15,10/32)				Minimax—EF:((4,9)/25,13/44)			
New:$n_1=19$				New:$n_1=19$			
$\leqslant 4$	0	19	0	$\leqslant 4$	0	23	0
5	13	32	10	5	21	44	12
6	13	32	10	6	21	44	13
7	13	32	9	7	21	44	13
8	13	32	10	8	21	44	13
9	11	30	10	9	21	44	13
$\geqslant 10$	0	19	0	10	15	38	11
				$\geqslant 11$	0	23	0
$p_0=0.3$							
Simon:(6/19,16/39)				Simon:(7/24,21/53)			
Minimax—EF:((8,13)/27,15/36)				Minimax—EF:((11,17)/37,20/50)			
New:$n_1=20$				New:$n_1=32$			
$\leqslant 5$	0	20	0	$\leqslant 9$	0	32	0
6	16	36	14	10	18	50	19
7	16	36	15	11	18	50	20
8	16	36	15	12	18	50	20
9	16	36	15	13	18	50	20
10	16	36	15	14	18	50	20
11	16	36	15	15	18	50	20
12	14	34	15	16	18	50	20
$\geqslant 13$	0	20	0	17	11	43	18
				$\geqslant 18$	0	32	0

续 表

Power＝80％				Power＝90％			
S	$n_2(S)$	$n(S)$	$r(S)$	S	$n_2(S)$	$n(S)$	$r(S)$
$p_0=0.4$							
Simon：(17/34,20/39)				Simon：(12/29,27/54)			
Minimax—EF：((17,19)/34,20/39)				Minimax—EF：((12,19)/29,27/54)			
New：$n_1=16$				New：$n_1=35$			
≤6	0	16	0	≤14	0	35	0
7	23	39	20	15	18	53	26
8	23	39	20	16	18	53	27
9	23	39	20	17	18	53	27
10	23	39	20	18	18	53	27
11	23	39	21	19	18	53	26
12	22	38	20	20	17	52	26
13	16	32	18	21	17	52	26
14	9	25	16	22	17	52	26
15	5	21	15	23	17	52	27
16	3	19	16	≥24	0	35	0
$p_0=0.5$							
Simon：(12/23,23/37)				Simon：(14/27,32/53)			
Minimax—EF：((10,15)/20,23/37)				Minimax—EF：((17,23)/34,31/51)			
New：$n_1=20$				New：$n_1=28$			
≤10	0	20	0	≤14	0	28	0
11	17	37	23	15	23	51	30
12	17	37	23	16	23	51	31
13	17	37	23	17	23	51	31
14	17	37	23	18	23	51	31
15	15	35	22	19	23	51	31
≥16	0	20	0	20	23	51	31
				21	21	49	29

续　表

Power=80%				Power=90%			
S	$n_2(S)$	$n(S)$	$r(S)$	S	$n_2(S)$	$n(S)$	$r(S)$
				22	6	34	22
				≥23	0	28	0

$$p_0=0.6$$

Simon:(8/13,25/35)				Simon:(15/26,32/45)			
Minimax—EF:((10,14)/17,24/33)				Minimax—EF:((15,20)/25,32/45)			
New:$n_1=15$				New:$n_1=23$			
≤9	0	20	0	≤14	0	23	0
10	16	36	14	15	22	45	32
11	16	36	15	16	22	45	32
12	16	36	15	17	21	44	31
13	16	36	15	18	21	44	31
14	16	36	15	19	21	44	31
15	16	36	15	20	10	33	24
				21	10	33	25
				22	8	31	24
				≥23	0	23	0

$$p_0=0.7$$

Simon:(19/23,21/26)				Simon:(13/18,26/32)			
Minimax—EF:((19,20)/23,21/26)				Minimax—EF:((13,18)/18,26/32)			
New:$n_1=13$				New:$n_1=18$			
≤9	0	13	0	≤13	0	18	0
10	12	25	21	14	14	32	26
11	12	25	21	15	14	32	26
12	12	25	20	16	14	32	26
13	7	20	16	17	14	32	26
				≥17	3	21	18

表 8-7 当 $\alpha=0.05$, $p_1=p_0+0.15$ 时的最优自适应设计、Simon 的 Minimax 设计 $(r_1/n_1,r/n)$,以及因无效或有效而停止的 Minimax 值 $((r_1,r_2)/n_1,r/n)$

Power=80%				Power=90%			
S	$n_2(S)$	$n(S)$	$r(S)$	S	$n_2(S)$	$n(S)$	$r(S)$
$p_0=0.1$							
Simon:$(2/22,7/40)$				Simon:$(3/31,9/55)$			
Minimax—EF:$((4,6)/33,7/38)$				Minimax—EF:$((6,8)/47,9/53)$			
New:$n_1=18$				New:$n_1=33$			
≤1	0	18	0	≤3	0	33	0
2	20	38	7	4	20	53	8
3	20	38	7	5	20	53	9
4	19	37	6	6	20	53	9
5	19	37	6	7	18	51	8
6	18	36	6	8	17	50	8
≥7	0	18	0	≥9	0	33	0
$p_0=0.2$							
Simon:$(6/31,15/53)$				Simon:$(8/42,21/77)$			
Minimax—EF:$((6,13)/31,15/53)$				Minimax—EF:$((13,18)/62,21/76)$			
New:$n_1=31$				New:$n_1=47$			
≤6	0	31	0	≤9	0	47	0
7	22	53	15	10	27	74	20
8	22	53	15	11	27	74	20
9	22	53	15	12	27	74	20
10	22	53	15	13	27	74	20
11	22	53	15	14	26	73	20
12	21	52	15	15	26	73	20
≥13	0	31	0	16	26	73	20
				17	25	72	20
				18	14	61	18
				≥19	0	47	0

Power＝80%				Power＝90%			
S	$n_2(S)$	$n(S)$	$r(S)$	S	$n_2(S)$	$n(S)$	$r(S)$
$p_0＝0.3$							
Simon：(16/46,25/65)				Simon：(7/77,3/88)			
Minimax—EF：((13,19)/43,5/64)				Minimax—EF：((27,33)/77,33/88)			
New：$n_1＝32$				New：$n_1＝51$			
≤9	0	32	0	≤15	0	51	0
10	32	64	24	16	37	88	33
11	32	64	25	17	37	88	33
12	32	64	25	18	37	88	33
13	32	64	25	19	37	88	33
14	32	64	25	20	37	88	33
15	31	63	24	21	37	88	33
16	30	62	24	22	37	88	33
17	29	61	24	23	37	88	33
18	24	56	22	24	37	88	34
≥19	0	32	0	25	36	87	33
				26	34	85	33
				27	34	85	33
				≥28	0	51	0
$p_0＝0.4$							
Simon：(28/59,34/70)				Simon：(24/62,45/94)			
Minimax—EF：((16,23)/41,34/69)				Minimax—EF：((21,31)/55,45/94)			
New：$n_1＝37$				New：$n_1＝52$			
≤15	0	37	0	≤20	0	52	0
16	32	69	33	21	42	94	44
17	32	69	34	22	42	94	45
18	32	69	34	23	42	94	45
19	32	69	34	24	42	94	45

续　表

Power=80%				Power=90%			
S	$n_2(S)$	$n(S)$	$r(S)$	S	$n_2(S)$	$n(S)$	$r(S)$
20	32	69	34	25	42	94	45
21	31	68	33	26	42	94	45
22	31	68	33	27	42	94	45
23	31	68	33	28	42	94	45
24	21	58	29	29	42	94	45
≥25	0	37	0	30	42	94	45
				31	39	91	43
				≥32	0	52	0

$$p_0 = 0.5$$

Simon：(39/66,40/68)				Simon：(28/57,54/93)			
Minimax—EF：((39,40)/66,40/68)				Minimax—EF：((30,38)/59,54/93)			
New：$n_1=54$				New：$n_1=55$			
≤28	0	54	0	≤28	0	55	0
29	13	67	39	29	38	93	54
30	13	67	40	30	38	93	54
31	13	67	40	31	38	93	54
32	13	67	40	32	38	93	54
33	13	67	40	33	38	93	54
34	13	67	39	34	38	93	54
35	13	67	39	35	38	93	53
36	13	67	39	36	38	93	54
37	9	63	38	37	38	93	53
≥38	0	54	0	≥38	0	55	0

$$p_0 = 0.6$$

Simon：(18/30,43/62)				Simon：(48/72,57/84)			
Minimax—EF：(16,22)/27,43/62)				Minimax—EF：((48,53)/72,57/84)			
New：$n_1=32$				New：$n_1=58$			

Power＝80％				Power＝90％			
S	$n_2(S)$	$n(S)$	$r(S)$	S	$n_2(S)$	$n(S)$	$r(S)$
≤19	0	32	0	≤37	0	58	0
20	29	61	42	38	26	84	57
21	29	61	42	39	26	84	57
22	29	61	42	40	26	84	57
23	28	60	42	41	26	84	57
24	28	60	42	42	25	83	57
25	28	60	42	43	25	83	57
26	27	59	41	44	23	81	56
27	27	59	41	≥45	0	58	0
28	15	47	34				
≥29	0	32	0				

$$p_0 = 0.7$$

Simon：(16/23,39/49)				Simon：(33/44,53/68)			
Minimax—EF：((16,21)/23,39/49)				Minimax—EF：((29,35)/41,51/65)			
New：$n_1=35$				New：$n_1=37$			
≤18	0	25	0	≤26	0	37	0
19	24	49	39	27	28	65	51
20	24	49	39	28	28	65	51
21	24	49	39	29	28	65	51
22	23	48	38	30	28	65	51
23	8	33	26	31	27	64	50
≥24	0	25	0	32	27	64	50
				33	24	61	48
				≥34	0	37	0

另外,还可以比较这些设计在第一阶段提前终止(PET)的概率。PET 被定义为由于无效或有效而在第一阶段停止研究的概率。表 8-8 中给出了 3 种设计在 $p_1 = p_0 + 0.2$ 和功率为 80% 下的 PET。在这些情况下,Minimax 自适应设计的 PET 总是小于 Simon 的 Minimax 设计的 PET。Minimax—EF 设计与 Minimax 自适应设计的 PET 之间没有明确的关系。可以看出,与其他设计相比,Minimax 自适应设计的 PET 更加一致。

表 8-8　当 $p_1 = p_0 + 0.2$ 且设计功效为 80% 时的设计在第一阶段提前终止的概率

p_0	Simon	Minimax—EF	New adaptive design
0.2	0.716	0.402	0.674
0.3	0.666	0.582	0.417
0.4	0.913	0.921	0.527
0.5	0.661	0.589	0.589
0.6	0.647	0.554	0.597
0.7	0.946	0.949	0.579

图 8-3 为贝叶斯风险函数 T 为 q 的线性函数,其中,每个设计在显著性水平 0.05 时获得的功效为 90%,其中 $p_0 = 0.3$ 且 $p_1 = 0.5$。Minimax 自适应设计和最优自适应设计如表 8-9 所示,其中 $n_{min} = 50$ 且 $n_{opt} = 60$。因此,当 n 在 50—60 时,图中总共显示 11 条线表示最佳设计。为了确定 q 的可接受范围,首先必须计算这 11 条线之间的交叉点,0 和 1 之间的最大交叉点数是 $\binom{11}{2} = 55$。在这 55 个交叉点中,其中 2 个超出 [0,1] 的范围,这导致在 0 和 1 之间总共有 53 个交点。对这些交叉点的 x 值进行排序,如表 8-9 所示,当此设计在此范围内具有最小 T 时,这 11 种设计则是给定范围 q 的允许设计,可以看出:当 q 接近 0 时,最优自适应设计是可接受的设计;当 q 接近 1 时,Minimax 设计是可接受的设计。

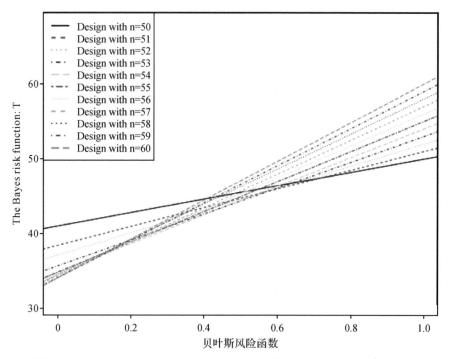

图8-3 在搜索$(\alpha, \beta, p_0, p-1) = (0.05, 0.1, 0.3, 0.5)$的允许自适应设计时,贝叶斯风险函数作为权重值 q 的函数

表8-9 $(\alpha, \beta, p_0, p_1) = (0.05, 0.1, 0.3, 0.5)$时的自适应设计

q 的区间	n	ESS_0	Comment
$[0.000, 0.040]$	60	34.08	最优 design
$[0.040, 0.105]$	59	34.12	
$[0.105, 0.132]$	57	34.36	
$[0.132, 0.468]$	54	34.81	
$[0.468, 0.580]$	53	35.69	
$[0.580, 0.721]$	51	38.45	
$[0.721, 1.000]$	50	41.03	Minimax 设计

三、Minimax 自适应设计的应用

上述内容已经充分显示 Minimax 自适应设计的优势,下面将通过一个实际应用说明 Minimax 自适应设计在节约样本容量方面的优势。仍然考虑一个新辅助

治疗再次检查尿路上皮癌试验。Simon 的 Minimax 设计用于研究设计的目的是在显著性水平 $\alpha=0.1$ 的基础上获得 80% 的功效。与先前估计的响应率 $p_0=0.3$ 相比，研究小组预计响应率将增加 15%。使用 Simon 的 Minimax 设计的设计参数是 $(n_1, n, r_1, r)=(31, 49, 10, 21)$，$ESS=40.8$。Minimax—EF 设计为 $((r_1, r_2)/n_1, r/n)=((11, 16)/32, 21/49)$。Minimax 自适应的设计参数 $(n_1, n(S), r(S))$ 如表 8-1 所示，并且绘制在图 8-4 中。它们都具有相同的最大样本容量为 49，但是拟议的设计零点下的预期样本容量较小，分别为 38.9、40.8 和 39.2。自适应设计也很灵活，第二阶段的样本容量及其相关的临界值取决于第一阶段的结果。

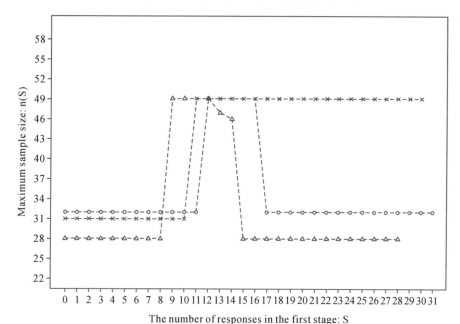

-○- Proposed adaptive minimax design -△- Simon's minimax design -×- Minimax-EF design

图 8-4 对于 $(\alpha, \beta, p_0, p_1)=(0.1, 0.2, 0.35, 0.5)$ 的尿路上皮癌试验，Simon 的 Minimax 设计、Minimax—EF 设计和提出的自适应 Minimax 设计的设计参数。将最大样本容量 $n(S)$ 绘制为来自第一阶段响应量的函数

　　Minimax 自适应设计的 MSS 总是小于或等于 Minimax—EF 设计的 MSS。这是 Minimax 自适应设计的一个重要优势，与基于最佳标准的自适应设计相比，降低了计算强度，其中样本容量的上限必须在设计搜索过程中设置，并且可从 Minimax—EF 设计的最大样本容量开始进行后向搜索，减少计算时间。此外，当 Minimax 自适应设计和其他设计具有相同的 MSS 时，Minimax 自适应设计的零点下的预期样本容量总是小于其他设计的样本容量。

Minimax 自适应设计假设第二阶段的样本容量与第一阶段的结果之间存在单调关系。在实践中,当第一阶段的响应量很大时,研究者可能希望在第二阶段累积更多患者,以从临床研究中获得尽可能多的信息。在这种情况下,可以在设计搜索期间添加额外约束来满足研究者的要求:当 S 高于 S_c 时,第二阶段的样本容量相同,其中 S_c 可以由研究者的新约束确定,设计搜索中添加的新约束应具有临床意义。

响应概率的简单点估计值用响应量除以患者总数计算,众所周知,这种估计是有偏见的。在传统的 Simon 设计中,Jung 和 Kim 得出了基于 Rao—Blackwell 定理的响应概率的均匀最小方差无偏估计。据我们所知,在自适应两阶段设计设置中没有提出对响应概率的无偏估计。与传统的样本大小固定设计相比,这可能是由于自适应设计的复杂性。

第四节　允许早期无效停止的自适应两阶段最优设计

自适应设计(Adaptive Design)在临床试验中得到越来越多的开发和利用,能够使研究变得灵活和高效。鉴于对伦理因素和经济因素的考虑,自适应随机化研究改变了组间样本容量的随机化比例,以将更多的患者分配到更有希望的治疗中。

越来越多的自适应设计应用于临床试验,使设计更加灵活和高效。尤其是在癌症临床试验中,在样本容量相对较小的情况下,在此阶段获得尽可能多的信息是非常重要的。前面三小节介绍的几种自适应设计方法,由于计算上的优势,通常允许由于无效或有效而停止。此时需要采用高效的搜索算法(分支定界算法),但是仅在第一阶段就搜索到设计的最优方案是困难的。因此,需要在多种计算技术下寻找最优设计。这种设计需要满足单调性的重要性质,即第二阶段样本容量是第一阶段响应数的非递增函数,还希望能够有更小的期望样本容量。

Simon 的两阶段优化设计是许多医学研究领域 Ⅱ 期临床试验的标准单臂设计,如癌症研究、艾滋病研究、胃食管研究等。一个典型案例是将伊马替尼用于艾滋病相关卡波西肉瘤(KS)患者的 Ⅱ 期临床试验,其中使用 Simon 的两阶段设计来检验响应率的原假设,即包括完全反应和部分反应在内的反应率,如果反应率较低且低于 20%,则不能拒绝原假设,而如果反应率较高,超过了 50%,则对这些患者使用伊马替尼。当在第一阶段观察到 10 名患者中有超过 2 名反应者时,研究将继续并进行到第二阶段,另外招募 12 名患者。在这种传统的 Simon 两阶段设计中,只要超过阈值,无论第一阶段的响应数量如何,第二阶段的样本容量都是固定的。

从直观的角度来看,当从第一阶段观察到更多响应时,第二阶段需要更少的患者来评估治疗的活性。这是自适应设计应用于实践应该具有的一个非常重要且必要的特性,此特性被称为单调性属性,即第二阶段样本容量是第一阶段响应的非递增函数。这种样本容量调整使研究设计变得灵活,并且可以潜在地节约样本容量。

BT 设计是从贝叶斯的角度出发,提出的自适应两阶段设计,该设计非常接近真正的最优设计,并且分支定界算法被应用于迭代搜索最优设计。需要注意的是,由于所有条件函数的大小呈指数增长,因此无法通过枚举所有可能的条件误差函数来进行传统的网格搜索以找到最优设计。Shan 等提出的最优两阶段设计是遵循单调属性的自适应两阶段设计。这些现有的自适应设计均可在第一阶段因无效或有效而停止。在 Simon 的两阶段设计中,只有在第一阶段从一个相对较小的样本容量中收集更多关于新疗法的信息,以增加后续试验成功的机会时,它才会停止。鲜少有设计可以在第一阶段结束时因无效而提前停止。

在癌症临床试验中,当给定相对较小的样本容量时,获得尽可能多的信息是很重要的。考虑到癌症临床试验的特征,因此完全不考虑在第一阶段后停止治疗。下面将介绍一种新的自适应两阶段设计,用于单臂Ⅱ期临床试验,它满足单调性特征,并且允许因无效而在早期停止。

一、自适应设计符号及分支定界算法

Ⅱ期临床试验中的一个重要目标就是评估新疗法的活性。通常情况下,治疗的主要结果是二元的,在这一条件下,治疗的响应率是我们感兴趣的参数,此类试验的统计假设通常表示为:

$$H_0: p \leqslant p_1, H_1: p \geqslant p_1 \tag{8-54}$$

其中,p_0 和 p_1 分别是新疗法的不接受响应率和可接受响应率。不接受响应率 p_0 可以从对患有相同疾病的患者的现有研究中估计出来,可接受影响率 p_1 是新治疗的预期反应率,并且 $p_1 > p_0$。例如,在伊马替尼对艾滋病相关 KS 患者的Ⅱ期临床试验中,不接受响应率 p_0 为 20%,这是根据现有的Ⅲ期患者临床试验估计得到的。在安慰剂组中,伊马替尼治疗的 AIDS—KS 患者的可接受响应率估计为 50%,也即 $p_1 = 50\%$。该临床试验中使用了 Simon 的两阶段优化设计来评估伊马替尼对 AIDS 相关 KS 患者的效果。

Simon 两阶段设计是 II 期临床试验中最广泛使用的设计之一,用于评估单臂研究中新治疗的活性。所有患者接受相同的治疗,将响应次数与预先设定的阈值进行比较,从随机化的数据中进一步确认新治疗的疗效,从而做出试验是否进入下一阶段的决定。假设 S_1、S_2 和 S 分别是来自第一阶段、第二阶段的响应数量及来自两个阶段的总响应的总和。如果在第一阶段的 n_1 名患者中有 $S_1 < r_1$,其中 r_1 是第一阶段的相应阈值,则试验将因无效而停止。否则,试验进入第二阶段,并招募额外的 $n_2(n-n_1)$ 名患者。在所有的 n 名受试者中,如果观察到的反应总数 $S > r$,则认为新治疗有效,可以进一步研究。否则,判断该疗法由于缺乏疗效而停止对其研究。Simon 两阶段设计通常表示为:

$$(r_1, n_1, r, N) \tag{8-55}$$

对于给定的设计参数 $(\alpha, \beta, p_0, p_1)$,其中 α 和 β 分别表示第 I 类错误和第 II 类错误发生的概率。对于给定的 n(范围从 1 到可能的最大样本容量,如 100,500),搜索并列举所有可能的 (r_1, n_1, r),满足约束条件 α 和 β 的集合 (r_1, n_1, r) 才是最优设计的可能选择。

需要注意的是,Simon 两阶段设计只是在第一阶段观察到较低的响应数量后才会因无效而停止。拒绝域定义为:

$$\Omega = \{(S_1, S): S_1 > r_1 \text{ 且 } S > r\} \tag{8-56}$$

并且相应的尾部概率表示为给定第一阶段 S_1 后,S_2 的条件概率之和。

$$\sum_{i=r_1+1}^{n_1} P(S_1 = i) P(S_2 > r-i \mid S_1 = i) = \sum_{i=r_1+1}^{n_1} b(i, n_1, p) \times (1 - B(r-i, n_2, p)) \tag{8-57}$$

其中,$b(.)$ 和 $B(.)$ 分别是二项分布的分布律和累积分布函数。在 Simon 两阶段设计中,只要第一阶段观察到的响应数量大于 r_1,那么第二阶段样本容量 n_2 就为一固定值。当 $S_1 \leqslant r_1$ 时,试验在第一阶段就会因无效而停止,在这种情况下,$n_2 = 0$。

为了使设计灵活高效,允许第二阶段的样本容量取决于从第一阶段观察到的响应数量,并且试验仅能在第一阶段因无效而提前终止。具体来说,这一自适应设计表示为:

$$(n_1, n_{2i}, r_i), 0 \leqslant i \leqslant n_1 \tag{8-58}$$

其中,$i = \{0, 1, 2, \cdots, n_1\}$ 表示第一阶段的 n_1 名受试者中可能的响应数,n_{2i} 和 r_i 分别表示第二阶段样本容量和两个阶段中相应数量的临界值。在这一设计中共有 $2n_1 + 3$ 个相关参数:n_1、$(n_{21}, r_1), (n_{22}, r_2), (n_{23}, r_3), \cdots, (n_{2n_1}, r_{n_1})$。最大样本总量

为 $\max\{n_1 + n_{2i}\} : 0 \leqslant i \leqslant n_1$。当可用于研究的最大受试者总数为 n_{max} 时,在第一阶段的样本容量附近搜索 Simon 的两阶段设计与第二阶段最大样本容量之间的差异。

当 $S_1 \leqslant r^*$ 时,试验在第一阶段因无效而停止,其中 r^* 表示使 $n_{2i} = 0$ 的最大 i 值;当在第一阶段观察到的响应数 $S_1 = i > r^*$ 时,另外的 n_{2i} 名患者将会被引入试验。如果两个阶段观察到的总响应数大于 r_i,则认为该疗法是有效的,这一自适应设计的尾部概率为:

$$f(p) = \sum_{i=r^*+1}^{n_1} P(S_1 = i)P(S_2 > r_i - i \mid S_1 = i, n_{2i})$$

$$= \sum_{i=r^*+1}^{n_1} b(i, n_1, p) \times (1 - B(r_i - i, n_{2i}, p)) \tag{8-59}$$

可以看出,Simon 两阶段设计的尾部概率是当 $r^* = r_1$、$n_{2i} = n_2$ 和 $r_i = r$ 时允许早期无效停止的自适应设计的一个特例。

在第一阶段观察到的响应数量越多,需要参与评估治疗活性研究的患者就越少,因此,这类试验设计中的一个重要属性就是单调性,也即第二阶段的样本容量是第一阶段响应量的非递增函数。具体来讲,可以表示为:

$$n_{2(i+1)} \leqslant n_{2i}, i > r^* \tag{8-60}$$

实际中通常假设第 I 类和第 II 类错误率发生在原假设和备择假设的边界范围,可以表示为 $f(p_0)$ 和 $f(p_1)$,由于所提出的具有 $2n_1 + 3$ 个相关参数的自适应设计在计算上较为复杂,从理论上证明这个假设也并不容易,但可以从数据上获取的最优自适应设计出发去检验这个假设。自适应两阶段最优设计满足第 I 类和第 II 类错误率的约束:

$$f(p_0) \leqslant \alpha \tag{8-61}$$

$$f(p_1) \geqslant 1 - \beta \tag{8-62}$$

将保留第 I 类和第 II 类错误率的此类设计集合表示为 Δ,明显能够看出,Simon 两阶段最优设计可以归类为 Δ。在 Δ 的所有设计中,处于原假设条件下预期样本容量最小的设计(ESS)被定义为最优设计,其中 ESS 的计算公式为:

$$ESS((n_1, n_{2i}, r_i), 0 \leqslant i \leqslant n_1) = \sum_{i=0}^{n_1} (n_1 + n_{2i}) \times b(i, n_1, p_0)$$

$$= n_1 + \sum_{i=r^*+1}^{n_1} n_{2i} \times b(i, n_1, p_0) \tag{8-63}$$

当 $S_1 \leqslant r^*$ 时,试验在第一阶段因无效而停止,对于任意 $i \leqslant r^*$,都有 $n_{2i} = 0$。如前所述,Simon 的两阶段最优设计属于集合 Δ,因此最优设计的预期样本容量总是小于或等于 Simon 两阶段设计的样本量。

寻找设计集合 Δ 的一种简单方法是通过列举所有可能的 $((n_1, n_{2i}, r_i), 0 \leqslant i \leqslant n_1)$ 的组合来进行网格搜索(Grid Search),其中设计相关参数共有 $2n_1 + 3$ 个。与仅有四个相关参数的 Simon 两阶段设计相比,这些组合的数量随着第一阶段的样本容量和最大可能样本容量的增加而呈指数型增长。许多研究者指出,由于可能的设计数量非常多,因此在寻找自适应设计时,简单的网格搜索是不可行的。因此,在设计搜索的过程中应该使用效率更高的数值算法,分支定界算法(Branch and Bound Algorithm)可应用于自适应两阶段设计。

EK 设计(EK-design)不满足第二阶段的样本容量的单调性质,也就是说,最大的总样本容量有可能出现在第一阶段的样本容量 i 的任何一处,$i > r^*$,并且可能在多个 i 值处取得最大样本总量。这两个问题使得寻找最优设计变得十分困难。因此,可仅仅考虑在第一阶段因无效而停止的最优设计,该设计满足第二阶段的样本容量是第一阶段响应量的单调函数性质,$n_{2(i+1)} \leqslant n_{2i}, i > r_1$,并且试验仅允许在第一阶段因无效而停止。

分支定界算法是一种针对离散型优化问题的智能算法,它可以通过搜寻最终解决方案的所有可能设计来得到结果。满足上述条件的自适应设计共有 $2n_1 + 3$ 个相关参数需要被确定。对于第一阶段中给定 n_1 的每种可能的响应,第 I 类和第 II 类错误率可以用于将这个 $2n_1 + 3$ 维问题简化为一维问题。将可能的最大样本总量设置为 5 加上 Simon 两阶段设计的最大总样本容量,并且可以在搜索设计时修改 5 的值以反映可用于研究的最大患者数。对于最大第二阶段的样本容量条件下的每个给定的 n_2,计算所有可能结果的第 I 类和第 II 类错误率,并为第一阶段中每种可能的响应分配相应的第 I 类和第 II 类错误率。设计是通过将 $n_1 + 1$ 组条件误差函数分配给第一阶段的响应来确定的,$0 \leqslant i \leqslant n_1$。应当注意的是,同一组第 I 类和第 II 类错误率可以分配给多个 i 值,设计的集合和 $2n_1 + 3$ 个设计参数是一对一的关系,但仍然不可能基于第 I 类和第 II 类错误率的所有组合来搜索最优设计。

分支定界算法是在某些限制条件,如名义第 I 类和第 II 类错误率时,求解目标函数 Min ESS 的一种方法。固定的第一阶段的样本容量 n_1 和可能的最大样本总量 n,第一阶段所有可能的响应数 $i = \{0, 1, 2, \cdots, n_1\}$ 是该算法中的节点。分支定界算法可以用于搜索这些节点的第 I 类和第 II 类错误率的组合,从而使原假设条件下的预期样本容量最小化。其中的分支过程和定界过程是执行迭代过程以找到目标函数的解。假设当前的节点是 k，那么分支过程就是用于在当前的节点将问题拆分为两个子问题；另外一个定界过程是根据 i 从 0 到 k 的条件误差函数来舍弃不会导致最优解的子问题。两个边界条件是最小的第 I 类和第 II 类错误率，计算公式如下：

$$\alpha_{\min} = \sum_{i=0}^{k} b(i, n_1, p_0) \times [1 - B(r_i - i, n_{2i}, p_0)] \tag{8-64}$$

$$\beta_{\min} = \sum_{i=0}^{k} b(i, n_1, p_1) \times B(r_i - i, n_{2i}, p_1)] \tag{8-65}$$

其中，$k \leqslant n_1$，k 是当前的搜索节点。除了第 I 类和第 II 类错误率的约束外，最小预期样本容量也可以作为提高搜索效率的约束条件。最终的最优两阶段设计应该有一个小于或等于 Simon 最优设计的预期样本容量，原假设条件下的最小预期样本容量为：

$$ESS_{\min} = n_1 + \sum_{i=0}^{k} n_{2i} \times b(i, n_1, p_0) \tag{8-66}$$

这 3 个条件可用于定界过程中丢弃不会到达最优设计的子问题，当发生下列情况之一时，不需要计算：①最小的第 I 类错误率大于 α；②最小的第 II 类错误率大于 β；③最小的预期样本容量大于 $ESS_{\min}$，其中 $ESS_{\min}$ 通常被确定为 Simon 最优两阶段设计中的 ESS，并且在搜索的过程中更新为所有设计中最小的 ESS。在每个分支过程中丢弃没有希望的子问题是分支定界算法及有效找到最优设计以避免完整枚举的关键。

虽然算法并不要求对所有可能的条件误差函数进行排序，但通过将条件误差函数按照 n_{2i} 升序排列和按照原假设条件下的第 I 类错误率升序排列有助于降低计算强度。假设 T_k 是节点 k 的搜索位置，T_k 的范围从 0 到 γ，其中 γ 表示条件误差函数集的大小，$T_k = \gamma$ 表示当 $x_1 = k$ 时，试验在第一阶段停止。为了满足单调性，搜索时应当满足 $T_1 \leqslant T_2 \leqslant \cdots \leqslant T_{n_1}$。由于 T_k 的排序，如果 $T_j = \gamma$，则 $T_1 = T_2 = \cdots = T_j = \gamma$。当 3 个约束条件都满足时，搜索算法从节点 k 运行到 $k+1$。在新的节点中，起始的搜索位置从 T_k 开始，然后在必要时减小。这一步骤将保证所确定的最优设计满足单调性特征，即第二阶段样本容量是第一阶段响应数量的非递增函数。如果 3 个约束条件中至少有一个不满足，则在节点 k 处的搜索位置从 T_k 开始减小到 T_{k-1}，这一过程将持续运行直到满足 3 个条件或节点 k 和节点 $k-1$ 处于同一位置。对于前一种情况，搜索算法从 k 执行到 $k+1$；对于后一种情况，该算

法从 k 执行到 $k-1$。这种智能算法是一种高效的运算过程,它可以保证在满足单调性的情况下,以最小的预期样本容量来寻找最优设计。

二、几类自适应设计的模拟比较

为了比较几类自适应设计,可对其进行模拟分析。上述的允许早期停止的自适应设计和 Simon 两阶段设计都只是在第一阶段观察到较低的响应时才停止。唯一的区别是第二阶段的样本容量大小。其他现有的自适应两阶段设计(例如 BT 设计、EK 设计、Shan 等提出的优化自适应设计)都在第一阶段后因无效或有效而停止。尽管各个方法的设计标准有所不同,仍然可以比较在原假设条件下的预期样本容量和四种设计之间的最大样本容量(MSS)。

其具体过程为:第一,给定第一个标准是加权样本容量,权重为第一阶段响应率 $S_1=0,1,2,\cdots,n_1$。第二,尽可能多地提供预算内的样本容量。第三,选择各种参数,考虑显著性水平 $\alpha=0.05$、80% 和 90% 两个名义功效值、p_0 从 10% 到 70%、$p_1=p_0+20\%$ 的各种参数组合。第四,对于给定的参数(α,β,p_0,p_1),Simon 两阶段最优设计的(r_1,n_1,r,N)是通过使用统计软件 R 中 clinfun 包中的函数 ph2simon 获得的。第五,利用 Simon 两阶段最优设计的样本容量作为标准,通过使用第一阶段的样本容量从 n_1-5 到 n_1+5 进行搜索,搜索不同自适应设计的最大样本容量。对于每个第一阶段的样本容量,得到不同设计标准下各自最优的自适应设计,期望样本容量最小的那个就是最终的最优设计。

EK 设计和 Shan 等提出的优化自适应设计允许研究在第一阶段结束时因无效或有效而停止,而其他两种设计仅允许在第一阶段结束时因无效停止。表8-10 列出了当 p_0 从 10%—70%、$p_1=p_0+20\%$、显著性水平为 0.05 时四种设计之间的样本量的比较。在所有的情况下,与 Simon 设计相比,允许早期无效停止的自适应设计(在表格中记为 New,下同)始终具有较小预期样本容量。在这 14 种情况下,允许早期无效停止的自适应设计与 Simon 设计相比,预期样本容量节约范围为 0.008—0.734,平均值为 0.313。

从最大样本容量来看,允许早期无效停止的自适应设计在 14 种情况中有 5 种情况比 Simon 设计的最大样本容量更小,仅在一种情况中需要更多的 MSS。在其余 8 种情况下,它们具有相同的 MSS。应该注意的是,随着第一阶段响应数量的增加,允许早期无效停止的自适应设计的第二阶段样本容量从最大样本容量减少到一个很小的样本容量。在表 8-10 中,EK 设计始终比提出的自适应设计具有更

小的 ESS，但 EK 设计通常需要更大的总样本容量。Shan 等提出的优化自适应设计的 ESS 和 MSS 与允许早期无效停止的自适应设计非常接近。

表 8-11 显示的是 $p_1-p_0=15\%$、p_0 从 10% 到 70% 时的设计，从中我们可以观察到类似于表 8-10 的结果。对于参数为 $(\alpha,\beta,p_0,p_1)=(0.05,0.1,0.15,0.25)$ 的设计，最优的自适应设计是在第一阶段的样本容量为上限来进行搜索的。然后，将第一阶段的样本容量从 n_1-10 到 n_1+10 进行另外的搜寻，以获得另一个最优设计。在第一阶段的样本容量非常接近临界值的最优设计的情况下，例如 $n_1\pm5$ 时，可以再次寻找更大范围的自适应最优设计，例如从 n_1-10 到 n_1+10。

表 8-10　几种两阶段自适应设计的比较：$p_1-p_0=0.2,\alpha=0.05$

p_0	p_1	ESS				MSS			
		早期因 E 或 F 停止		早期因 F 停止		早期因 E 或 F 停止		早期因 F 停止	
		EK	Shan	Simon	New	EK	Shan	Simon	New
Power=80%									
0.1	0.3	14.72	14.85	15.01	14.88	28	29	29	29
0.2	0.4	19.80	20.48	20.58	20.50	46	37	43	37
0.3	0.5	23.02	23.45	23.63	23.47	50	46	46	46
0.4	0.6	24.09	24.39	24.52	24.39	51	46	46	46
0.5	0.7	23.03	23.33	23.50	23.33	46	43	43	43
0.6	0.8	19.72	20.28	20.48	20.28	44	38	43	38
0.7	0.9	14.82	14.82	14.82	14.66	27	27	27	32
Power=90%									
0.1	0.3	21.70	22.38	22.53	22.52	39	35	35	35
0.2	0.4	29.02	29.74	30.43	29.76	59	53	54	54
0.3	0.5	33.31	34.08	34.72	34.09	68	60	63	60
0.4	0.6	34.48	35.64	35.98	35.65	73	66	66	66
0.5	0.7	32.95	33.45	34.01	33.48	67	59	61	59
0.6	0.8	28.15	28.74	29.47	28.74	56	52	53	52
0.7	0.9	20.42	20.80	21.23	20.80	40	36	36	36

注：E=有效；F=无效。

表 8-11　几种两阶段自适应设计的比较：$p_1 - p_0 = 0.15, \alpha = 0.05$

p_u	p_a	ESS				MPSS			
		早期因 E 或 F 停止		早期因 F 停止		早期因 E 或 F 停止		早期因 F 停止	
		EK	ShanM	Simon	New	EK	ShanM	Simon	New
Power=80%									
0.1	0.25	24.41	24.49	24.66	24.62	47	43	43	43
0.2	0.35	34.05	34.87	35.37	34.92	78	63	72	63
0.3	0.45	40.61	41.33	41.71	41.34	88	77	81	77
0.4	0.55	43.20	44.05	44.93	44.06	93	82	84	82
0.5	0.65	42.15	43.01	43.72	43.01	90	81	83	81
0.6	0.75	37.86	38.53	39.35	38.53	73	69	67	69
0.7	0.85	29.16	29.78	31.29	27.79	65	59	59	59
Power=90%									
0.1	0.25	35.13	36.45	36.82	36.32	73	62	66	66
0.2	0.35	50.07	50.80	51.45	51.21	91	87	83	83
0.3	0.45	58.56	59.96	62.29	60.80	120	104	100	97
0.4	0.55	62.85	63.84	66.70	66.49	114	106	99	99
0.5	0.65	60.77	61.87	64.30	63.78	116	109	99	99
0.6	0.75	54.30	54.99	55.60	54.99	104	97	95	97
0.7	0.85	41.57	42.60	43.40	42.54	86	78	79	75

注：E=有效；F=无效。

表 8-12 和表 8-13 分别列出了新的自适应两阶段设计和 Simon 两阶段最优设计在 $p_1 - p_0 = 20\%$ 和 $p_1 - p_0 = 15\%$ 时的样本容量。在新的自适应设计中，第二阶段的样本容量 n_2 取决于来自第一阶段的响应数量 S_1，对于每个给定的设计参数 $(\alpha, \beta, p_0, p_1)$，需要为每个可能的 S_1 计算第二阶段的样本容量 n_2。第一阶段停止无效的阈值为使得 n_2 为零的最大的 S_1 值，对应的总样本容量 n 为第一阶段的样本容量。例如，当设计参数为表 8-12 中的 $(\alpha, \beta, p_0, p_1) = (0.05, 0.1, 0.3, 0.5)$ 时，试验在第一阶段后停止的阈值为 7。也就是说，如果在第一阶段的 $n_1 = 22$ 个受试者中观察到 7 个或更少的响应时，试验将因无效而停止。当 $S_1 \geqslant 8$ 时，试验进入第二阶段，并且 n_2 是 S_1 的非递增函数。例如，当在第一个阶段中观察到 $S_1 = 10$ 个

响应时,需要将额外的 $n_2 = 35$ 名受试者纳入试验,此时总样本容量为 $N = n_1 + n_2 = 57$。表 8-12 和表 8-13 中还提供了两个阶段响应的阈值 r 以供实际应用参考。在 $S_1 = 10$ 的情况下,来自两个阶段的响应总数应超过来自 $n = 57$ 名患者的 $r = 22$,以便评估新疗法的活性并得出结论。由于新的自适应设计的单调性特征,能明显看出,新的自适应设计的简单平均样本容量要比 Simon 设计小得多。

表 8-12 当 $p_1 = p_0 + 0.2, \alpha = 0.05$ 时提出的自适应两阶段最优设计

自适应设计

设计参数:80%功效、$p_u = 10\%$。Simon:$(r_1, n_1, r, n) = (1, 10, 5, 29)$

x_1	≤1	2	3	4	5	6	7	8	9	10						
n_2	0	19	18	13	13	12	12	11	10	6						
n	10	29	28	23	23	22	22	21	20	16						
r	0	5	5	4	5	6	7	8	9	10						

设计参数:90%功效、$p_u = 10\%$。Simon:$(r_1, n_1, r, n) = (2, 18, 6, 35)$

x_1	≤2	3	4	5	6	7	8	9	10	11	12	13	14	15	16	17	18
n_2	0	17	17	17	16	15	15	15	14	12	12	11	10	7	3	3	3
n	18	35	35	35	34	33	33	33	32	30	30	29	28	25	21	21	21
r	0	6	6	6	6	7	8	9	10	11	12	13	14	15	16	17	18

设计参数:80%功效、$p_u = 20\%$。Simon:$(r_1, n_1, r, n) = (3, 13, 12, 43)$

x_1	≤3	4	5	6	7	8	9	10	11	12	13	14					
n_2	0	23	20	20	17	12	11	10	8	7	4	1					
n	14	37	34	34	31	26	25	24	22	21	18	15					
r	0	11	10	10	9	8	9	10	11	12	13	14					

设计参数:90%功效、$p_u = 20\%$。Simon:$(r_1, n_1, r, n) = (4, 19, 15, 54)$

x_1	≤4	5	6	7	8	9	10	11	12	13	14	15	16	17	18	19
n_2	0	35	31	31	31	30	22	16	16	15	14	12	10	8	6	1
n	19	54	50	50	50	49	41	35	35	34	33	31	29	27	25	20
r	0	15	14	14	14	14	12	11	12	13	14	15	16	17	18	19

设计参数:80%功效、$p_u = 30\%$。Simon:$(r_1, n_1, r, n) = (5, 15, 18, 46)$

x_1	≤5	6	7	8	9	10	11	12	13	14	15					
n_2	0	31	31	28	28	26	20	14	8	7	3					

n	15	46	46	43	43	41	35	29	23	22	18					
r	0	18	18	17	17	17	15	14	13	14	15					

设计参数:90%功效、$p_u=30\%$。Simon：$(r_1,n_1,r,n)=(8,24,24,63)$

x_1	≤7	8	9	10	11	12	13	14	15	16	17	18	19	20	21	22
n_2	0	38	37	35	35	35	34	12	12	11	10	10	10	8	5	2
n	22	60	59	57	57	57	56	34	34	33	32	32	32	30	27	24
r	0	23	23	22	22	22	22	14	15	16	17	18	19	20	21	22

设计参数:80%功效、$p_u=40\%$。Simon：$(r_1,n_1,r,n)=(7,16,23,46)$

x_1	≤7	8	9	10	11	12	13	14	15	16
n_2	0	30	30	28	28	26	24	17	10	8
n	16	46	46	44	44	40	40	33	26	24
r	0	23	23	22	22	21	21	17	15	16

设计参数:90%功效、$p_u=40\%$。Simon：$(r_1,n_1,r,n)=(11,25,32,66)$

x_1	≤11	12	13	14	15	16	17	18	19	20	21	22	23	24	25
n_2	0	41	39	39	39	39	39	27	9	8	8	7	7	5	3
n	25	66	64	64	64	64	64	52	34	33	33	32	32	30	28
r	0	32	31	31	31	32	31	26	19	20	21	22	23	24	25

设计参数:80%功效、$p_u=50\%$。Simon：$(r_1,n_1,r,n)=(8,15,26,43)$

x_1	≤8	9	10	11	12	13	14	15
n_2	0	28	28	26	24	21	5	4
n	15	43	43	41	39	36	20	19
r	0	26	26	25	24	22	14	15

设计参数:90%功效、$p_u=50\%$。Simon：$(r_1,n_1,r,n)=(13,24,36,61)$

x_1	≤11	12	13	14	15	16	17	18	19	20	21
n_2	0	38	38	38	38	36	8	8	8	6	6
n	21	59	59	59	59	59	29	29	29	27	27
r	0	35	35	35	35	34	17	18	19	20	21

设计参数:80%功效、$p_u=60\%$。Simon：$(r_1,n_1,r,n)=(7,11,30,43)$

x_1	≤9	10	11	12	13	14

续　表

n_2	0	24	21	20	20	6								
n	14	38	35	34	34	20								
r	0	27	25	24	24	16								

设计参数:90%功效、$p_u=60\%$。Simon:$(r_1,n_1,r,n)=(12,19,37,53)$

x_1	≤12	13	14	15	16	17	18	19						
n_2	0	33	31	31	30	18	4	4						
n	19	52	50	50	49	37	23	23						
r	0	36	35	35	34	26	18	19						

设计参数:80%功效、$p_u=70\%$。Simon:$(r_1,n_1,r,n)=(4,6,22,27)$

x_1	≤5	6	7											
n_2	0	25	18											
n	7	32	25											
r	0	26	20											

设计参数:90%功效、$p_u=70\%$。Simon:$(r_1,n_1,r,n)=(11,15,29,36)$

x_1	≤12	13	14	15	16									
n_2	0	20	19	19	13									
n	16	36	35	35	29									
r	0	29	28	28	23									

表 8-13　当 $p_1=p_0+0.15,\alpha=0.05$ 时提出的自适应两阶段最优设计

自适应设计

设计参数:80%功效、$p_u=100\%$。Simon:$(r_1,n_1,r,n)=(2,18,7,43)$

x_1	2	3	4	5	6	7	8	9	10	11	12	13	14	215	16	17	18
n_2	0	25	25	25	19	18	18	18	17	17	15	13	10	8	7	7	7
n	18	43	43	43	37	36	36	36	35	35	33	31	28	26	25	25	25
r	0	7	7	7	6	7	8	9	10	11	12	13	14	15	16	17	18

设计参数:90%功效、$p_u=10\%$。Simon:$(r_1,n_1,r,n)=(2,21,10,66)$

x_1	3	4	5	6	7	8	9	10	11	12	13	14	15	16	17	18	19
n_2	0	40	40	40	39	29	28	28	27	26	24	24	24	23	22	20	18
n	26	66	66	66	65	55	54	54	53	52	50	50	50	49	48	46	44

续　表

r	0	10	10	10	9	8	9	10	11	12	13	14	15	16	17	218	19
x_1	20	21	22	23	24	25	26										
n_2	17	17	17	17	17	17	17										
n	43	43	43	43	43	43	43										
r	20	21	22	23	24	25	26										

设计参数：80%功效、$p_u = 20\%$。Simon：$(r_1, n_1, r, n) = (5, 22, 19, 72)$

x_1	5	6	7	8	9	10	11	12	13	14	15	16	17	18	19	20	21
n_2	0	40	39	39	36	35	18	18	17	16	14	14	12	10	10	8	4
n	23	63	62	62	59	58	41	41	40	39	37	37	35	33	33	31	27
r	0	17	17	17	16	16	11	12	13	14	15	16	17	18	19	20	21
x_1	22	23															
n_2	2	2															
n	25	25															
r	22	23															

设计参数：90%功效、$p_u = 20\%$。Simon：$(r_1, n_1, r, n) = (8, 37, 22, 83)$

x_1	8	9	10	11	12	13	14	15	16	17	18	19	20	21	22	23	24
n_2	0	46	46	46	42	42	42	41	19	19	19	18	17	17	17	16	14
n	37	83	83	83	79	79	79	78	56	56	56	55	54	54	54	53	51
r	0	22	22	22	21	21	21	21	16	17	18	19	20	21	22	23	24
x_1	25	26	27	28	29	30	31	32	33	34	35	36	37				
n_2	14	13	11	9	7	7	7	7	7	7	7	7	7				
n	51	50	48	46	44	44	44	44	44	44	44	44	44				
r	25	26	27	28	29	30	31	32	33	34	35	36	37				

设计参数：80%功效、$p_u = 30\%$。Simon：$(r_1, n_1, r, n) = (9, 27, 30, 81)$

x_1	8	9	10	11	12	13	14	15	16	17	18	19	20	21	22	23	24
n_2	0	52	50	50	49	49	49	31	15	15	15	14	13	13	10	10	6
n	25	77	75	75	74	74	74	56	40	40	40	39	38	38	35	35	31
r	0	29	28	28	28	28	28	21	16	17	18	19	20	21	22	23	24
x_1	25																

n_2	6															
n	31															
r	25															

设计参数:90%功效、$p_u = 30\%$。Simon:$(r_1, n_1, r, n) = (13, 40, 40, 110)$

x_1	12	13	14	15	16	17	18	19	20	21	22	23	24	25	26	27	28
n_2	0	58	58	58	56	55	53	53	51	19	19	19	19	19	18	12	12
n	39	97	97	97	95	94	92	92	90	58	58	58	58	58	57	51	51
r	0	36	36	36	35	35	34	34	33	22	23	24	25	26	27	27	28

x_1	29	30	31	32	33	34	35	36	37	38	39
n_2	11	10	10	9	8	5	5	5	5	5	5
n	50	49	49	48	47	44	44	44	44	44	44
r	29	30	31	32	33	34	35	36	37	38	39

设计参数:80%功效、$p_u = 40\%$。Simon:$(r_1, n_1, r, n) = (11, 26, 40, 84)$

x_1	11	12	13	14	15	16	17	18	19	20	21	22	23	24	25	26
n_2	0	56	56	55	54	53	53	50	11	9	8	8	7	6	3	1
n	26	82	82	81	80	79	79	76	37	35	34	34	33	32	29	27
r	0	39	39	39	38	38	38	37	20	20	21	22	23	24	25	26

设计参数:90%功效、$p_u = 40\%$。Simon:$(r_1, n_1, r, n) = (19, 45, 49, 104)$

x_1	22	23	24	25	26	27	28	29	30	31	32	33	34	35	36	37	38
n_2	0	47	47	47	47	47	47	46	26	13	13	9	9	9	9	9	8
n	52	99	99	99	99	99	99	98	78	65	65	61	61	61	61	61	60
r	0	47	47	47	47	47	47	47	37	32	33	33	34	35	36	37	38

x_1	39	40	41	42	43	44	45	46	47	48	49	50	51	52
n_2	8	8	7	7	6	4	4	3	2	1	1	1	1	1
n	60	60	59	59	58	56	56	55	54	53	53	53	53	53
r	39	40	41	42	43	44	45	46	47	48	49	50	51	52

设计参数:80%功效、$p_u = 50\%$。Simon:$(r_1, n_1, r, n) = (15, 28, 48, 83)$

x_1	15	16	17	18	19	20	21	22	23	24	25	26	27	28
n_2	0	53	53	52	52	52	51	37	8	7	6	5	5	3
n	28	81	81	80	80	80	79	65	36	35	34	33	33	31

续　表

| r | 0 | 47 | 47 | 46 | 46 | 46 | 46 | 38 | 23 | 24 | 25 | 26 | 27 | 28 | | | |

设计参数：90%功效、$p_u=50\%$。Simon：$(r_1,n_1,r,n)=(22,42,60,105)$

x_1	22	23	24	25	26	27	28	29	30	31	32	33	34	35	36	37	38
n_2	0	56	55	54	54	54	54	54	53	44	12	10	10	6	6	5	5
n	43	99	98	97	97	97	97	97	96	87	55	53	53	49	49	48	48
r	0	57	56	56	56	56	56	56	56	50	34	34	35	35	36	37	38

x_1	39	40	41	42	43
n_2	4	3	2	1	1
n	47	46	45	44	44
r	39	40	41	42	43

设计参数：80%功效、$p_u=60\%$。Simon：$(r_1,n_1,r,n)=(17,27,46,67)$

x_1	15	16	17	18	19	20	21	22	23	24
n_2	0	45	45	43	43	42	40	20	5	3
n	24	69	69	67	67	66	64	44	29	27
r	0	47	47	46	46	46	44	31	23	24

设计参数：90%功效、$p_u=60\%$。Simon：$(r_1,n_1,r,n)=(21,34,64,95)$

x_1	24	25	26	27	28	29	30	31	32	33	34	35	36	37	38
n_2	0	59	59	59	59	58	58	55	7	6	6	6	5	4	2
n	38	97	97	97	97	96	96	93	45	44	44	44	43	42	40
r	0	65	65	65	65	65	65	63	33	33	34	35	36	37	38

设计参数：80%功效、$p_u=70\%$。Simon：$(r_1,n_1,r,n)=(14,19,46,59)$

x_1	14	15	16	17	18	19
n_2	0	40	37	36	34	4
n	19	59	56	55	53	23
r	0	46	44	43	41	19

设计参数：90%功效、$p_u=70\%$。Simon：$(r_1,n_1,r,n)=(18,25,61,79)$

x_1	22	23	24	25	26	27	28	29	30
n_2	0	45	45	45	42	42	30	4	3
n	30	75	75	75	72	72	60	34	33
r	0	58	58	58	56	56	47	29	30

三、允许早期因无效而停止的自适应设计的应用

上述比较了各种自适应设计的性能,下面将通过一个实例来说明可以允许早期因无效而停止的自适应设计的性能。考虑一项 II 期临床试验,用于评估利达福莫司在不同亚型晚期肿瘤患者中的抗肿瘤活性。利达福莫司是哺乳动物雷帕霉素靶点的抑制剂,已被证明对多种癌细胞系具有有效的抗肿瘤活性。不可接受和可接受的临床响应率分别为 $p_0 = 15\%$ 和 $p_1 = 35\%$,根据实体瘤中的反应评估标准,将临床响应定义为完全响应或部分响应。

下面主要比较在 0.05 的显著性水平下获得 90% 的功效的自适应设计和 Simon 两阶段最优设计的性能。Simon 两阶段最优设计的计算为:$(r_1, n_1, r, n) = (3, 19, 10, 44)$。

在第一阶段,共有 $n_1 = 19$ 名患者入组,并且需要观察到 4 个或 4 个以上的响应时才能进入第二阶段,否则试验将因无效而停止。当试验进行到第二阶段时,将另外的 $n_2 = n - n_1 = 25$ 名患者纳入试验进行评估,在 44 名患者中,需要得到 10 个以上的响应才能证明利达福莫司在晚期肉瘤不同亚型患者中的抗肿瘤活性。Simon 最优设计和新的自适应设计在第一阶段都需要 19 名受试者,当第一阶段的响应数量小于或等于 3 时,试验终止。Simon 两阶段设计在第二阶段具有恒定数量的患者,而新的自适应设计允许第二阶段的样本容量随着第一阶段的响应量的变化而变化。当试验进入第二阶段时,自适应设计第二阶段的样本容量的单调性特征保证了其非递增趋势。图 8-5 显示的是两种设计中详细的第二阶段的样本容量作为第一阶段响应的函数。自适应设计的最大可能样本容量略小于 Simon 设计的样本容量,少一名受试者。可以看出,与 Simon 两阶段设计相比,在第一阶段观察到的响应越多,自适应设计所节约的样本容量就越大。例如,如果第一阶段的响应量 $S_1 = 8$,那么提出的自适应设计在第二阶段只需要 $n_2 = 17$ 名患者,而 Simon 设计需要 $n_2 = 25$ 名患者。

该自适应设计允许在第一阶段结束时提前因无效停止,而现有的研究通常侧重于允许无效或有效而提前停止的自适应设计。从上述结果来看,新的自适应设计可被认为是常用的 Simon 两阶段最优设计的直接替代方案。由于 Simon 设计是自适应设计的特例,因此允许早期无效停止的自适应设计的预期样本容量始终小于 Simon 设计的预期样本容量。

在自适应设计的过程当中,都有使用到样本空间排序,所以不仅仅要关心自适

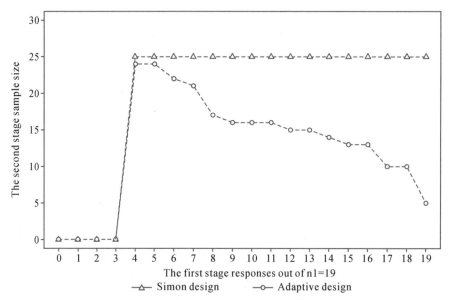

图 8-5 Simon 两阶段设计和提出的自适应两阶段优化设计应用于 Ⅱ 期临床试验,以评估利达福
莫司对 KS 患者的抗肿瘤活性

(注:设计参数为 $(\alpha, \beta, p_0, p_1) = (0.05, 0.1, 0.15, 0.35)$。两种设计在第一阶段都需要 19 名患者,第二阶段样本容量绘制为第一阶段响应量的函数。)

应设计整体的响应率,也应该关心研究设计的适应性。建议采用适当的统计推断方法对试验设计获得的数据进行分析,包括 p 值和置信区间计算,辅助进行统计推断。下一章将介绍一些试验设计过程中涉及的 p 值和置信区间的计算方法。

第九章 试验设计中的统计问题

在试验设计的整个过程中,可能还涉及很多的统计问题,主要的统计问题集中在假设检验部分。首先,就假设检验而言,寻找尾部概率函数的 P 值就是来判断是否拒绝原假设的重要依据。因此,对于尾部概率函数的单调性条件,以及具体的 P 值和置信区间的计算问题是本章的重点。

第一节 临床试验中的单调性条件

在临床试验单侧假设检验的问题中,尾部概率函数的单调性对于保证实际的第 I 类和第 II 类错误率出现在相关参数空间的临界值上具有重要意义。否则的话,就需要在完整的参数空间内去找到实际响应率,这将涉及异常庞大的计算量。

该性质在单阶段设计当中已经有了广泛的应用,比如比较两个二项比例之间的优劣性的假设检验。但是在两阶段设计环境(如 Simon 两阶段设计)中对这一性质的应用非常有限。本小节将介绍在 Simon 两阶段设计中,检验的 p 值的计算,该计算利用到尾部概率是参数的一个递增函数这一性质。

一、Simon 两阶段设计的精确 P 值

在实践中,在被研究的试验疗法无效的情况下,两阶段设计被广泛地应用于保护参与者。如果结果是二元的情况,例如癌症研究、艾滋病研究和胃食管研究,Simon 两阶段设计则是研究中最为普遍的设计方法。

在这类研究的过程中,通常会设置单臂研究来检验新疗法的效果。当观察到大量的有效响应时,便能够证明这一试验疗法的活性。其相关假设为:

$$H_0 : p \leqslant p_0, H_1 : p \geqslant p_1 \tag{9-1}$$

其中 p_0 和 p_1 分别表示对于新疗法的不可接受响应率和可接受响应率。可接受的

响应率 p_1 是新治疗可达到的目标响应率，p_0 可以根据历史数据估计。在这些研究中，最优选择往往是具有较高响应率的治疗，因此 $p_1 > p_0$。

在两阶段设计中，假设 S_i 是来自第 i 阶段的响应量，$i = 1, 2$。尾部区域被定义为与观察到的样本相比具有更大的 S_1 和更大的 $S_1 + S_2$ 的样本的集合。尾部概率为尾部区域中所有样本点的概率之和。因为 S_1 和 S_2 服从成功率为 p 的二项分布，所以尾部概率是参数 p 的函数。通过 p 值的定义，尾部概率应该被定义为零空间概率 $\{p : p \leqslant p_0\}$ 的最坏情况。由于两阶段设计中尾部概率的复杂性，很难证明尾部概率是 p 的递增函数。在实践中，一些研究者在没有任何理论证明的情况下假设尾部概率的最大值出现在边界，而其他研究者只是简单地将单边假设改为一个简单的假设去检验两个值 p_0 和 p_1 的响应率。显然，这些简化问题的方法不适合在两阶段设计中进行统计推断。因此尾部条件的单调性的推断至关重要。下面将在两阶段设计中证明尾部概率的单调条件，即尾部概率是参数 p 的递增函数。

二、尾部概率的单调条件的证明

在 Simon 两阶段设计中，在给定 α、β、p_0 和 p_1 情况下，需要确定 4 个设计参数 (r_1, n_1, r, n_2)。应当注意的是：设计参数是通过二项分布的实际第 I 类和第 II 类错误率的精确概率计算得到的。r_1 和 r 分别是来自第一阶段和第二阶段的 n_1 和 $N = n_1 + n_2$ 个受试者的响应数的边界值。如果 $S_1 < r_1$，那么由于治疗活动不充分，研究将在第一阶段终止。否则，将在第二阶段考虑额外的 n_2 个受试者。最后的结论将通过比较 S 与 r 的响应总数来进行。当 $S \geqslant r$ 时，新的疗法被认为有进一步研究的希望。

当 $S_1 \geqslant r_1$ 和 $S \geqslant r$ 时，拒绝零假设，拒绝区域表示为：

$$\Phi = \{(S_1, S_2) : S_1 \geqslant r_1, (S_1 + S_2) \geqslant r\} \tag{9-2}$$

第 I 类错误被定义为尾部概率的最大值，即在零空间 $\{p : p \leqslant p_0\}$ 中，$P(r_1, n_1, r, n_2 \mid p) = P((S_1, S_2) \in \Phi \mid p)$ 时：

$$\max_{p \in H_0} P(r_1, n_1, r, n_2 \mid p) \tag{9-3}$$

尾部概率 $P(r_1, n_1, r, n_2 \mid p)$ 可以通过二项分布来计算，即：

$$P(R_1, n_1, R, n_2 \mid p) = \sum_{X_1 = R_1}^{\min(n_1, R-1)} b(S_1, n_1, p)[1 - B(R - S_1 - 1, n_2, p)]$$
$$+ \sum_{X_1 = \min(n_1, R-1)+1}^{n_1} b(S_1, n_1, p) \tag{9-4}$$

其中 $b(\cdot)$ 和 $B(\cdot)$ 分别是二项分布的概率分布律和累积分布函数。

通常假设实际的第 I 类错误率是在原假设空间 H_0 中获得的 p_0。这一点为在 Simon 两阶段设计中证明尾部概率 $P(r_1, n_1, r, n_2 \mid p)$ 的单调条件提供了补充。Tsai 等通过使用 Clopper—Pearson 精确方法,在两阶段设计中为响应率建立了新的精确置信区间。该精确方法必须与排序样本空间的方法结合使用。通过足够的检验统计量 $S = S_1 + S_2$ 对样本空间进行排序,得到响应的总数。结果表明 S 的累积分布函数是 p 的递减函数,并且基于 Clopper—Pearson 方法构建精确区间必须满足该属性。在上述问题中只有一个随机变量,但是在 p 值计算中有 S_1 和 S 两个随机变量。基于此,可以得到以下的结论:

定理 1　对于任何给定的临界值 r_1 和 r,其中 $0 \leqslant r_1 \leqslant n_1$,$r_1 \leqslant r \leqslant n_1 + n_2$,两阶段设计中尾部概率的单调条件成立,即 $P(S_1 \geqslant r_1, (S_1 + S_2) \geqslant r \mid p)$ 是关于 p 的增函数。

证明:来自第二阶段的响应数 S_2 服从参数为 (n_2, p) 的二项分布,则 S_2 可以表示为 $S_2 = B_1 + B_2 + \cdots + B_{n_2}$,其中 $B_i (i = 1, 2, \cdots, n_2)$ 服从成功率为 p 的伯努利分布,并且 B_i 间相互独立。故目标函数可以写为:

$$P(S_1 \geqslant r_1, (S_1 + S_2) \geqslant r \mid p) = P(S_1 \geqslant r_1, (S_1 + B_1 + B_2 + \cdots + B_{n_2}) \geqslant r \mid p)$$

$$(9\text{-}5)$$

使用数学归纳法对此进行证明。

第一步,证明当 $n_2 = 1$ 时,$P(S_1 \geqslant r_1, (S_1 + B_1) \geqslant r \mid p)$ 是关于 p 的增函数。B_1 只有两种可能结果,$B_1 = 1$ 概率为 p 和 $B_1 = 0$ 的概率为 $1 - p$,则:

$$\begin{aligned}
P(S_1 \geqslant R_1, (S_1 + B_1) \geqslant R) &= P(S_1 \geqslant R_1) \times P(B_1 = 0) \\
&\quad + P(S_1 \geqslant R_1, S_1 \geqslant R - 1) \times P(B_1 = 1) \\
&= P(S_1 \geqslant R_1) \times (1 - p) \\
&\quad + P(S_1 \geqslant \max(R_1, R - 1)) \times p
\end{aligned}$$

$$(9\text{-}6)$$

基于上述等式和约束条件 $r \geqslant r_1$,结合 $r = r_1$ 和 $r \geqslant r_1 + 1$ 考虑两种情况。在 $r = r_1$ 时,尾部概率可以写成如下:

$$P(S_1 \geqslant r_1, (S_1 + B_1) \geqslant r) = P(S_1 \geqslant r) \times (1 - p) + P(S_1 \geqslant r) \times p = P(S_1 \geqslant r)$$

$$(9\text{-}7)$$

又因为:

$$\frac{\partial P(S_1 \geqslant r)}{\partial p} = \begin{pmatrix} n_1 \\ r - 1 \end{pmatrix} (n_1 - r + 1) p^{r-1} (1 - p)^{n_1 - r}$$

$$(9\text{-}8)$$

由于 $r=r_1 \leqslant n_1$，故 (n_1-r+1) 总为正。当 $r \geqslant 1$ 时，二项式系数 $\begin{pmatrix} n_1 \\ r-1 \end{pmatrix}$ 为正，当 $r=0$ 时，二项式系数 $\begin{pmatrix} n_1 \\ r-1 \end{pmatrix}$ 为零。当 $r \geqslant 1$ 时，导数为正，当 $r=0$ 时，导数为 0。实际上，研究设计 $r=r_1=0$ 是不现实的，因为无论观察到的响应数量多少，在这些临界值下的任何研究都能保证成功。排除这种不切实际的情况后，导数总是正的，则当 $r=r_1$ 时，$P(S_1 \geqslant r_1, (S_1+B_1) \geqslant r)$ 是 p 的递增函数。

在第二种情况下，$r \geqslant r_1+1$，有：

$$P(S_1 \geqslant r_1, (S_1+B_1) \geqslant r) = P(S_1 \geqslant r) \times (1-p) + P(S_1 \geqslant r-1) \times p \quad (9\text{-}9)$$

二项分布函数和不完全 β 函数之间的关系表明 $P(S_1 \geqslant r) \times (1-p) + P(S_1 \geqslant r-1) \times p$ 是 p 的递增函数。因此，当 $r \geqslant r_1+1$ 时，$P(S_1 \geqslant r_1, (S_1+B_1) \geqslant r)$ 是 p 的递增函数。

第二步，假设 $P(S_1 \geqslant r_1, (S_1+B_1+B_2+\cdots+B_k) \geqslant r)$ 是 p 的递增函数，其中 $r \geqslant r_1$，需要检验 $P(S_1 \geqslant r_1, (S_1+B_1+B_2+\cdots+B_k+B_{k+1}) \geqslant r)$ 的单调性，易得：

$$\begin{aligned} &P(S_1 \geqslant R_1, (S_1+B_1+\cdots+B_k+B_{k+1}) \geqslant R) \\ &= P(S_1 \geqslant R_1, (S_1+B_1+\cdots+B_k) \geqslant R) \times (1-p) \\ &\quad + P(S_1 \geqslant R_1, (S_1+B_1+\cdots+B_k) \geqslant R-1) \times p \end{aligned} \quad (9\text{-}10)$$

偏导数如下：

$$\begin{aligned} &\frac{\partial P(S_1 \geqslant R_1, (S_1+B_1+\cdots+B_k+B_{k+1}) \geqslant R)}{\partial p} \\ &= \frac{\partial P(S_1 \geqslant R_1, (S_1+B_1+\cdots+B_k) \geqslant R)}{\partial p}(1-p) \\ &\quad - P(S_1 \geqslant R_1, (S_1+B_1+\cdots+B_k) \geqslant R) \\ &\quad + \frac{\partial P(S_1 \geqslant R_1, (S_1+B_1+\cdots+B_k) \geqslant R-1)}{\partial p} \\ &\quad + P(S_1 \geqslant R_1, (S_1+B_1+\cdots+B_k) \geqslant R-1) \end{aligned} \quad (9\text{-}11)$$

很显然，$P(S_1 \geqslant r_1, (S_1+B_1+\cdots+B_k) \geqslant r-1) - P(S_1 \geqslant r_1, (S_1+B_1+\cdots+B_k) \geqslant r) = P(S_1 \geqslant r_1, (S_1+B_1+\cdots+B_k) = r-1)$。通过假设 $P(S_1 \geqslant r_1, (S_1+B_1+\cdots+B_k) \geqslant r)$ 是 p 的递增函数，可知 $\dfrac{\partial P(S_1 \geqslant r_1, (S_1+B_1+\cdots+B_k) \geqslant r)}{\partial p} > 0$。对于 $\dfrac{\partial P(S_1 \geqslant r_1, (S_1+B_1+\cdots+B_k) \geqslant r-1)}{\partial p}$，需要考虑两种情况：$r-1 \geqslant r_1$ 和 $r=r_1$。当 $r-1 \geqslant r_1$ 时，基于 $n_2=k$ 时的假设，该偏导数为正。当 $r=r_1$ 时，有：

$$P(S_1 \geqslant R_1, (S_1 + B_1 + \cdots + B_k) \geqslant R - 1) \tag{9-12}$$
$$= P(S_1 \geqslant R, S_1 \geqslant R - 1 - (B_1 + \cdots + B_k)) = P(S_1 \geqslant R)$$

与第一步中的证明类似,上述已经证明 $P(S_1 \geqslant r)$ 是 p 的递增函数。$P(S_1 \geqslant r_1, (S_1 + B_1 + \cdots + B_k + B_{k+1}) \geqslant r)$ 是 p 的递增函数。因此,通过数学归纳,当 $r_1 \geqslant 1$ 时,$P(r_1, n_1, r, n_2 \mid p)$ 是 p 的递增函数。

已经证明尾部概率 $P(r_1, n_1, r, n_2 \mid p)$ 是第二阶段时 p 的递增函数,其中尾部区域为 $\Phi = \{(S_1, S_2) : S_1 \geqslant r_1, (S_1 + S_2) \geqslant r\}$。当研究在第一阶段停止时,使用以下注释表明其仍然满足单调条件。

注1　如果研究在第一阶段的响应数非常少,则可以提前停止研究。在这种情况下,尾部区域是 $\Phi = \{(S_1, S_2) : S_1 \geqslant r_1\}$。由此得出尾部概率为:

$$P(r_1, n_1 \mid p) = P(S_1 \geqslant r_1) \tag{9-13}$$

在定理1中已经表明,当 $r_1 \geqslant 1$ 时,$P(S_1 \geqslant r_1)$ 是 p 的递增函数。当 $r_1 = 0$ 时,尾部概率为1,并且与参数 p 无关。基于定理1和注1的结果,尾部概率是 p 的递增函数。尾部概率的这种单调条件对于保证实际的第Ⅰ类错误率和第Ⅱ类错误率出现在其相关参数空间的边界非常重要。该结论对于降低寻找最佳两阶段设计的计算强度非常重要。

第二节　临床二分类数据中的假设检验方法

一、分类数据的假设检验方法

在临床试验收集的数据中,分类变量(Categorical Variable)是测度尺度上只有有限个取值或者类别组成的。比如说,X射线对乳腺癌的结果可以用正常、良性、可能良性、疑似及恶性等类别表示。与此相对应的是具有无限个取值的连续变量,分类变量数据(分类数据)和连续变量数据(定量数据)是统计学中重要的数据形式。基于分类数据的分析方法的研究是统计学中的重要内容。在统计推断中的假设检验(Hypothesis Testing)方法是比较两个分类总体的经典方法,也被广泛应用于社会科学、生物医学和遗传研究等领域中。例如,在现代医学双臂试验中,利用假设检验方法来比较新的药物(治疗手段)的效果是否比安慰剂(标准治疗手段)

有所提高。随着现代生物医学、社会科学等领域的发展，大量的分类数据的出现使得假设检验方法的研究成为一个重要的问题。

在分类数据分析中，假设检验是比较两个分类总体参数比较问题的重要方法。对于临床试验数据而言，较为常见的数据类型就是分类数据。比如二分类数据有效或者无效的表示。渐近方法（Asymptotic Methods）和精确的条件方法（Conditional Method）常被用于检验两个具有二元结果的评分之间的一致性。与传统使用的基于标准化科恩卡帕系数（Standardized Cohnkapa Coefficient）的渐近方法相比，精确的方法可以保证检验显著性水平的高低。条件方法的另一种选择是无条件策略（Unconditional Strategy），它与条件方法一样可以放松对固定边际总数的限制。常见的无条件假设检验方法有基于最大化方法、基于条件 p 值和最大化方法和基于估计和最大化方法。下面将举例说明独立总体的二分类数据的假设检验方法。

在科学研究中，经常可以看到由两个独立的评分者对固定数量的受试者进行二元评分。研究的数据如表 9-1 所示，可以利用该表对两位评分者进行是否一致性的统计推断。例如，考虑一项评估颈椎运动的研究。来自斯德哥尔摩一家私人诊所的患者由两名具有类似临床经验的物理治疗师（称为临床医生 A 和 B）进行检查。通过使用医学检验程序，每个医生确定患者是否出现脊柱僵硬。评分员记录每个患者在 C1-2 右侧旋转的检查结果，相关数据如表 9-1 所示，两位临床医生都认为 50 例患者没有出现僵硬，2 例患者出现脊柱僵硬，有一位患者被临床医生 A 诊断为僵硬，而临床医生 B 诊断没有出现僵硬。相反，临床医生 B 认为其余 7 例患者出现脊柱僵硬，而临床医生 A 诊断为无僵硬。为了量化异质性，采用一个定量指标来评估两位医生之间的差异：由两个评分者都同意的评分总数除以研究中的患者总数来定义。在本例中，达成协议的概率为 $\frac{2+50}{60}$ $=86.7\%$。

表 9-1 2×2 协议检验的可能性

		临床医生 B		总计
		是	否	
临床医生 A	是	$n_{11}=2$	$n_{10}=1$	N_1
	否	$n_{01}=7$	$n_{00}=50$	$N-N_1$
总计		N_2	$N-N_2$	$N=60$

　　对于上述的两个临床医生的诊断是否有差异的假设检验问题,有一类检验方法就是利用 Cohen 提出的 kappa 值来判断。Cohen 的 kappa 的下界取决于边际总和。当边际总数非常不平衡时,由 Martin Andres 和 Femia Marzo 开发的三角模型可以作为 kappa 模型的替代品。值为 1 的 kappa 意味着完全一致,而小于 0 的 kappa 意味着观察到的一致性比偶然预期的要少。在 kappa 等于 0 的情况下,说明两者没有差异是一种偶然。上一个例子的 kappa 是 0.2793,根据 Landis 和 Koch 的定义,其具有显著的意义。单臂试验或者双臂试验的渐近 p 值可以从标准 kappa 检验统计量的极限分布,即一个标准正态分布中计算出来。除了渐近 p 值,许多软件程序,如 SAS 也提供了 kappa 为 0 时的一个精确条件 p 值。冗余参数(Nuisance Parameter)(两个边际概率)在 Fisher 的精确条件方法中通过对边际总数的条件作用(称为 C 方法)被容纳。给定两个边际总数,表 9-1 中的 n_{11} 值决定了其他 3 个计数(n_{10},n_{01},n_{00})。因此,通过枚举所有可能的 n_{11} 来构造参考分布。虽然 C 方法很好地控制了研究的第 I 类错误率,但由于样本容量小,特别是在小到中等样本量的情况下,它可能是保守的。

　　目前,已经提出了一些精确的无条件检验方法来降低 C 方法的保守性。Basu 通过最大化参数空间上的尾部概率(M 方法)来进行精确的无条件检验,这是一种用于检验两个独立比例的相等式的一般方法。在只固定了总样本容量的情况下,该无条件方法的原假设参考分布会产生一个比 C 方法更大的样本空间。Boschloo 提出了另外一种结合 C 方法与 M 方法的无条件方法(称为 C+M 方法),当冗余参数最大化时,选择来自 C 方法的 p 值作为检验统计量。由于 C+M 方法的性质,它至少与 C 方法一样有效。Lloyd 最近引入的一种基于估计和最大化的无条件策略(称为 E+M 方法),估计的 P 值是通过数据将原假设分布中未知的冗余参数替换为最大似然估计(MLEs)得到,然后通过使用估计的 p 值作为检验统计量以最大化尾部概率来获得 E+M 方法的 p 值。E+M 方法已经成功地应用于许多重要的统计学问题和医学问题,如检验两个独立比例之间的差异、Hardy—Weinberg 平衡检验、两个发病率之间的差异检验等。

　　假设 n_{11} 和 n_{00} 是两个临床医生的诊断结果都一致为脊柱僵硬和不是脊柱僵硬的次数,n_{10} 和 n_{01} 分别为两个临床医生彼此不一致的次数,n_{10} 表示临床医生 A 是,临床医生 B 否,n_{01} 表示相反,以 $N_1 = n_{11} + n_{10}$ 和 $N_2 = n_{11} + n_{01}$ 分别表示临床医生 A 和临床医生 B 诊断为是的边际总数,$N = n_{11} + n_{10} + n_{01} + n_{00}$ 为总样本容量,这些数据可以总结在一个表中,如表 9-1 所示。设 $p_{ij} = n_{ij}/N$ 为频率概率,其中 $i = 0,1$;

规范表述 $j=0,1$。$p_1=p_{11}+p_{10}$ 和 $p_2=p_{11}+p_{01}$ 分别是第一评级和第二评级的概率，其中 $0\leqslant p_1\leqslant 1;0\leqslant p_2\leqslant 1$。科恩的 kappa 系数为 $\kappa=\dfrac{I_0-I_e}{1-I_e}$，其中 $I_0=p_{11}+p_{00}$ 是观察的协议比例，$I_e=p_1 p_2+(1-p_1)(1-p_2)$ 是基于机会的预期协议比例。应注意的是：2×2 的表中数据的加权 kappa 等于 Cohen 的 kappa。Landis 和 Koch 提出了使用 kappa 系数的一致强度标准，如表 9-2 所示。测量一致强度的替代标准可以在 Martin Andres 和 Femia Marzo 的研究中找到。

表 9-2　基于 kappa 系数的一致强度

Poor：	$\kappa\leqslant 0$
Slight：	$0.01\leqslant\kappa\leqslant 0.2$
Fair：	$0.21\leqslant\kappa\leqslant 0.4$
Moderate：	$0.41\leqslant\kappa\leqslant 0.6$
Substantial：	$0.61\leqslant\kappa\leqslant 0.8$
Almost perfect：	$0.81\leqslant\kappa\leqslant 1$

将总样本容量固定为 N，随机向量 (n_{11},n_{10},n_{01}) 满足参数为 (p_{11},p_{10},p_{01}) 的多项分布，则数据点的概率为：

$$P(n_{11},n_{10},n_{01}\mid N)=\frac{N!}{n_{11}!n_{10}!n_{01}!n_{00}!}p_{11}^{n_{11}}p_{10}^{n_{10}}p_{01}^{n_{01}}p_{00}^{n_{00}} \tag{9-14}$$

其中，$p_{11}=p_1 p_2+\omega,p_{10}=p_1(1-p_2)-\omega,p_{01}=(1-p_1)p_2-\omega,p_{00}=(1-p_1)(1-p_2)+\omega$，并且 $\omega=\dfrac{\kappa\left[p_1(1-p_2)+(1-p_1)p_2\right]}{2}$。

在检验一致性问题时，可以建立以下假设：

$$H_0:\kappa=0,H_a:\kappa>0 \tag{9-15}$$

Sim 和 Wright 指出在原假设条件下，观察协议与偶然协议相等时，单侧假设检验问题通常被认为是适当的，因为 κ 为负值时没有一个有意义的实际解释。因此一般建立观察到的协议大于偶然协议的假设。此外，κ 的范围并不总是从 -1 到 1，当原假设 κ 为 0 时，可能不适合进行双侧假设检验。

在原假设下，$\omega=0$，因为 ω 与 κ 满足 $\omega=\dfrac{\kappa\left[p_1(1-p_2)+(1-p_1)p_2\right]}{2}$，所以检验的 P 值为：

$$P(n_{11}, n_{10}, n_{01} \mid N, H_0)$$

$$= \frac{N!}{n_{11}! \, n_{10}! \, n_{01}! \, n_{00}!} p_1 p_2^{n_{11}} p_1 (1-p_2)^{n_{10}} \tag{9-16}$$

$$\times (1-p_1) p_2^{n_{01}} (1-p_1)(1-p_2)^{n_{00}}$$

二、p 值计算的精确方法

(一)条件检验

原假设的似然函数中有两个冗余参数 p_1 和 p_2,关于去除冗余参数常见的实现方法是 C 方法。这种方法用于各种经典的分类数据分析,并被证明比渐近方法更可取,因为它保证了第 I 类错误率,称之为条件检验(Conditional Test)的精确方法。

设 $n^* = (n_{11}^*, n_{10}^*, n_{01}^*, n_{00}^*)$ 为观察数据。给定边际总数 $N_1, N_2, N-N_1, N-N_2$,通过枚举所有可能的 n_{11} 值来构造 C 方法的零似然分布(Zero Likelihood Distribution),相关的 p 值为:

$$P_C(n^*) = Pr(\kappa(n) \geqslant \kappa(n^*) \mid N_1 = N_1^*, N_2 = N_2^*) = \sum_{n \in \Omega_C(n^*)} \frac{\binom{N_1}{n_{11}}\binom{N-N_1}{n_{01}}}{\binom{N}{N_2}} \tag{9-17}$$

其中,$\Omega_C(n^*) = \{(n) : (\kappa(n) \geqslant \kappa(n^*) \mid N_1 = N_1^*, N_2 = N_2^*)\}$ 为尾部区域。当样本容量较小时,条件零分布由一组检验统计量的唯一值组成,从而导致检验过程在无条件框架内评估时以保守的方式执行。

(二)无条件检验

Basu 提出了去除冗余参数的另一种方案,其中 p 值在冗余参数空间上最大。关联的 p 值被定义为:

$$p_M(n) = \sup_{p_1, p_2 \in [0,1]} \left\{ \sum_{n \in \Omega_M(n^*)} P(n_{11}, n_{10}, n_{01} \mid N, H_0) \right\} \tag{9-18}$$

其中,$\Omega_M(n^*) = \{n : \kappa(n) \geqslant \kappa(n^*)\}$ 为尾部区域。传统的网格搜索可用于在 $(0,1) \times (0,1)$ 区域内查找尾部的最大概率。应注意的是,冗余参数的初值选择不会影响 p 值的计算,计算时间随样本容量的增加而呈指数级增长。由于参数的取值范围有限,选择 R 软件中的函数 nlminb,用多个初始点来搜索最大值。

Cohen 的 kappa 是两个评分之间一致性的常用指标,该指标为 M 方法中的数据排序提供了一种方法。Boschloo 将 C 方法的 p 值作为 C+M 方法中的排序方法。在这里,C 方法的 p 值被作为检验统计量,而不是 p 值。枚举的数据按 C 方法的 p 值排序,然后将 C 方法的 p 值作为检验统计量处理,得到 C+M 方法的 p 值。则 C+M 的 p 值对应的尾部区域是 $\Omega_{C+M}(n^*) = \{n : P_F(n) \geqslant P_F(n^*)\}$,并且对应的 p 值为:

$$p_{C+M}(n^*) = sup_{p_1, p_2 \in [0,1]}\Big\{ \sum_{n \in \Omega_{F+M}(n^*)} P(n_{11}, n_{10}, n_{01} \mid N, H_0) \Big\} \tag{9-19}$$

很容易证明 C+M 方法至少和 C 方法一样有效。

消除冗余参数的一种简单的方法便是插入方法。用原假设条件下的 MLE 估计来消除冗余参数。对于给定的数据,该估计方法的拒绝区域与 M 方法相同。估计的 p 值为:

$$p_E(n^*) = \sum_{n \in \Omega_M(n^*)} P(n_{11}, n_{10}, n_{01} \mid n, H_0, p_1 = \hat{p}_1, p_2 = \hat{p}_2) \tag{9-20}$$

其中,$\hat{p}_1 = \dfrac{n_1}{n}, \hat{p}_2 = \dfrac{n_2}{n}$ 是 p_1 和 p_2 的极大似然估计。

虽然使用估计的 p 值可能导致检验过程不准确,但是可以通过结合估计的 p 值和最大化步骤来得到准确的方法。在该假设检验中的估计 p 值被视为数据排序的替代方法。对应的 E+M 方法的 p 值相应的尾部区域为:

$$\Omega_{C+M}(n^*) = \{n : P_E(n) \geqslant P_E(n^*)\} \tag{9-21}$$

对应的 p 值为:

$$p_{E+M}(n^*) = sup_{p_1, p_2 \in [0,1]}\Big\{ \sum_{n \in \Omega_{E+M}(n^*)} P(n_{11}, n_{10}, n_{01} \mid N, H_0) \Big\} \tag{9-22}$$

三、p 值计算方法的数值比较

为了比较上述几种 p 值计算方法的性能,将在名义水平 0.05、样本容量 $n=30$ 参数设计下进行分析。本次的评估是基于给定 n 的所有可能的枚举,即不涉及模拟。在名义水平 0.05 下,样本容量 $n=30$ 的 5 种方法的第 I 类错误率曲面图如图 9-1 所示,渐近方法的大部分点均超过了 0.05。4 种精确的方法都满足第 I 类错误率的要求,其最大值依然小于 0.05。从图 9-1 中可以看出,与 C+M 方法和 E+M 方法相比,C 方法是保守的。M 方法不如 C+M 方法和 E+M 方法好。表 9-3 显示了在 $n=20,30,50,80,100,\alpha=0.05$ 时,渐近方法、C 方法、M 方法、C+M 方法

和 E+M 方法的实际第 I 类错误率。从表 9-3 中可知,渐近方法没有控制住第一类错误率,均大于 0.05,其他所有精确方法都控制在 0.05 的范围内。C+M 方法和 E+M 方法的实际第 I 类错误率比其他方法更接近于 0.05。

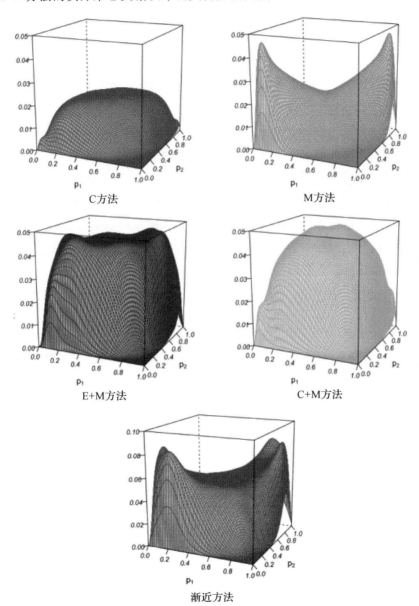

图 9-1　$n=30$ 时,C 方法、M 方法、E+M 方法、C+M 方法、渐近方法的实际第 I 类错误率曲面图

表 9-3　$\alpha = 0.05$ 的实际第 I 类错误率

n	程序检验				
	渐近方法	C	M	C＋M	E＋M
20	0.0833	0.0188	0.0445	0.0462	0.0499
30	0.0837	0.0228	0.0461	0.0486	0.0474
50	0.1001	0.0295	0.0420	0.0482	0.0498
80	0.0901	0.0314	0.0436	0.0499	0.0499
100	0.0925	0.0326	0.0467	0.0499	0.0499

在比较了第 I 类错误率后,应该在更广泛的条件下,进行功效的比较。由于渐近方法没有满足第 I 类错误率的要求,因此在功效比较中,不包括渐近方法。每种方法的功效是 3 个参数 p_1、p_2、κ 的函数。选择 5 种选定的组合 (p_1, p_2) 进行功效的比较,给定 (p_1, p_2) 为 $(0.2, 0.3)$,$(0.3, 0.5)$,$(0.6, 0.8)$,$(0.2, 0.7)$,$(0.3, 0.9)$。图 9-2 显示了 5 对不同的 (p_1, p_2) 和样本尺寸 $n = 20, 30, 50, 80, 100$ 的 κ 的功效图。给定的 p_1, p_2, κ 的最大值为:

$$\kappa_{\max} = \frac{2(\min(p_1, p_2) - p_1 p_2)}{p_1 + p_2 - 2 p_1 p_2} \tag{9-23}$$

$\kappa_{\max}$ 取决于边际概率,当 $(p_1, p_2) = (0.3, 0.9)$ 时,$\kappa_{\max} = 0.091$。每个功效图都是 κ 的递增函数。对于所有情况,通常 M 方法的功效比其他方法的功效小。虽然随着 N 的增加,C 方法和 C＋M 方法 E＋M 方法之间的差异变得更小,但与 C 方法相比,C＋M 方法和 E＋M 方法仍然有显著的功效增益。虽然在某些情况下,E＋M 方法比 C＋M 方法效果更好,但是它们之间的差异通常很小。$(p_1, p_2) = (0.2, 0.7)$ 和 $(p_1, p_2) = (0.3, 0.9)$ 的示意图与其他 3 种参数配置的示意图差异很大,因为 $\kappa_{\max}$ 值彼此不同。当比较 κ 从 0 到 0.09 的功效图时,有相似的模式。

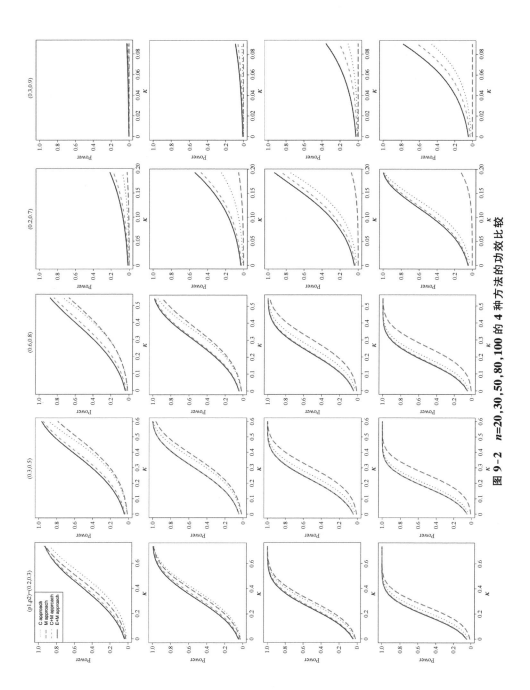

图 9-2 $n=20, 30, 50, 80, 100$ 的 4 种方法的功效比较

四、p 值计算方法的实例分析

重新回到临床医生 A 和临床医生 B 评估脊柱僵硬的实例中。临床医生 A 和临床医生 B 的估计预验率(即诊断脊柱僵硬的概率)分别为 5％和 15％。考虑到较小的样本容量,将以下 5 种方法应用到这个例子中:①渐近方法;②C 方法;③M 方法;④C＋M 方法;⑤E＋M 方法。基于标准化 kappa 检验统计量的渐近正态分布,计算了渐近 p 值,并给出了其计算公式:

$$Prob\left(n \geqslant \frac{\kappa}{\sqrt{var(\kappa)}}\right) \tag{9-24}$$

其中,n 为一个标准正态分布随机变量,$var(\kappa) = \dfrac{pe + pe^2 - pevar}{(1-pe)^2}/n$。

$$pevar = (p_{11}+p_{10})(p_{11}+p_{01})[(p_{11}+p_{10})+(p_{11}+p_{01})]$$
$$+ (p_{00}+p_{10})(p_{00}+p_{01})[(p_{00}+p_{10})+(p_{00}+p_{01})] \tag{9-25}$$

渐近方法、C 方法、M 方法、C＋M 方法及 E＋M 方法的 p 值如表 9-4 所示。在 0.05 的显著性水平上,C 方法和 M 方法并不拒绝原假设,因为它们的 p 值大于标准水平。与其他检验方法相比,渐近方法的 p 值非常小。C＋M 方法和 E＋M 方法拒绝原假设,两位临床医生对研究中 60 名患者在刚度评估上意见一致。

表 9-4 渐近方法、C 方法、M 方法、C＋M 方法及 E＋M 的方法的 p 值

检验程序				
渐近方法	C	M	C＋M	E＋M
0.0051	0.0561	0.0511	0.0324	0.0205

在实例中可以发现,精确的检验方法和渐近检验方法在同一个问题上可能会得出不同的结论。在以上 5 种方法中发现:有效的无条件 C＋M 方法和 E＋M 方法不仅保持了检验显著性水平的大小,而且比其他精确的条件方法或无条件方法获得了更高的功效。所以在实践中建议使用 C＋M 方法和 E＋M 方法。如图 9-2 中的功效比较所示,在样本容量高达 100 的情况下,C＋M 方法仍然有功效的增加。

第三节 二分类数据的精确无条件 p 值的计算

当在二元分类结果的双臂研究中将新的治疗方法与标准方法进行比较时,假设可以表述如下:

$$H_0: p_E \leqslant p_C, \quad H_a: p_E > p_C \tag{9-26}$$

其中,p_C 和 p_E 分别是对照组和试验组响应概率。假设对照组和试验组的参与者人数分别为 N_C 和 N_E。在研究中,响应的数量分别为 X_C 和 X_E,它们分别独立地服从参数为 (N_C, p_C) 和 (N_E, p_E) 的分布。在具有二元端点的双臂研究中,通常使用 Wald 检验:

$$T(X_E, X_C \mid N_E, N_C) = \frac{\dfrac{X_E}{N_E} - \dfrac{X_C}{N_C}}{\sqrt{\dfrac{X_C + X_E}{N_C + N_E}\left(1 - \dfrac{X_C + X_E}{N_C + N_E}\right)\left(\dfrac{1}{N_C} + \dfrac{1}{N_E}\right)}} \tag{9-27}$$

在这个检验统计量中,使用了集合方法差(Set Method Poor)进行估计。如果该检验统计量拒绝原假设,观测数据的尾部面积 (x_E, x_C) 可以表示为:

$$\Omega(x_E, x_C) = \{(X_E, X_C): T(X_E, X_C) \geqslant T(x_E, x_C)\} \tag{9-28}$$

其相关尾部概率计算为:

$$\sum_{(X_E, X_C) \in \Omega(x_E, x_C)} P(X_E, X_C) \tag{9-29}$$

原假设空间是一个三角空间,由于满足巴纳德凸性条件,在 $p_C = p_E = p$ 边界处得到了基于检验统计量 T 的实际第 I 类错误率。尾部概率为:

$$\sum_{(X_E, X_C) \in \Omega(x_E, x_C)} P(X_E, X_C \mid p) = \sum_{(X_E, X_C) \in \Omega(x_E, x_C)} \binom{N_C}{X_C} p^{X_C} (1-p)^{N_C - X_C}$$

$$\times \binom{N_E}{X_E} p^{X_E} (1-p)^{N_E - X_E} \tag{9-30}$$

尾部概率是冗余参数 p 的函数,范围为 0 到 1。为了控制这一冗余参数,研究者提出了几种方法。第一种方法是用其估计值代替多余参数,如最大似然估计值 $\hat{p} = (x_E + x_C)/(N_E + N_C)$。这种方法通常被称为估计方法,也被称为参数自举(Parametric Bootstraps)方法。虽然这种方法计算起来很容易,但一般来说,它并

不能保证显著性水平。因此,可以使用基于最大化的第二种方法用于中小样本容量的研究,例如一个早期阶段的临床试验。使:

$$H(p:x_E,x_C) = \sum_{(X_E,X_C)\in\Omega(x_E,x_C)} \binom{N_C}{X_C}\binom{N_E}{X_E}p^{X_C+X_E}(1-p)^{N_E+N_C-X_E-X_C} \quad (9\text{-}31)$$

采用精确无条件方法的尾部概率计算方法如下:

$$\max_{0\leqslant p\leqslant 1}H(p:x_E,x_C) \quad (9\text{-}32)$$

对式(9-32)最大值的求取方法,有以下几种:网格搜索方法、多项式算法及不动点迭代法。

一、p 值计算的方法介绍

(一)网格搜索方法

在数学分析中,超参数优化或调整是为学习算法选择一组最优超参数的问题。执行超参数优化的传统方式是在超参数空间的穷举搜索子集的网格搜索算法。网格搜索算法作为一种重要的参数调优方法,在统计学和数学中具有重要的地位。

在二项分布总体的参数比较问题中,可以使用网格搜索算法在参数定义域内遍历参数所有可能的取值来计算尾区域概率的最大值。在二项分布情形下,当网格搜索算法的网格数量大于 1000 时,精准无条件检验方法能够获得较准确的结果。然而,网格搜索算法的密集性计算需要消耗大量的时间。另外,搜索方法传统上用于搜索从 0 到 1 的所有可能 p 值的尾部概率。它通常需要大量的点来得到一个很好的近似解。数值搜索算法可以用来搜索尾部概率的全局最大值。当在尾部概率曲线上出现大量的峰值时,这些数值算法的性能并不令人满意。对于具有二元结果的研究,尾部概率曲线通常是不稳定的。虽然传统的网格搜索方法能够找到具有参数空间划分的近似最大值,但并不准确,这种方法对于多分类数据的研究而言,计算量不言而喻。

(二)多项式算法

对于具有二分类结果的假设检验而言,二项式分布的概率密度函数可以改写为多项式形式,其尾部概率是多个多项式的综合,可以通过推导得到多项式的导数,并求解其等于零时导数的实解,最终的解导致全局最大的尾部概率包括在解集内。由此可见,利用该多项式得到了精确的全局最大值,由于计算机硬件和软件的精确限制,使用分段方法来保证正确实现全局最大值。

为了在精确的无条件框架下获得一个精确的尾部概率,首先将尾部概率重写为 p 的多项式:

$$
\begin{aligned}
p^{X_C+X_E}(1-p)^{N_E+N_C-X_E-X_C} &= p^{X_C+X_E} \sum_{i=0}^{N_E+N_C-X_E-X_C} \binom{N_E+N_C-X_E-X_C}{i} \\
&\quad \times (1-p)^{N_E+N_C-X_E-X_C-i} \\
&= \sum_{i=0}^{N_E+N_C-X_E-X_C} \binom{N_E+N_C-X_E-X_C}{i} \\
&\quad \times (-1)^{N_E+N_C-X_E-X_C-i} p^{N_E+N_C-i}
\end{aligned}
\tag{9-33}
$$

由此可得:

$$
\binom{N_C}{X_C}\binom{N_E}{X_E} p^{X_C+X_E}(1-p)^{N_E+N_C-X_E-X_C} = \sum_{i=0}^{N_E+N_C} g(X_E,X_C,i)p^i
\tag{9-34}
$$

其中,$g(X_E,X_C,i)$ 是 p^i,$i=0,1,\cdots,N_E+N_C$ 的系数,当 $i \geqslant X_E+X_C$ 时,

$$
g(X_E,X_C,i) = \binom{N_C}{X_C}\binom{N_E}{X_E}\binom{N_E+N_C-X_E-X_C}{i-N_E+N_C}(-1)^{i-N_E+N_C}
\tag{9-35}
$$

$$
F(p:x_E,x_C) = \sum_{i=0}^{N_E+N_C} \Big[\sum_{(X_E,X_C)\in\Omega(x_E,x_C)} g(X_E,X_C,i)\Big] p^i
\tag{9-36}
$$

方程中原假设下的尾部概率可以表示为:

$$
\max_{0\leqslant p\leqslant 1} F(p:x_E,x_C)
\tag{9-37}
$$

由于 $F(p:x_E,x_C)$ 是 N_E+N_C 的 p 值的多项式,计算其导数很简单。从 R 软件中推导出的函数可用于计算一个多项式的导数。一旦得到导数,便可从 R 软件中的函数求解。导数是具有度为 N_E+N_C-1 的多项式,因此存在 N_E+N_C-1 的复解。只需要保留真实的解,它包含除边界值 0 和 1 之外的所有可能的局部最大值。将这个包括实际解和边界值的集命名为解集。因此,在这个解集上的 $F(p:x_E,x_C)$ 的最大值是精确的尾部概率:

$$
\max_{p\in S} F(p:x_E,x_C)
\tag{9-38}
$$

式(9-37)中的 $F(p:x_E,x_C)$ 是 $H(p:x_E,x_C)$ 的多项式版本。因此,它们应该是对任何 p 值都是相同的。

$F(p:x_E,x_C)$ 的精度对于较大的 p 值时可能不同。p^i 的系数为 $g(X_E,X_C,i)$ 的和,其中 $(X_E,X_C)\in\Omega(x_E,x_C)$。如果 $\sum_{(X_E,X_C)\in\Omega(x_E,x_C)} g(X_E,X_C,i)$ 小于精度水平,计算求和不是真值,而是精度问题引起的误导结果。使用样本容量 $N_E=N_C=50$

的随机研究,通过图 9-3 中的多项式方法来说明这个问题。图 9-3 中的虚线为 H $(p:x_E,x_C)$,即实际曲线。实线是基于 $F(p:x_E,x_C)$ 的曲线。当 p 很小时容易看出两条曲线相同,随着 p 值的增加,它们就不再重叠了。在某些情况下,$F(p:x_E,x_C)$ 甚至可能为负数,或者大于 1,这是由于计算机系统中的浮点精度限制造成的。

尽管有这些限制,但是当 p 很小时,它们都是一样的。图 9-3 中 F 与 p 较大时,H 的不同行为是由式(9-38)中的内和值不准确引起的。

$$\sum_{(X_E,X_C)\in\Omega(x_E,x_C)} g(X_E,X_C,i) \tag{9-39}$$

例如,该内和的实际计算值为 10^{-200},而计算机系统上的浮点精度限制假设为 10^{-10}。计算出的和可以接近 10^{-10},而不是 10^{-200},显然这不是正确值。当 p 值很小时,p^i 值甚至更小,$10^{-10}\times p^i$ 也是一个非常小的值,这对于最终的 F 值没有显著的影响。当 p 值较大时,$10^{-10}\times p^i$ 对 F 值的影响很大。

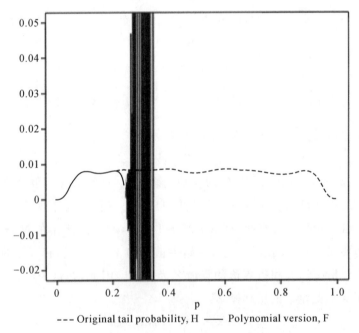

--- Original tail probability, H —— Polynomial version, F

图 9-3 样本大小为 $N_E=N_C=50$,$(x_E,x_C)=(16,6)$ 时的二项分布(虚线)和多项式分布(实线)曲线

因此,考虑将 p 值的范围划分为 K 个等距范围 $\left(\frac{i-1}{K},\frac{i}{k}\right)$,$i=1,2,\cdots,K$。对于 p 值的第 i 个范围是从 $(i-1)/K$ 到 i/K,它可以转移到一个新的范围 $\left(-\frac{1}{2K},\frac{1}{2K}\right)$。

第 i 个的原始概率密度函数为：

$$\begin{bmatrix} N_C \\ X_C \end{bmatrix} \begin{bmatrix} N_E \\ X_E \end{bmatrix} p^{X_C+X_E} (1-p)^{N_E+N_C-X_E-X_C} , p \in \left(\frac{i-1}{K}, \frac{i}{k} \right) \tag{9-40}$$

变形为：

$$\begin{bmatrix} N_C \\ X_C \end{bmatrix} \begin{bmatrix} N_E \\ X_E \end{bmatrix} q + \frac{2i-1}{2K}^{X_C+X_E} \left(1 - \frac{2i-1}{2K} - q \right)^{N_E+N_C-X_E-X_C} , q \in \left(-\frac{1}{2K}, \frac{1}{2K} \right)$$

$$\tag{9-41}$$

由此可见，对于任何给定的 p 值，它的概率密度函数可以变形成参数范围为 $\left(-\frac{1}{2K}, \frac{1}{2K} \right)$ 的密度函数。

当 K 大到足以获得一个精确的尾部概率时，它的导数也是精确的，并与真实的导数相匹配，可以在每个范围内得到导数的解。除了这些解之外，这些总共 $K+1$ 的部分边界值是导致最大尾部概率的可能值。因此，尾部概率的全局最大值是它在解集上的最大值。

(三)不动点迭代方法

如前所述，精确无条件检验通过最大化尾部概率来计算 p 值，精确计算 p 值的目标函数为：

$$F_{(p;x_E,x_C)} = \max \sum_{(x_E,x_C) \in CR} \text{Prob}(x_E,x_C;p)$$

$$= \max \sum_{(x_E,x_C) \in CR} \begin{bmatrix} N_E \\ X_E \end{bmatrix} \begin{bmatrix} N_C \\ X_C \end{bmatrix} p^{x_E+x_C} (1-p)^{N_E+N_C-x_E-x_C} \tag{9-42}$$

由于尾部概率函数的复杂性，直接用数值方法计算尾部区域概率函数的最大值较为困难。因此，可以通过数学方法处理将尾部概率函数转换为：

$$F_{(p;x_E,x_C)} = \sum_{(x_E,x_C) \in CR} \exp(\text{lnprob}(x_E,x_C;p)) \tag{9-43}$$

求偏导可得：

$$\frac{\partial F_{(p;x_E,x_C)}}{\partial p} = \sum_{(x_E,x_C) \in CR} \exp(\text{lnprob}(x_E,x_C;p)) \frac{\partial \text{lnprob}(x_E,x_C;p)}{\partial p}$$

$$= \sum_{(x_E,x_C) \in CR} \exp(\text{lnprob}(x_E,x_C;p)) \left(\frac{x_E + x_C - (N_E + N_C)p}{p(1-p)} \right)$$

$$\tag{9-44}$$

接下来,用迭代算法计算导数为零的解。在数值分析中,不动点迭代法是一种经典的寻根算法,可以快速地计算出方程的解。导数方程可转换为代数形式:

$$p = H(p) \tag{9-45}$$

$$p = \frac{\sum_{(x_E, x_C) \in CR} \text{prob}(x_E, x_C; p_k)(x_E + x_C)}{\sum_{(x_E, x_C) \in CR} \text{prob}(x_E, x_C; p_k)(N_E + N_C)} \tag{9-46}$$

由此可知,给定初始值 $p_0^1 \in [0,1]$,$p_1^1, p_2^1, p_3^1, \cdots$,通过设置较小的阈值 ε,当 $|p_{k+1}^1 - p_k^1| \leqslant \varepsilon$ 时,迭代通常收敛到常数 $p-1$,p^1 为上述根式的近似值。一般情况下,不动点算法要求取多个初始值 $p_0^2, p_0^3, \cdots$,则算法的每次迭代都产生一个更精确的逼近根,$p^2, p^3, \cdots$。当初始值的数目足够大、阈值足够小时,就可以得到一个除边界值 0 和 1 外,包含所有可能的局部极大值的解。因此,尾部概率的全局最大值为 $\max\{p^1, p^2, p^3, \cdots\}$。

二、p 值计算的方法比较

为了比较上述 3 种 p 值计算的方法,考虑在两个独立的二项分布情况下,比较上述三种方法的准确性和功效。另外,由于无条件检验方法的优越性,将采用标准无条件试验方法对 3 种计算方法的性能进行检验。

作为一种精确的计算方法,首先比较方法间的准确性。在样本容量不同的情况下,枚举样本空间中可能的值,并应用不动点算法和网格搜索法计算 p 值。采用 $(N_E, N_C) = (30, 50), (50, 50), (50, 100), (100, 100)$ 的样本容量生成不同的样本空间,检验的显著性水平设为 $\alpha = 0.05$。在网格搜索方法中,由于设置网格数为 1000,可以获得更准确的最大尾部概率,所以在模拟比较中将网格数设置为 1000。可以采用多种检验统计量,在不失一般性的前提下,为了方便起见,选择正态统计量。

对于不动点算法而言,给定阈值 ε 和初始值的个数 k 进行迭代计算。给定阈值 $\varepsilon = 0.001, 0.0001$。表 9-5 和表 9-6 显示了不动点方法在相同样本空间的网格搜索方法中尾部概率样本的百分比。很明显,这个百分比随着初始值 k 的个数增加而增加。当阈值设置为 0.0001 且 k 不小于 10 时,不动点方法可以找到对样本空间中所有样本点的精确 p 值。

关于多项式方法和网格搜索方法的比较,从样本大小 $(N_E, N_C) = (30, 50), (50, 50), (100, 50), (100, 100)$ 出发进行计算。多项式方法其性能取决于 K 值,即分段步骤中的块数。很明显,当存在许多局部最大值时,需要一个较大的 K 值。

当 $K=50,80,100,150,200$,研究结果如表 9-7 所示。可使用 $(N_E,N_C)=(100,50)$ 的样本容量为例来确定所需的 K 值,以保证准确的尾部概率。

表 9-5　不动点法和网格搜索法与阈值 0.001 相同概率的样本点百分比

(n_1,n_2)	$K=1$	$K=2$	$K=3$	$K=4$	$K=5$
(30,30)	0.7323	0.7424	0.8377	0.8742	0.8905
(30,50)	0.6003	0.8789	0.8852	0.9042	0.9117
(50,30)	0.6003	0.8789	0.8852	0.9042	0.9117
(50,50)	0.7627	0.7702	0.8262	0.8760	0.8624
(50,100)	0.6370	0.8306	0.8329	0.8368	0.8453
(100,50)	0.6370	0.8306	0.8329	0.8368	0.8453
(100,100)	0.7883	0.7902	0.8438	0.8415	0.8651
(n_1,n_2)	$K=6$	$K=7$	$K=8$	$K=9$	$K=10$
(30,30)	0.8945	0.9047	0.9108	0.9168	0.9128
(30,50)	0.9130	0.9130	0.9130	0.9231	0.9130
(50,30)	0.9130	0.9130	0.9130	0.9231	0.9130
(50,50)	0.8836	0.8957	0.8927	0.9033	0.9002
(50,100)	0.8460	0.8510	0.8514	0.8560	0.8610
(100,50)	0.8460	0.8510	0.8514	0.8560	0.8610
(100,100)	0.8632	0.8739	0.8687	0.8842	0.8788

算法的另一个重要点与计算时间有关。下面比较了不动点方法、网格搜索方法和多项式方法的计算时间。这些模拟是在配备 Intel CPU E5-2630v3 处理器的个人计算机上进行的,每个处理器为 32 核心,内存为 2.40GHz,内存 128GB。测试环境在 64bitR,版本 3.41,使用 Window7 操作系统。设置样本容量 $(N_E,N_C)=(30,30),(50,50),(50,100),(100,100)$ 来生成不同的样本空间。对于多项式方法,设置 $K=150$。对于不动点算法,设置阈值 $\varepsilon=0.0001$ 和 10 个初始点。表9-8中列出了网格搜索方法、多项式方法和不动点方法的平均计算时间。结果表明,就运行时间而言,不动点方法的消耗时间仅为网格搜索方法的 1/5、多项式方法的 1/100,可以计算出准确的 p—value,并且这个比率随着样本空间的增加是急剧增加的。不动点迭代算法优于网格搜索方法和多项式方法。

表 9-6   不动点法和网格搜索法与阈值 0.0001 具有相同概率的样本点百分比

(n_1, n_2)	$K=1$	$K=2$	$K=3$	$K=4$	$K=5$
(30,30)	0.8641	0.8803	0.9614	0.9899	0.9979
(30,50)	0.6847	0.9559	0.9672	0.9874	0.9887
(50,30)	0.8662	0.8821	0.9410	0.9849	0.9803
(50,50)	0.8862	0.8821	0.9410	0.9849	0.9803
(50,100)	0.7506	0.9673	0.9723	0.9850	0.9896
(100,50)	0.7506	0.9673	0.9723	0.9850	0.9896
(100,100)	0.9182	0.9238	0.9621	0.9689	0.9780
(n_1, n_2)	$K=6$	$K=7$	$K=8$	$K=9$	$K=10$
(30,30)	1.0000	1.0000	1.0000	1.0000	1.0000
(30,50)	1.0000	1.0000	1.0000	1.0000	1.0000
(50,30)	0.9940	0.9970	1.0000	1.0000	1.0000
(50,50)	0.9940	0.9970	1.0000	1.0000	1.0000
(50,100)	0.9931	0.9977	0.9981	0.9981	1.0000
(100,50)	0.9931	0.9977	0.9981	0.9981	1.0000
(100,100)	0.9914	0.9924	0.9947	0.9985	1.0000

表 9-7   当样本大小 $(N_E, N_C) = (100, 50)$ 时，所提出的样本空间中多项式方法至少与网格方法的尾部概率相同的样本点的比例

$K=50$	$K=80$	$K=100$	$K=150$	$K=200$
92.9%	98.2%	99.2%	100%	100%

表 9-8   不同 p 值下网格搜索法、多项式法和不动点法的平均计算时间

(n_1, n_2)	P-value	fixed-point	grid search	polynomial
	0.1	0.5413	2.5028	24.4820
	0.2	0.8254	2.7791	26.9314
(30,30)	0.3	0.7583	2.9625	26.2669
	0.4	1.0887	3.2458	32.0612
	0.5	0.9908	3.5238	35.1463

续　表

(n_1, n_2)	P-value	fixed-point	grid search	polynomial
(30,50)	0.1	0.8300	4.2302	101.7787
	0.2	0.7217	4.7404	114.1079
	0.3	0.7086	4.8725	119.0676
	0.4	0.4684	5.2659	127.2398
	0.5	0.3731	5.7098	137.5676
(50,50)	0.1	1.1940	7.6016	212.8992
	0.2	1.3001	8.1104	229.8615
	0.3	1.5638	8.5436	223.8243
	0.4	2.0583	9.1090	254.5283
	0.5	2.4523	9.6721	261.9922
(50,100)	0.1	1.63520	15.6535	503.3533
	0.2	1.08360	17.1546	547.7028
	0.3	1.05716	17.9197	571.2815
	0.4	1.13750	18.9958	596.8898
	0.5	1.06100	20.1298	632.6630

三、p 值计算方法的应用

下面将用一个随机临床试验的例子来比较各个 p 值计算方法的性能。考虑一项 II 期随机双盲安慰剂对照亚组试验，旨在研究索拉非尼治疗非小细胞肺癌的疗效。对照组选择的是非小细胞肺癌的常规药物厄洛替尼和安慰剂。166 名患者以 2∶1 的比例随机分为两组，一组服用厄洛替尼和索拉非尼，另一组服用厄洛替尼和安慰剂。在研究结束时，对 166 名患者进行了血液测试，测量他们的反应率和毒性曲线值。其中 $N_E = 111$ 例患者接受厄洛替尼和索拉非尼联合治疗治疗，治疗后病情得到控制的患者数 $S_1 = 60$ 例，响应率为 54%。$N_C = 55$ 例患者接受厄洛替尼和安慰剂治疗，治疗后病情得到控制的患者数 $S_2 = 21$ 例，响应率为 38%。因此，新的治疗方法厄洛替尼和索拉非尼具有更高的响应率。

图 9-4 显示了在使用巴纳德的精确无条件方法来比较两种处理之间的响应率的尾部概率曲线。该曲线中存在多个局部最大值和最小值。采用不动点法时，并

当 $T=0.985618$ 时，p 值为 0.040743。用网格宽度为 $1/2000$ 的网格搜索法和等距 $K=100$ 的多项式法计算 p 值。表 9-9 给出了不同方法下相似结果的计算结果及运行时间。网格搜索法和多项式法可以计算出精确的 p 值，误差小于 0.001。在计算时间上，不动点法用时 $1.9\mathrm{s}$，网格搜索法用时 $54\mathrm{s}$，多项式法用时 $200\mathrm{s}$，因此不动点法的计算时间更少，效率更高。

在图 9-4 中，通过参数设置给出了自适应设计的覆盖率图：$(\pi_0, \pi_1, \alpha, \beta)=$ $(20\%, 40\%, 0.05, 0.2)$，可以看出 PV 方法的覆盖率至少为 95%，而在 RR 方法中，当名义覆盖率为 95% 时实际覆盖率低于 90.5%，这说明 RR 方法的精度较差。

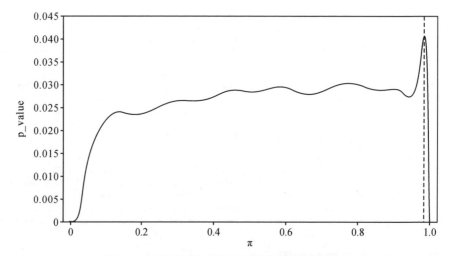

图 9-4　两种处理之间的响应率的尾部概率曲线

（注：虚线是真实的 p 值。）

表 9-9　不同方法下相似结果的计算结果及运行时间

方法	P-value	Runtime(s)	parameter
不动点法	0.4074	2.5292	K=2
网络搜索法	0.4076	51.6947	K=1000
多项式法	0.4076	524.9319	K=50

多项式方法与不动点方法的精确 p 值计算至少与使用传统的网格搜索方法计算出的 p 值一样。对多分类数据而言，当尾部概率出现多个冗余参数时，使用传统网格搜索方法计算 p 值，即使对于中等样本大小的研究，计算机内存也可能是另一个技术问题。多项式方法和不动点迭代法可以减轻计算负担，并获得精确的尾部概率。

第四节　具有二分类结果的自适应单臂两阶段临床试验的有效置信区间估计

一、具有二分类结果的自适应单臂两阶段临床试验

为了比较两阶段设计中的药物活性与历史响应率 π_0，假设通常表示为原假设 $H_0:\pi\leqslant\pi_0$ 和备择假设 $H_1:\pi>\pi_1$，其中 π_1 是最新治疗的响应率的估计量，当响应率较高时，拒绝原假设。

传统的 Simon 两阶段设计常用于临床试验以评估新的癌症治疗药物活性。在 Simon 两阶段假设中，当试验进入第二阶段时，其样本容量 $n_2(X_1)$ 是常数，其中 X_1 是来自第一阶段的响应量。从适应性的角度来看，当所收集到的信息足以改变第二阶段的样本容量时，临床试验将更加灵活有效。此时，可以合理地假设 $n_2(X_1)$ 与第一阶段所观察到的响应数量具有非递增的关系，即当 $X_1<X_1'$ 时，$n_2(X_1)\geqslant n_2(X_1')$。Shan 等提出了一种样本容量具有单调非递增性质的自适应优化两阶段设计。其基本假定为：

$$(n_1,n_2(X_1),r(X_1)) \tag{9-47}$$

其中，第一阶段 n_1 个参与者中可能的响应数量为 $X_1=0,1,2,\cdots,n_1$，$n_2(X_1)$ 和 $r(X_1)$ 分别是第二阶段的样本容量和给定第一阶段响应数量后研究的临界值。在本节中，当 $X_1\leqslant r_1(f)$ 或当 $X_1\geqslant r_1(e)$ 时，研究在第一阶段中止，其中 f 表示无效，e 表示有效。当来自第一阶段的响应数量在 $r_1(f)$ 和 $r_1(e)$ 之间，即 $r_1(e)<X_1<r_1(f)$ 时，试验进入第二阶段，并有额外的 $n_2(X_1)$ 个参与者，而最终结果是通过比较响应的总数 (X_1+X_2) 与 $r(X_1)$ 所得出的，其中 X_2 是 $n_2(X_1)$ 个参与者中的响应数量。当 $(X_1+X_2)\geqslant r(X_1)$ 时，认为这种新的治疗方法足够有效，可以进入下一阶段，否则，这种治疗将被认为不适合进一步研究。

对于上述这类以二分类数据为主要结果的自适应单臂两阶段设计的问题，需要充分利用前期阶段的已知信息，来减少临床试验中的样本容量。基于此，把握好这些研究的准确置信区间就显得尤为重要。尤其是在自适应性临床试验完成后，关键的一步就是根据每个阶段的响应次数和参与者数量做出统计推断。以二分类数据为主要结果的自适应单臂两阶段设计的置信区间的估计方法主要有以下几种：①基于似然估计的方法来构建置信区间的方法，该方法建立在 Simon 两阶段设

计的基础上,但是对第二阶段的样本容量没有要求,这种似然估计方法的覆盖概率和覆盖偏差都具有良好的性质,但其区间是渐近的。②基于精确二项分布计算的精确置信区间,该方法就建立在传统的 Simon 两阶段设计基础上,不考虑第二阶段的样本容量的变化。③基于自适应设计的置信区间估计。自适应两阶段设计,其第二阶段的样本容量取决于第一阶段的响应。与传统的 Simon 两阶段设计相比,自适应性设计通常是灵活且有效的,但它们往往在计算上有许多设计参数的限制。随着新的自适应性设计的提出,为了保证名义覆盖概率,在自适应两阶段设计中,探索响应率的精确单侧置信区间,可以通过使用精确的二项分布而不是渐近分布来计算置信区间。由于这些试验的假设通常是单侧的,当观察到高的响应率时,将拒绝原假设,因此需要将注意力集中在研究精确的单侧下区间的方法上。在精确区间的计算过程中,需要对样本空间进行排序才能计算二项式比例的常用精确单侧区间。

在试验设计中,对样本空间排序已有多种方法。常见的有:阶段式排序、最大似然估计(MLE)排序、似然比(LR)排序和分数检验(Score)排序。阶段式排序使用的是置信区间的上限和置信区间的下限。当结果是二元时,最大似然估计排序和平均响应率的排序结果相同,二者都等于响应的数量除以研究中的总样本大小;似然比排序和分数检验排序则取决于平均响应率和该阶段的样本容量。

除了使用上述样本空间的排序外,还有以下 3 种新方法来对样本空间进行排序。第一种方法是基于第一阶段和第二阶段的响应率的方法,这是一种根据两个阶段的信息对样本空间进行排序的直观方法。但是并非所有的采样点都可以用这个方法进行排序,所以该方法可能会导致名义覆盖率无法得到保证的情况。尽管这种方法的下限并不精确,但它仍可作为排序样本空间的一种度量。第二种方法是基于第一种方法的渐近下限,将每个样本点进行唯一标记来进行样本空间的排序。第三种方法使用每个样本点的 p 值来创建样本空间的新排序。另外也有学者发现基于第一种排序方法和基于 p 值的排序方法有着紧密的联系。

二、具有二分类结果的自适应单臂两阶段临床试验的置信区间估计方法

在完成上述自适应临床试验后,应计算响应率的置信区间。对于新药物活性检测的假设通常是单侧的,置信区间和假设检验应当一致。当响应率较高时,原假设将被拒绝,因而可以集中关注下侧单边检验区间。当显著性水平为 α 时,应计算统计推断的 $1-\alpha$ 单侧区间 $(L,1]$,其中 L 为 $1-\alpha$ 的置信下限。Clopper 和

Pearson(CP)方法经常用于二项式比例构建精准的单侧区间,这保证了覆盖率至少为 $1-\alpha$,并且通过使用二项分布而不是渐近分布来计算覆盖率。而对于自适应设计而言,直接采用 CP 方法计算置信区间不太合适,将该方法与自适应设计结合,就必须与随机排序一起使用,随机排序即对样本空间进行排序。不同的排序方式就形成了不同的置信区间的估计方法。

首先将完整的样本空间划分为 3 个互补的子空间。

$$\Omega = \{ G_1, G_2, G_3 \}$$

$G_1 = \{ X_1 : 0, 1, 2, \cdots, r_1(f) \}, G_3 = \{ X_1 : r_1(e), r_1(e)+1, \cdots, n_1 \}, G_2 = \{ (X_1, X_2) : r_1(f) < X_1 < r_1(e), X_2 \leqslant n_2(X_1) \}$。其中 G_1 和 G_3 两个集合分别包含试验在第一阶段由于无效和有效而中止的样本点。G_2 表示试验中进入第二阶段的样本点。应当注意的是,在 π_0 很大且 π_0 与 π_1 的差别较大时,由于优化的自适应两阶段设计因无效而在第一阶段中止,使得集合 G_3 可能为空集。集合 G_1 中样本点的下限最小,其次是集合 G_2 和集合 G_3。在集合 G_1 和 G_3 中,样本点的下限按其响应数量的大小进行排列,它们与二项式比例中的 CP 下限相同。对于集合 G_2 中的样本点,第二阶段的样本容量大小会随着第一阶段的响应数量的改变而改变。

(一)RR 方法

在样本排序中考虑第二阶段的样本容量,通过第一阶段和第二阶段的响应率来对集合 G_2 中的样本点进行排序:

$$L\left(\frac{X_1}{n_1}, \frac{X_1+X_2}{n_1+n_2(X_1)}\right) \leqslant L\left(\frac{X'_1}{n_1}, \frac{X'_1+X'_2}{n_1+n_2(X'_1)}\right),$$

$$\text{若} \ \frac{X_1}{n_1} \leqslant \frac{X'_1}{n_1} \ \text{且} \ \frac{X_1+X_2}{n_1+n_2(X_1)} \leqslant \frac{X'_1+X'_2}{n_1+n_2(X'_1)} \tag{9-48}$$

该方法被称为 RR 方法。这种排序方法是由两阶段 p 值的计算发展而来的,拒绝域包括一种极端结果,在这种结果中两个阶段的响应率至少与样本比率一样大。

(二)PV 方法

另一种随机排序方法基于每个样本点的 p 值。与 RR 方法类似,样本点的 p 值由大到小依次为集合 G_1、集合 G_2 和集合 G_3。具有较大的 p 值表示拒绝原假设的理由不充分,即它应有很大的置信下限。对于集合 G_2 中的样本点 (X_1, X_2),其相关的 p 值计算公式为:

$$p(X_1, X_2) = \sum_{(X'_1, X'_2) \in \Theta(X_1, X_2)} b(X'_1, n_1, \pi_0) b(X'_2, n_2(X'_1), \pi_0) \tag{9-49}$$

其中，$b(.)$ 是二项分布的分布律，(X_1, X_2) 是其尾部区域：

$$\Theta(X_1, X_2) = \left\{ G_3 \text{ 和}(X'_1, X'_2) : \frac{X_1}{n_1} \leqslant \frac{X'_1}{n_1}, \frac{X_1 + X_2}{n_1 + n_2(X_1)} \leqslant \frac{X'_1 + X'_2}{n_1 + n_2(X'_1)} \right\} \tag{9-50}$$

响应率用于定义 p 值计算中的尾部区域。由于在这个方法中 p 值被用来对样本空间进行排序，因此将这种方法命名为 PV 方法。尽管计算 p 值可能不能保证犯第 I 类错误的概率，但它仍然是对样本空间进行排序的有效度量。在这种方法中，基于 p 值对样本点由小到大进行排序。而在 RR 方法中，只有当一个样本点处于另一个样本点的尾部区域时，才能对来自集合 G_2 的两个样本点进行排序。

定义了样本空间的随机排序后，将用 CP 方法来计算精准的单侧下限作为 π 的集合：

$$\{\pi : p(\Omega_\varphi(X_1, X_2) \mid \pi) > \alpha\} \tag{9-51}$$

其中，φ 表示用来对样本空间进行排序的方法(例如 PV 方法、RR 方法)：

$$\Omega_{PV}(X_1, X_2) = \{(X'_1, X'_2) : p \mid (X'_1, X'_2) \leqslant p(X_1, X_2)\} \tag{9-52}$$

$$\Omega_{RR}(X_1, X_2) = \{(X'_1, X'_2) : (X'_1, X'_2) \in \Theta(X_1, X_2)\} \tag{9-53}$$

由于当响应率较高时原假设会被拒绝，因而关注的是单侧下限，所得出的计算单侧下限的方法可以容易地应用于计算精准的上限。

定理 2 对于任何给定的响应率 π，$P(\Omega_{PV}(X_1, X_2) \mid \pi) \geqslant P(\Omega_{RR}(X_1, X_2) \mid \pi)$ 总是成立的。

证明 对于来自集合 G_1 和集合 G_3 的样本点，易知 $P(\Omega_{PV}(X_1, X_2) \mid \pi)$ 总是等于 $P(\Omega_{RR}(X_1, X_2) \mid \pi)$，给定样本点 $(X'_1, X'_2) \in \Omega_{RR}(X_1, X_2)$，它们尾部区域之间的关系为 $\Theta(X_1, X_2) \supseteq \Theta(X'_1, X'_2)$。其中 (X_1, X_2) 和 (X'_1, X'_2) 是集合 G_2 中的样本点。因此，(X'_1, X'_2) 的 p-值不小于 (X_1, X_2) 的 p-值：$p(X_1, X_2) \geqslant p(X'_1, X'_2)$，也即样本点 (X'_1, X'_2) 属于 $\Omega_{PV}(X_1, X_2)$。因此，$p(\Omega_{PV}(X_1, X_2) \mid \pi)$ 总是要大于等于 $p(\Omega_{RR}(X_1, X_2) \mid \pi)$。

由定理 2 和式 $\{\pi : p(\Omega_\varphi(X_1, X_2) \mid \pi) > \alpha\}$ 中精准单侧区间的构造可知，基于 RR 方法的精准单侧下限总是大于或等于基于 PV 方法的下限。

在置信区间的构造中，还关心一个指标，那就是置信区间的覆盖率。覆盖率的定义如下：

$$p(\pi \in (L(X_1, X_2), 1]) = p((X_1, X_2) : L((X_1, X_2) < \pi \mid \pi) \tag{9-54}$$

若 $p(\pi \in (L(X_1, X_2), 1]) \geqslant 1 - \alpha$ 对任意 $\pi \in (0, 1]$ 都成立,则称该置信区间是精确的。

(三)RR-A 方法

RR 方法精度较差的一个原因就是没有对样本点进行完全排序。为了解决这个问题,可以利用 RR 方法的非精准下限再次进行排序,可以通过计算创造出一个新的随机排序,由于这个新序列是在 RR 方法上重新排序产生的,因此可被视为两步排序,这种方法被称为 RR—A 方法。

(四)RR—B 方法

另外,样本空间也可以按照研究的平均响应率来进行排序。

$$\frac{X_1 + X_2}{n_1 + n_2(X_1)} \tag{9-55}$$

这种方法被称为 RR—B 方法。值得注意的是,用这种方法对样本容量进行的排序等同于在单样本问题中使用 MLE 方法进行的样本排序。

(五)RR—LR 方法

另一种现有的样本大小排序方式基于 LR 方法,即:

$$\frac{X_1 + X_2}{n_1 + n_2(X_1)} \sqrt{n_2(X_1)} \tag{9-56}$$

此方法被命名为 RR—LR 方法。

(六)RR—Score 方法

与 RR—LR 方法类似,基于分数检验也可以进行排序:

$$\frac{X_1 + X_2}{n_1 + n_2(X_1)} n_2(X_1) \tag{9-57}$$

这种方法被称为 RR—Score 方法。一般而言,在传统的两阶段设计中仅使用响应率来对样本空间排序时,常常有多种排序结果,但是因为在自适应设计中,第二阶段的样本容量 $n_2(X_1)$ 是 X_1 的非递增函数,而不是一个常数,其排序结果会相对少一些。

三、置信区间估计方法的比较

(一)3 种方法(RR—B,RR—LR,RR—Score)对样本容量排序的表现

首先比较现有的 3 种方法对样本容量排序的表现,通过这些方法对样本空间排序,然后使用 CP 方法获得精确的单侧置信限区间。

图 9-5 反映的是在自适应两阶段设计中,当 $(\pi_0,\pi_1,\alpha,\beta)=(30\%,50\%,0.05,0.1)$ 时,3 种方法的区间长度的比较结果。对于来自样本空间的每个样本点,区间长度被定义为 $[1-L(X_1,X_2)]$。这 3 种方法的总体均值几乎相同,从图 9-5 中可以看出它们之间的区间长度非常接近。鉴于 RR—B 方法的简单性,更倾向于在实践中对 RR—LR 方法和 RR—Score 方法进行权衡后择优使用。

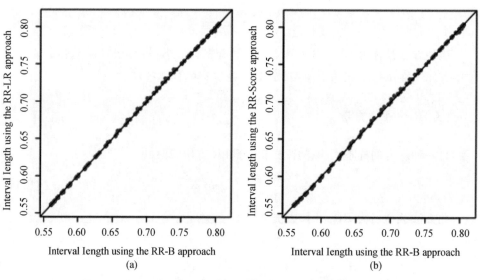

图 9-5 $(\pi_0,\pi_1,\alpha,\beta)=(30\%,50\%,0.05,0.1)$ 区间长度的比较

(二)4 种方法(RR,RR—A,RR—B,PV)覆盖率的表现

图 9-6 中的设计参数为 $(\pi_0,\pi_1,\alpha,\beta)=(20\%,40\%,0.05,0.2)$,据此可以得出自适应设计的覆盖率。可以看出除了 RR 方法外,RR—A、RR—B 和 PV 3 种方法都保证了一定的覆盖率。因而在后续的功效比较中将不包括 RR 方法。既然这 3 种方法都可以精确地保证覆盖率,因此比较这 3 种方法的性能时,就不直接比较覆盖率,而采用简单平均长度和预期长度这两个标准来比较这些方法的性质。如上

所述,集合 G_1 和集合 G_3 分别表示由于无效和有效而在第一阶段就中止的研究,根据这 3 种方法计算的集合的下限是相同的,实际上,它们都是基于 CP 方法得到的二项式比例精准区间。因此,在性质比较中排除了这些样本点。

（1）简单平均长度的比较。给定集合 G_2 的样本空间和样本容量:

$$G_2 = \{(X_1, X_2): r_1(f) < X_1 < r_1(e), 0 \leqslant X_2 \leqslant n_2(X_1)\} \tag{9-58}$$

$$M = \sum_{X_1 = r_1(f)+1}^{r_1(e)-1} n_2(X_1) + 1 \tag{9-59}$$

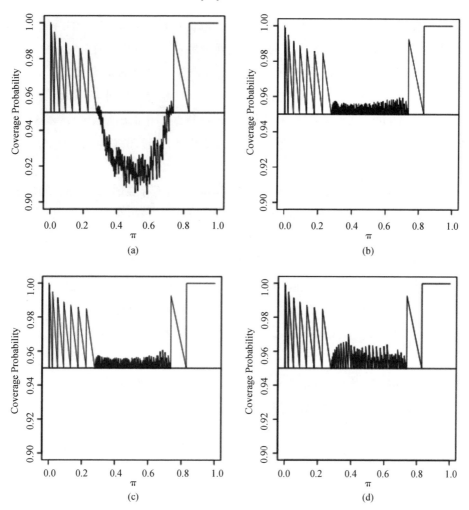

图 9-6　在 Adaptive S 设计中,当设计参数为 $(\pi_0, \pi_1, \alpha, \beta) = (20\%, 40\%, 0.05, 0.2)$ 时四种方法在 95% 置信区间下单侧区间的覆盖率

（注:RR 方法:图(a);PV 方法:图(b);RR—A 方法:图(c);RR—B 方法:图(d)。）

简单平均长度定义为：

$$AL = \frac{\sum\limits_{(X_1,X_2) \in G_2} [1 - L(X_1, X_2)]}{M} \tag{9-60}$$

在这 3 种方法的性质比较中，采用了 16 种不同的自适应最优两阶段设计方案，其中 π_0 的取值范围为 5%—70%，$p_1 = p_0 + 20\%$，80%，90%，α 取 0.05。对于每个自适应两阶段设计，首先计算样本空间 G_2 中每个样本点的精确单侧下限，然后计算 AL 值。图 9-7 左侧部分显示的是分别使用这 3 种方法计算的 16 种设置之间 AL 值的比较，具有较短平均长度的方法是较优选择。因此，当一个点位于对角线下方时，y 轴上的方法比 x 轴上的方法表现得更好。图 9-6 中的点表示自适应性设计的 AL 值，从图中可以看出，RR—A 方法和 PV 方法通常具有比 RR—B 方法更短的平均长度，并且 RR—A 方法和 PV 方法效果相当。此外，将原始条件改为 $\pi_1 = \pi_0 + 15\%$，并研究了另外 16 种不同的方案，得到了相似的结论。计算这 32 种方案的 AL 值的总体平均值可以看出，RR—A 方法具有最短的总平均长度(0.6057)，其次是 PV 方法的总平均长度(0.6069)。

应当注意的是，集合 G_2 中的一些采样点实际上是不存在的，如与第一阶段响应率的估计量相差很大的处于第二阶段的样本点。从实际角度来看，基于每个阶段具有相似响应率假设的研究是合理的，因此可以创建集合 G_2 的一个新的子集以便进一步进行分析，这个新子集包括位于第二阶段响应率 95% 置信区间内的样本点。第一阶段响应率的置信区间由 R 中的函数 exactci 计算得到，并且将 CP 方法应用于该函数，以获得二项式比例的精确双侧置信区间。将 G_2 的新子集定义为 $G_2(CI)$：

$$G_2(CI) = \{(X_1, X_2) : r_1(f) < X_1 < r_1(e), 0 \leqslant X_2 \leqslant n_2(X_1), X_2 \in CI(X_1, n_1, 95\%)\} \tag{9-61}$$

其中，$CI(X_1, n_1, 95\%)$ 为响应率为 X_1/n_1 时且精度为 95% 的双侧区间。

集合 $G_2(CI)$ 中的样本点的简单平均长度的计算公式为：

$$AL = \frac{\sum\limits_{(X_1,X_2) \in G_2(CI)} [1 - L(X_1, X_2)]}{M(CI)} \tag{9-62}$$

其中，$M(CI)$ 是样本空间 $G_2(CI)$ 的样本容量。

图 9-8 中的 16 种自适应设计对样本空间为 $G_2(CI)$ 时的 3 种方法做了比较。由于这个新的子集只取决于第一阶段的响应率，因此这 3 种方法的 $G_2(CI)$ 是相同的。在去除了非实际样本点后，这 3 种方法的平均长度非常接近。通过使用如前所述的

总共 32 种方案设置可得到,对于 RR—A 方法、PV 方法和 RR—B 方法,当使用子样本空间 $G_2(CI)$ 时,其总平均长度分别为 0.6018、0.6028 和 0.6038。这表明当考虑到集合 $G_2(CI)$ 时,RR—A 方法的效率最高。对于第二阶段响应率在其第一阶段响应率的 95% 置信区间内的样本点,若将当前的 95% 置信水平降低至 80% 或增加至 97.5%,可观察到类似的结果。当样本空间中的样本容量增加到 99% 时,结果与 G_2 作为样本空间时的结果类似;当置信水平增加到 100% 时,子样本空间 $G_2(CI)$ 与集合 G_2 相同。

(2)区间长度的比较。除了比较 3 种方法的平均长度之外,对样本点 $[1-L(X_1, X_2)]$ 进行区间长度比较,设计参数为 $(\pi_0, \pi_1, \alpha, \beta)=(30\%, 50\%, 0.05, 0.1)$。其具体结果如图 9-6 所示。当考虑到来自集合 G_2 的所有样本点时,RR—B 方法通常具有比其他两种方法更长的平均长度。然而,对于来自子样本空间 $G_2(CI)$ 的样本点,这 3 种方法效果类似。较 RR—B 方法而言,RR—A 方法和 PV 方法的优势主要在于其样本点实际不可取,而且 RR—A 方法和 PV 方法在每个样本空间下都是可比的。从其他方案和其他现有的自适应两阶段设计中可观察到类似的结果,这些设计不符合单调样本容量的属性。

(3)预期长度的比较。在简单平均长度的标准下,样本空间中每个样本点的区间长度被赋予相等的权重。此外,预期长度也是比较精准置信限效度的一个重要标准。在该标准下,通过响应率 π 的相关概率对每个样本点的区间长度进行加权,因此预期长度 EL 是 π 的函数。具体而言,EL 定义为:

$$EL(\pi) = \sum_{(X_1, X_2) \in G_2} [1-L(X_1, X_2)]b(X_1, n_1, p)b(X_2, n_2(X_1), \pi) \quad (9\text{-}63)$$

其中,$b(X_1, n_1, \pi)$ 和 $b(X_2, n_2(X_1), \pi)$ 是观测数据 (X_1, X_2) 的概率,n_1 和 $n_2(X_1)$ 分别是第一阶段和第二阶段的样本容量。

对于给定的 π,首先计算 $EL_{RR-A}(\pi)$、$EL_{RR-B}(\pi)$ 和 $EL_{PV}(\pi)$。它们三者的差异通常很小,特别是当 π 靠近边界的情况下。因此对它们进行比较考虑比率指标较为合适。

图 9-9 显示的是自适应两阶段设计的 EL 比率图,其设计参数为 $(\pi_0, \pi_1, \alpha, \beta)=(20\%, 40\%, 0.05, 0.1)$。通常来讲,当 EL 比率在 99.5% 和 100.6% 之间时,这三种方法在 EL 标准下具有可比性。当样本空间为集合 G_2 且 $p>20\%$ 时,使用 RR—B 方法所计算得到的预期长度比其他两个方法更短;当 $G_2(CI)$ 为样本空间时,尽管增益很小,但 RR—B 方法仍比 RR—A 和 PV 方法性质更佳。当 $p_0=20\%$ 且 p 接近 p_0 时,RR—A 方法的预期长度比 PV 方法要短。在其他自适应设计中可以观察到类似的结果。

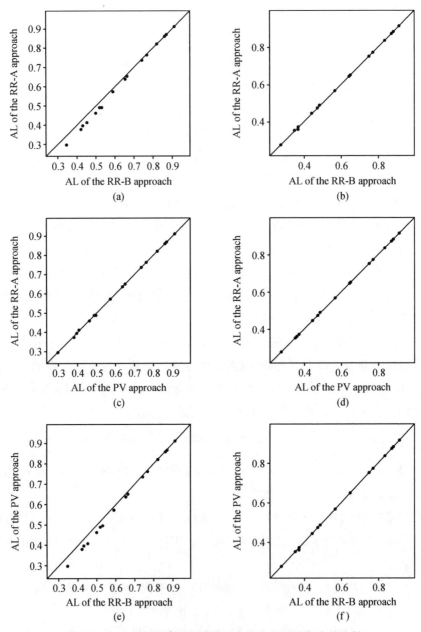

图 9-7　$\pi_1 = \pi_0 + 20\%$ 时，3 种精确方法之间平均长度的比较

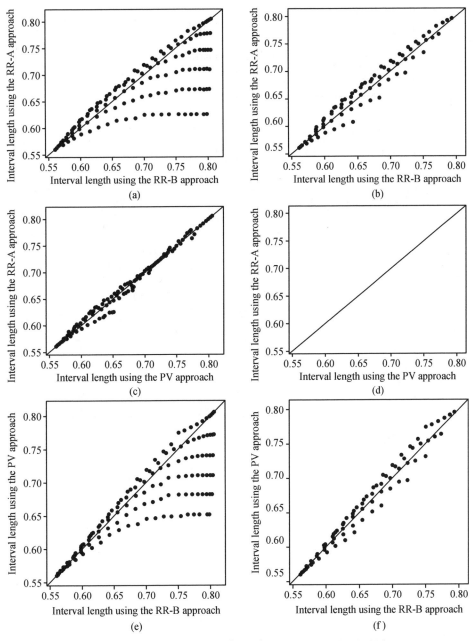

图 9-8 $(\pi_0, \pi_1, \alpha, \beta) = (30\%, 50\%, 0.05, 0.1)$ 时的区间长度

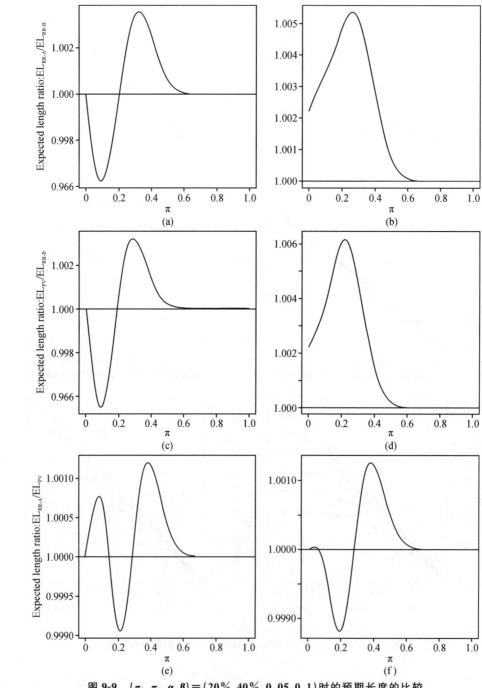

图 9-9　$(\pi_0, \pi_1, \alpha, \beta) = (20\%, 40\%, 0.05, 0.1)$时的预期长度的比较

四、置信区间估计方法的应用

由于上述自适应两阶段设计方法相对较新颖,实际数据集很难获得,因此只能通过模拟数据来进行分析。假设设计参数 $(\pi_0, \pi_1, \alpha, \beta) = (30\%, 50\%, 0.05, 0.1)$,在第一阶段,在 $n_1 = 22$ 名患者中观察到 $X_1 = 11$ 个响应,第二阶段所需的患者数量 $n_2(X_1)$ 为 35,假设从第二阶段观察到的响应数量为 $X_2 = 13$。故总响应量为 $14(11+13)$,据此估计的平均响应率为 $22/(22+35) = 42.1\%$。由 PV 方法计算得到的响应率的 95% 置信下限为 0.320,RR—A、RR—B、RR—LR、RR—Score 和 RR 方法得到的 95% 置信下限分别为 0.325、0.317、0.317、0.317 和 0.344。由结果分析可知,RR—B、RR—LR、RR—Score 3 种方法的置信下限非常相近,并且比其他方法的下限要小,RR 方法的下限值最大。

同时也可以通过这个例子来说明 RR 方法不精确的原因:在 RR 方法中,两个阶段响应数量与观测数据同样大的这种极端结果被包含在拒绝域中。如果观测数据为 $X_1 = 11$ 且 $X_2 = 13$,那么样本点 $(X_1 = 12, X_2 = 11)$ 则不在观测数据的拒绝域之外,因为 $(12+11)/(22+35) < (11+13)/(22+35)$。当使用 RR 方法时,由样本点 $(X_1 = 12, X_2 = 11)$ 计算得到的 95% 置信下限为 0.362,其大于观测数据的下限 $0.343[(X_1 = 12, X_2 = 11) \notin \{(X_1, X_2): L\{(X_1, X_2) < \pi \mid (\pi = 0.343)\}]$。因此样本点 $(X_1 = 12, X_2 = 11)$ 也不在观测数据的置信区间内,故当 $\pi = 0.343$ 时,覆盖率可能会小于名义覆盖率。也就是说,在两阶段设计中,只有当样本空间可进行完全排序时,求解的 p 值才是精确的。

本节通过使用两个常用的评价标准——简单平均长度和预期长度,比较了几种不同的置信区间的构造方法。分析结果可知,在这两个评价标准下,RR—A 方法和 PV 方法的效率较为相似,并且 RR—A 方法在 AL 标准下的效率略高于 PV 方法。当使用所有的样本点进行计算时,RR—B 方法的平均长度要比其他两种方法略长;当采用子样本空间 $G_2(CI)$ 时,它们之间的差异可以忽略不计,且 RR—B 方法通常具有比 RR—A 和 PV 方法更短的预期长度。

第十章　Meta 分析

第一节　Meta 分析的概念

在临床试验中，即使研究假设、设计相同的几个临床试验，结果也存在不一致的时候，很难依据某一个试验来下结论。对于不同的结果，传统的统计描述选择定性综合法（Qualitative Synthesis Method），但是该方法容易受到主观判断和偏倚的影响，尤其是会受到个别权威的试验结果的影响。Meta 分析指的是把各个试验的结果综合起来，通过统计学方法进行处理，得到综合结果，最终进行定量综合。英国教育学心理学家 George V. Glass 于 1976 年将 Meta 分析定义为"以综合研究结果为目的，对大量单个同类研究结果进行合并汇总的一类统计分析方法"。Meta 分析最初用于教育学、心理学及社会决策学等社会科学领域。

Meta 分析将众多目的相同、相互独立的研究结果进行质量评估，定量综合得到较为准确的结论。Meta 分析有广义与狭义之分。广义上的 Meta 分析可以定义为数量化的综述，合并多个具有共同研究目的的研究结果，并对其进行系统的综合评价和定量分析的过程，具体包括提出问题、检索文献、制定选择文献的标准、纳入文献的质量评价、提取信息、统计学分析、敏感性分析、得出结果等。而狭义上的 Meta 分析仅仅指的是一种单纯的合并统计量的统计分析方法。Meta 分析过程如下。

（1）提出问题，确定研究的目的，制订研究的计划。明确研究目的和问题是 Meta 分析中非常关键且重要的一步。合适的问题是 Meta 分析的一个良好开端。所提出的问题一般是来自医学研究中不确定或者是有争议的问题，Meta 分析旨在解决这些存在分歧和争议的问题，确定接下来研究的重点，进而制定研究方案。

（2）检索研究所需文献。检索质量的好坏直接关系到研究是否全面、客观和真实，最终会影响到 Meta 分析的有效性。常用的文献数据库有 Ovid、PubMed、

Medline、Springer、CBMdisc、科学引文检索(SCI)、万方医学全文数据库、维普科技文献数据库、中国知网(CNKI)等。文献的检索要求全面完整，不能遗漏对结果分析会产生重要影响的文献，包括公开发表和未发表的文献。

（3）制定选择文献的标准。根据研究方案和计划检索符合要求的文献。在制定标准的过程中，需要考虑研究的各个方面，包括研究对象的确定、试验设计方法、干扰因素、研究的结局变量或效应变量、样本容量、观察时间和随访年限及语种等。标准必须合理适当，选择标准不宜过于严格，以防符合研究的文献过少，进而降低Meta分析的检验功效。检验标准也不能过于宽松，否则同样会降低分析结果的可靠性和有效性。

（4）纳入文献的质量评价。研究质量指的是一个研究在设计、实施和分析过程中减少系统误差（偏倚）和随机误差的程度。根据研究目的，按照不同类型研究的评价方法，对研究的真实性、可靠性和实用性进行评价，纳入文献的质量高低将直接关系到Meta分析的质量。

（5）提取信息。从符合纳入要求的文献中提取数据信息，包括基本信息、研究特征、结局测量等内容，选择要进行评价和分析的效应变量。所提取的信息必须是可靠有效且无偏的。为了保证提取信息的质量，可以由多人进行文献的筛选和提取工作，同时应该采用盲法，尽量减少偏倚。提取信息后，对提取的不一致的文献邀请专家进行评议。

（6）统计学分析。统计学分析是Meta分析中最重要的步骤之一，也是Meta分析区别于传统文献综述的主要特征。统计学分析的过程包括：研究类型的确定、效应指标的选择、纳入研究的同质性检验、模型选择与统计分析、效应合并值的估计与假设检验、效应合并值的图示等。Meta分析统计方法的步骤如下：

①对多个独立研究的统计量进行一致性检验，若一致，可将多个统计量加权合并；若不一致，则剔除某些特大、特小或方向相反的统计量后再综合。

②对具有一致性的统计量进行加权合并，综合估计平均统计量。

③对综合估计的统计量进行统计检验和统计判断。

④计算统计指标的95%可信区间。

（7）敏感性分析。为了保证分析的稳定性和可靠性，可以对Meta分析的结果进行敏感性分析。主要包括：相同资料在选择不同统计模型时，效应合并值点估计和风险差异是否具有统计学意义；剔除质量相对较差的文献，再次进行Meta分析，其研究结论是否发生变化。如果在敏感性分析前后，Meta分析的结论没有本质上的改变,表明该分析结论较为可靠,反之则说明稳定性较差,应该慎重分析。

(8)得出结果。Meta 分析的结果不仅仅是一个统计分析结果,而且需要报告 Meta 分析过程中的全部内容。包括课题的研究背景和对象、资料的检索方法、统计分析方法及结果报告的讨论部分等。

第二节　Meta 分析的目的

Meta 分析已经广泛应用于临床医疗、公共卫生、分子遗传、药物评价、医疗保险及医疗教育等众多领域。其主要目的如下:

(1)提高统计检验的功效,定量估计研究效应的平均水平。在进行假设检验时,研究结果的统计学意义与样本容量之间存在着一定的关系。样本容量越大,检验的功效越好。Meta 分析通过对多个同质的研究进行效应的合并,增加了样本容量,从而提高了统计检验的效能。

(2)可以解决若干问题研究结果不一致的问题。医学现象均会呈现一定的随机性,各个目的相同的研究均会受到试验设计、研究对象的纳入、试验条件及样本大小和观察时间等因素的影响,致使结论和质量不同,甚至相反。Meta 分析可以通过同质性检验及综合分析,估计各种偏倚,对些许有争议的研究结果进行定量评价,得出综合性可靠且准确的结论。

(3)可以增强结论的可靠性和客观性。Meta 分析与传统的文献综述不同之处在于它不仅仅需要对收集到的同类研究的原始文献资料进行质量评价,而且还需要对符合纳入标准的文献的效应量进行定量的系统分析,可以更好地控制偏倚,得出更客观真实的结论。

Meta 分析方法适用于随机对照临床试验研究,尤其是在每次病例减少,单个试验很难得出结论时。Meta 分析实际上包括了"研究设计""综合能力""偏倚控制""统计分析""精密度"及"实际应用能力"等多个方面的分析。

第三节　Meta 分析的应用——小概率事件 Meta 分析中
风险差异的置信区间估计

　　Meta 分析是医学研究中一种有效的统计工具,它可以通过分析来自多个临床试验的结果来评估治疗的效果,通过 Meta 分析估计的治疗效果比根据现有研究所进行的估计更具可靠性和准确性。下面将具体介绍 Meta 分析在临床试验统计分析当中的一个具体应用。

　　在研究新药物安全性的早期临床试验中,小概率事件是非常常见的。针对这种类型的数据,关于其风险差异(即治疗组和对照组之间的差异)的置信区间的估计,采用常规的渐近点估计或者置信区间估计的方法可能会与基于精准分布下计算的精准置信区间差异很大。当试验结果中出现极端结果或者样本容量较小时,渐近的方法本身因为性质不好就不太适合作为一个较好的估计方法。

　　在几十年的发展过程中,相关研究者已经研发出了多种方法用于小概率事件的 Meta 分析。在实践中经常应用的是固定效应模型(Fixed Effect Model),例如 Mantel—Haenszel 方法。当研究中一个或两个组都为零事件时,通常需要进行连续性校正以估计风险比或优势比,例如一种方法就是对每个治疗组加 0.5 进行连续性校正或者根据每个组的样本大小添加一个浮点值来提高覆盖率。但是在数据分析中是否应当为小概率事件的研究都增加一个较小的数值,这是一个值得讨论的问题。事实上也可以用以下两种方法来解决这个问题:①使用 beta-二项式模型来避免在数据分析中向每个单元格添加任意值的做法。②对每个研究的置信区间进行加权,以根据固定效应模型下的模拟研究构建一个整体区间,当小概率事件发生时,这种置信区间被证明有着更好的覆盖范围,但其置信区间长度可能要比其他方法更长。

　　与固定效应模型相反,随机效应模型(Random Effect Model)是假定治疗效应服从正态分布。统计软件 R 中的 meta 包可以用来计算固定效应和随机效应模型的置信区间。另外也可以在 Meta 分析中使用广义线性混合模型(GLMMs),以反映数据分析中点估计和其方差估计之间的相关性。

　　上述提到的精准条件方法都是假设每个研究中的边际总量是固定的,也即每个治疗组的参与人数为一固定值的假设是合理的,重复研究与观测研究具有相同的事件总数并不常见。针对这种固定值的情况,有一种更为精确的置信区间的估计方法,即固定每个治疗组的样本容量,排列组合后保存每一种可能的样本容量,然后依次计算每个可能样本的统计量,计算出精准的置信区间。然而,在具有二元结果的 Meta 分析中,样本的计算量太大。

基于这样的困难,还有另外一种可取的办法:使用重要性采样(Importance Sampling,IS)来构建小概率事件 Meta 分析中风险差异的置信区间。重要性采样不需要列举所有可能的样本,而是模拟来自观察数据估计分布的样本。但是重要性采样必须与指定的统计量结合使用,以对模拟样本进行排序。在本节中将固定效应模型和随机效应模型中的现有区间视为指定统计量,下面将具体介绍风险差异的置信区间的估计方法及其比较。

一、风险差异的置信区间的几种估计方法

对于具有二元结果的 Meta 分析,数据可以被呈现在 $K \times 4$ 维列表中,其中 K 表示研究的数量(如表 10-1 所示)。

表 10-1　具有二元结果的 K 项独立研究的数据

研究	试验组		对照组	
	事件	非事件	事件	非事件
1	X_{111}	X_{110}	X_{121}	X_{120}
2	X_{211}	X_{210}	X_{221}	X_{220}
...	...	...	...	...
K	X_{K11}	X_{K10}	X_{K21}	X_{K20}

每一行代表平行研究的结果,研究分别包含新治疗组和对照组的事件数和非事件数,两个治疗组中分别用 0 和 1 来表示对照组和新治疗组。假设 X_{ijr} 表示的是第 i 项研究的治疗 j 中有 r 项事件的受试者总量,其中 $i=1,2,\cdots,K,j=0,1,r=0,1$。在小概率事件的研究中,$X_{ij1}$ 通常非常小。设 $n_{ij}=X_{ij1}+X_{ij0}$ 为第 i 项研究的治疗 j 中的受试者总量,$N_1=(n_{11},n_{21},\cdots,n_{K1})$ 和 $N_0=(n_{10},n_{20},\cdots,n_{K0})$ 分别为新治疗组和对照组的样本容量。假设 p_j 表示治疗 j 的事件发生率,给定样本容量 n_{ij},这些受试者的响应数量 X_{ij1} 遵循二项分布 $B(n_{ij},p_j)$。假设每项研究都是相互独立的,并且每项研究中的两组也分别是相互独立的。那么新治疗组和对照组之

间的风险差异可以表示为：

$$\Delta = p_1 - p_0 \tag{10-1}$$

对于 Δ 的估计有以下几种方法。

(一)基于固定或随机效应模型的区间

首先考虑利用固定效应模型来计算的置信区间。在研究同质性假设下,假设每项研究的治疗效果相同的,即：

$$\Delta = \mu \tag{10-2}$$

其中,μ 表示治疗效果。

在第 i 项研究中,风险差异 Δ_i 的估计为：

$$\hat{\Delta}_i = \hat{p}_{i1} - \hat{p}_{i0} \tag{10-3}$$

其中,$\hat{p}_{ij} = \dfrac{X_{ij1}}{n_{ij}}$ 表示第 i 项研究中处理 j 的估计值。

两个独立比例的方差估计为 $s_i^2 = \sum\limits_{j=0}^{1} \dfrac{\hat{p}_{ij}(1 - \hat{p}_{ij})}{n_{ij}}$, 第 i 项研究中的权重为：

$$w_i = \frac{n_{i1} n_{i0}}{n_{i1} + n_{i0}} \frac{1}{\sum\limits_{i=1}^{K} \dfrac{n_{i1} n_{i0}}{n_{i1} + n_{i0}}} \tag{10-4}$$

其中,$\sum\limits_{i=1}^{K} \dfrac{n_{i1} n_{i0}}{n_{i1} + n_{i0}}$ 为标准化权重值因子,$\sum\limits_{i=1}^{K} w_i = 1$。

容易看出,w_i 是当 $n_{i0}(n_{i1})$ 固定时 $n_{i1}(n_{i0})$ 的递增函数。使用固定效应模型的整体加权处理效应计算如下：

$$\hat{\Delta}_F = \sum_{i=1}^{K} w_i \hat{\Delta}_i \tag{10-5}$$

其方差估计为：

$$\hat{SE}_F^2 = \sum_{i=1}^{K} w_i^2 s_i^2 \tag{10-6}$$

标准化统计量 $\hat{\Delta}/\hat{SE}_F$ 在 $\Delta = 0$ 时渐近服从标准正态分布。因此,在 $1 - \alpha$ 的名义水平下,基于固定效应模型的 Δ 的渐近置信区间(F 区间)为：

$$CI_F = (\hat{\Delta}_F - z_{1-\alpha/2} \hat{SE}_F, \hat{\Delta}_F + z_{1-\alpha/2} \hat{SE}_F) \tag{10-7}$$

其中,z_α 是标准正态分布的第 α 个分位数。

在观察可能由研究人群或研究设计或有影响的协变量引起的异质性研究时,

可以将研究随机效应包括在模型中。

$$\Delta_i = \mu + \mu_i \tag{10-8}$$

其中，μ_i 表示第 i 个研究与总体均值 μ 之间的偏差，它服从正态分布。

令 v_i 表示拟合的随机效应模型中第 i 项研究所占的权重，那么加权处理效应及其方差分别为 $\hat{\Delta}_R = \sum_{i=1}^{K} v_i \hat{\Delta}_i$ 和 $S\hat{E}_R^2 = \sum_{i=1}^{K} v_i^2 s_i^2$。因此，基于随机效应模型的 Δ 的渐近置信区间（R 区间）的计算公式为：

$$CI_R = (\hat{\Delta}_R - z_{1-\alpha/2} S\hat{E}_R, \hat{\Delta}_R + z_{1-\alpha/2} S\hat{E}_R) \tag{10-9}$$

可以看出，CI_F 和 CI_R 的区别在于处理效果及其方差计算中使用的权重，F 区间和 R 区间可以使用统计软件包 meta 中的函数 metabin 进行计算。在 metabin 函数中，在选项中使用没有连续性修正的估计 $MH.exact = TRUE$。

(二)精准的置信区间估计

最为精准的 Δ 的置信区间的估计方法就是将所有可能的结果全部列出，再依次计算，得到其置信区间，该方法是可取的。但在 Meta 分析中，样本容量 n_{ij} 固定时保存所有可能的样本的计算量是十分庞大的。出于这个原因，可以考虑重要性采样，通过模拟来自观察数据分布估计的样本来构建 Δ 的精准区间，以进行统计推断。重要性采样已应用于许多重要的研究领域，使用重要性采样的置信区间的计算是十分准确的，其覆盖率接近名义水平。此外，重要性采样比精确的方法更具计算优势。

重要性采样区间的计算必须与区间排序的指定统计量结合使用。令 T 表示所使用的指定统计量，假设 $p_0 = (p_{10}, p_{20}, \cdots, p_{K0})$ 为对照组的概率向量，其中 p_{i0} 表示第 i 项研究中对照组的概率，那么基于指定统计量 T 的 Δ 的精确置信限区间上限的计算公式为：

$$G(\Delta) = P(T(Y) \leqslant T(yobs) \mid \Delta, \hat{p}_0(\Delta)) > \frac{\alpha}{2} \tag{10-10}$$

其中，$yobs$ 表示观测数据，Y 表示模拟数据集中的数据，$\hat{p}_0(\Delta)$ 表示给定 Δ 的 p_0 的极大似然估计。

假设可以使用由观测数据 $yobs$ 估计的 $\hat{\Delta}^*$ 和 $\hat{p}_0(\Delta^*)$ 的概率模拟来自独立二项分布的 B 个数据集，对于具有双零的研究，尽管它们的估计风险差异为零，但来自此类研究的样本容量仍然是估计整体 Δ 及其置信区间的有用信息。考虑将来自所有研究的样本容量大小,包括带有双零的样本,都当成重要性抽样的样本来源,并且认为样本容量是固定的。事件的数量是从概率为 $\hat{p}_0(\Delta^*)$ 的二项分布中模拟得到的。

计算每个模拟数据集的指定统计量,并与 $T(yobs)$ 相比较。集合 $T(Y) \leqslant T(yobs)$ 等于 $\Omega_T(yobs) = \{Y: T(Y) \leqslant T(yobs)\}$。令 $\Omega_T(yobs)$ 的大小为 B_1,数据为 $Y_1, \cdots, Y_{B_1}$,那么式(10-10)的上限可以改写为:

$$\hat{G}(\Delta) = \frac{1}{B} \sum_{b=1}^{B_1} \frac{f(Y_b \mid \Delta, \hat{p}_0(\Delta))}{f(Y_b \mid \hat{\Delta}^*, \hat{p}_0(\Delta^*))} > \frac{\alpha}{2} \tag{10-11}$$

其中,$f(Y_b)$ 表示 Y_b 的概率密度函数,Y_b 是第 i 项研究中处理 j 的参数为 (n_{ij}, p_{ij}) 的独立二项分布的乘积。对于给定的 Δ,可以使用数值算法找到 $p_0(\Delta)$ 的极大似然估计来计算 $\hat{G}(\Delta)$。

类似地,也可以通过这种方法计算重要性采样的下限。需要说明的是,重要性采样的上限和下限采用的是同一模型的不同指定统计量。例如,将固定模型效应的渐近上限作为精确上限的指定统计量,然后使用同一模型的下限作为精确下限的指定统计量。将这个准确的区间称为 IS-F 区间。当随机效应模型的渐近限被用作指定统计量时,据此计算出的准确区间称为 IS-R 区间。

(三) Tian 区间

关于 Δ 的区间估计量还有一个较为重要的估计量,称之为 Tian 区间,该区间是 Tian 等在做 Meta 分析时提出的关于风险差异 Δ 的估计,具体如下。

假设现在对 n 个独立的研究进行 Meta 分析,要基于这 n 个独立的研究构造 Δ 的单侧区间 $CI(a, \infty)$,a 为参数,置信度为 $1-\alpha$。对于 Δ 的估计,任意给一个 η,就有 n 个 η 水平的单侧区间估计 CI。那么,对于 Δ 的任意固定值,比如零,可以检验零是否为 Δ 的真值。如果是,从平均意义上讲,则零应至少属于 n 个区间的 $100\eta\%$。对区间 (a, ∞) 是否应该包含零,可以进行假设检验。为此,对于第 i 个研究,如果零属于第 i 个研究中观测到的 η 区间,则 $y_i = 1$;否则,$y_i = 0$。如果满足以下条件,则零将被包含在区间 (a, ∞) 中:

$$t(\eta) = \sum_{i=1}^{n} w_i(y_i - \eta) \geqslant c \tag{10-12}$$

其中,w_i 为权重(为正),选择 c 的条件为:$pr\{T(\eta) < c\} \leqslant \alpha$。

$$T(\eta) = \sum_{i=1}^{n} w_i(B_i - \eta) \tag{10-13}$$

$T(\eta)$ 为 $t(\eta)$ 的零值对应部分,$\{B_i, i=1,2,\cdots,n\}$ 为成功概率为 η 的 n 个独立的伯努利随机变量。将 Δ 的所有可能取值都重复上述步骤,获得最终的区间 $CI(a,\infty)$。此处,权重 w_i 可取第 i 个研究的样本容量。

上述区间的构造是精准的,但是非常耗时。可以利用各个不同区间的间隔来对前述区间进行改进。对于 $J=1,2,\cdots,K$,令 $J_{ij}=(a_{ij},\infty)$ 表示基于第 i 个研究的 η 水平的单侧区间估计 CI。不失一般性,假设 $0<\eta_1<\eta_2<\cdots<\eta_K, a_{i1}\geqslant a_{i2}\geqslant\cdots\geqslant a_{iK}$。对于任意给定的 Δ,可以认为 Δ 包含在最后的组合区间 (a,∞) 中,如果满足以下条件:

$$\sum_{j=1}^{K} \widetilde{w}_j t(\eta_j) \geqslant d \tag{10-14}$$

其中,$\widetilde{w}_j$ 为 η_j 水平的区间对应的正权重,$t(\eta_j) = \sum_{i=1}^{n} w_i(y_{ij}-\eta_j)$,则选择 d 的条件为:

$$pr\{\widetilde{w}_j T(\eta_j) < d\} \leqslant \alpha \tag{10-15}$$

其中:

$$T(\eta_j) = \sum_{i=1}^{n} w_i(B_{ij}-\eta_j) \tag{10-16}$$

$\{(B_{i1},B_{i2},\cdots,B_{iK})', i=1,2,\cdots,n\}$ 为 n 维独立随机向量,其元素均为伯努利相关变量,满足 $B_{i1}\leqslant B_{i2}\leqslant\cdots\leqslant B_{iK}$ 且 $pr(B_{ij}=1)=\eta_j$。将 Δ 的所有可能取值都重复上述步骤,获得最终的区间 $CI(a,\infty)$。$\widetilde{w}_j$ 可取 $\{\eta_j(1-\eta_j)\}^{-1}$。

同样,也可以采取上述方法得到置信度为 $1-\alpha$ 的另一侧的区间估计 $CI(-\infty,b)$。因此,(a,b) 即为置信度为 $1-2\alpha$ 的风险差异 Δ 的双侧区间估计。

二、各种置信区间比较的模拟和应用研究

为比较上述 5 种不同的风险差异的置信区间的估计方法,可以对其进行模拟研究,以比较 5 个区间的覆盖率和平均长度,5 个不同区间分别表述为 F 区间、R 区间、IS-F 区间、IS-R 区间和 Tian 区间,名义置信水平设置为 95%。假设样本容量 n_{ij} 与某精神分裂症临床试验的样本容量相同(之所以选择该样本容量,是因为本章的 meta 分析的应用研究采用的是该临床试验),响应数量 X_{ij1} 遵循二项分布 (n_{ij},p_{ij})。为每种配置模拟 $D=1000$ 个数据:$Y_1,Y_2,\cdots,Y_D$。对于提出的 IS 区间,使用每个模拟数据从估计分布中生成 $B=2000$ 个重要性样本。

覆盖率定义为包含在置信区间中的预先指定的风险差异的比例,即:

$$CP = \frac{1}{D}I(\Delta \in CI(Y_d))\qquad(10\text{-}17)$$

模拟区间更接近名义水平的置信区间是合理的。平均长度定义为所有长度的平均值:

$$AL = \sum_{d=1}^{D}\frac{CI_{upper}(Y_d) - CI_{lower}(Y_d)}{D}\qquad(10\text{-}18)$$

其中,$CI_{lower}(Y_d)$ 和 $CI_{upper}(Y_d)$ 分别表示区间的下限和上限。

当两个区间在覆盖率方面具有可比性时,平均长度较短的区间要优于另一个区间。

(一)研究效果的同质性

首先将 5 种方法的覆盖率与固定概率 p_1 和 p_0 进行比较。为简单起见,假设对照组中有一个共同的比率:$p_{i0} = p$,p 的取值范围为 0.01% 到 10%,处理概率 p_{i1} $= p + \Delta$。对于 (p, Δ) 的每个配置,分别计算这些方法的覆盖率,当 $\Delta = 0.005$ 和 $\Delta = 0.05$ 时,计算结果如图 10-1 所示。可以看出,除了 p 值非常低的情况以外,F 方法在 $\Delta = 0.005$ 时的覆盖率更接近名义水平。当 p 值较小时,随着 Δ 逐渐增加到 0.05,F 区间、IS-R 区间、IS-F 区间具有相似的覆盖率。而当 p 值较大时,IS-F 区间和 IS-R 区间的范围较为保守。在这个 $\Delta = 0.05$ 的图中,Tian 区间和 R 区间的覆盖率低于名义水平。总体来说,当研究是同质性(homogeneity)的且具有相同的比率时,F 区间在覆盖率方面呈现出良好的性质。

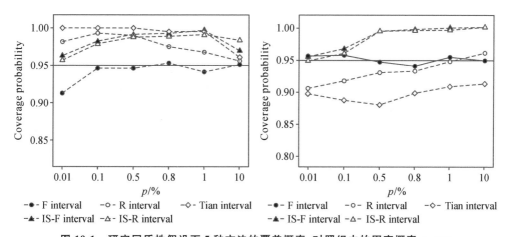

图 10-1 研究同质性假设下 5 种方法的覆盖概率,对照组中的固定概率 $p_{i0} = p$

考虑到相关参数的数量问题,很难比较每种配置下 5 种方法的性能优劣。当存在 18 项研究和 5 个需要考察的概率时,可能的配置数量就有 5^{36} 种,这个数值比 10^{25} 还要大。出于这个原因,考虑 Tian 等人提出的通过模拟来自均匀分布 $U(0,b)$ 的控制组(p_0)的概率来比较这些方法的性能,其中 $b=0.0001$、0.001、0.01 和 0.1。考虑以下 5 个 Δ 值:0.001、0.005、0.01、0.05 和 0.1。在研究同质性的假设下,处理组的概率 p_1 可通过计算 $p_{i1}=p_{i0}+\Delta$ 后得到。

表 10-2 显示了 $p_0 \sim U(0,0.01\%)$ 时 5 个区间的覆盖率和平均长度的比较。F 区间的覆盖率范围是从 89% 到 98%;当 Δ 较小时 R 区间较为保守,Δ 较大时的覆盖率低于 95%;Tian 区间在 $\Delta \leqslant 1\%$ 的情况下也是较为保守的,但在 $\Delta=10\%$ 时低至 76%;与现有的区间相比,IS-F 区间和 IS-R 区间的覆盖率始终接近名义水平。对于每种置信区间估计方法,平均长度始终是 Δ 的递增函数。在保证覆盖率的情况下,Tian 区间比其他区间更宽;与 R 区间和 IS-F 区间相比,IS-R 区间通常具有更短的平均长度。

表 10-2 $p_0 \sim U(0,0.01\%)$ 时 5 个区间的覆盖概率和平均长度比较

Δ		0.10%	0.50%	1.00%	5.00%	10.00%
F 区间	覆盖率	89.00%	93.20%	94.90%	94.90%	96.20%
	长度	0.21%	0.47%	0.66%	1.45%	2.00%
IS-F 区间	覆盖率	96.80%	97.00%	95.80%	94.60%	96.20%
	长度	0.36%	0.71%	0.83%	1.45%	2.00%
R 区间	覆盖率	100.00%	98.70%	87.70%	90.50%	93.50%
	长度	0.63%	0.72%	0.84%	1.58%	2.15%
IS-R 区间	覆盖率	98.40%	95.70%	94.40%	95.20%	96.00%
	长度	0.34%	0.67%	0.76%	1.46%	2.00%
Tian 区间	覆盖率	98.70%	99.70%	99.40%	90.30%	73.00%
	长度	1.02%	1.10%	1.24%	1.52%	1.63%

图 10-2 中显示的是当 $p_0 \sim U(0,0.1\%)$,也即控制组的事件发生率更高时,F 区间在覆盖率和平均长度方面的表现通常要优于其他区间方法。当 Δ 较大时,例如 Δ 为 10%,这些区间的覆盖率都略低于 95%;当 p_0 较小且 Δ 相对较大时,IS-R 或 IS-F 区间比 F 区间具有更好的覆盖率,并且精确区间和 F 区间的长度差异较小;当 $\Delta=10\%$ 时,Tian 区间的覆盖率低于 80%。当事件发生率提高到 $p_0 \sim U(0,1\%)$ 时,F 区间要优于其他区间。

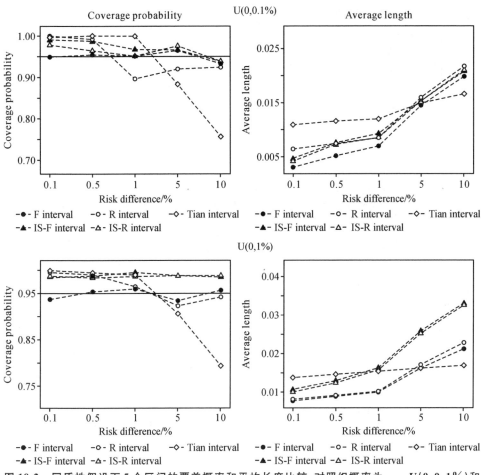

图 10-2　同质性假设下 5 个区间的覆盖概率和平均长度比较,对照组概率为 $p_0 \sim U(0,0.1\%)$ 和 $p_0 \sim U(0,1\%)$

(二)研究效果的异质性

在异质性(Heterogeneity)研究的假设下,治疗组的概率为 $p_{i1} = p_{i0} + \mu_i$,其中 μ_i 表示随机研究的效果,其服从均值为 Δ、标准差为 $\Delta/2$ 的正态分布。图 10-3 显示的是当 $p_0 \sim U(0,0.01\%)$、$p_0 \sim U(0,0.1\%)$、$p_0 \sim U(0,1\%)$ 时 5 个区间的覆盖率和平均长度的比较。处理组中概率的标准差随着 Δ 的增加而增加,当 Δ 较小时,F 区间、IS-R 区间和 IS-F 区间的覆盖率比 R 区间和 Tian 区间更加接近名义水平;当 $\Delta=10\%$ 时,F 区间和 IS-F 区间的覆盖率几乎下降到 50%。R 区间在 Δ 较大时通常具有良好的覆盖率,但是在小概率事件,例如 $p_0 \sim U(0,0.01\%)$ 或 $p_0 \sim U$

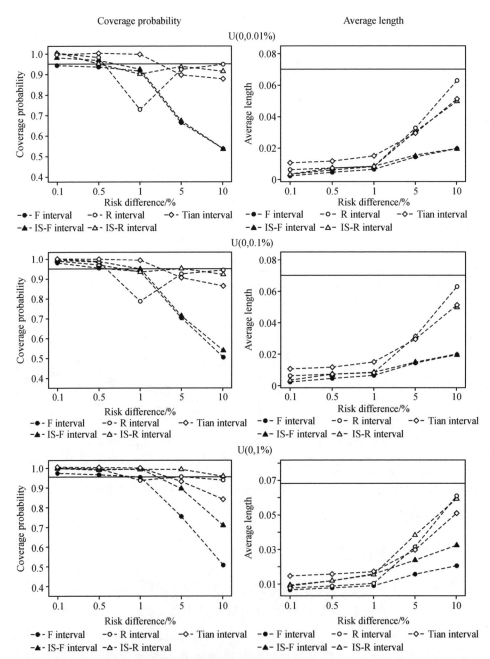

图 10-3 异质性假设下 5 个区间的覆盖概率和平均长度比较，$p_0 \sim U(0, 0.01\%)$、$p_0 \sim U(0, 0.1\%)$ 和 $p_0 \sim U(0, 1\%)$

$(0, 0.1\%)$ 的 Meta 分析中，R 区间的覆盖率非常低。与小概率事件 Meta 分析中的其他区间相比，IS-R 区间在覆盖率和平均长度方面具有良好的一致性。图 10-3

还显示了事件发生率并不罕见。例如 $p_0 \sim U(0,1\%)$ 的结果，当 Δ 较大时，R 区间和 IS-R 区间相较于其他区间具有更好的覆盖率。当研究效应的方差较小（对于具有较小 Δ 的配置）时，F 区间在研究同质性假设时在相似配置的情况下表现更好。

(三)几种不同置信区间估计方法的应用

从上述模拟分析中发现，重要性抽样技术对于置信区间的构造具有一定的优势，尤其是在异质性假设下。在实际问题中，各种风险差异的置信区间的估计会有怎样的表现则需要实际的数据来验证。下面将使用来自 18 项精神分裂症临床试验的示例来说明所提出的置信区间估计的应用。这些区间具体为：F 区间、R 区间、IS-F 区间、IS-R 区间和 Tian 区间。

这 18 项精神分裂症临床试验报告比较了使用长效注射用抗精神病药(LAI-AP)或口服抗精神病药(OAP)治疗的患者的全因死亡率，其中口服抗精神病药(OAP)治疗的患者作为对照组，这 18 项试验的数据是由 Efthimiou 提供，具体如表 10-3 所示。在接受 LAI—AP 治疗的 3774 名患者中，观察到 7 次事件；在 OAP 组中，对照组患者共计 2145 名，其中观察到 6 次事件。LAI-AP 组和 OAP 组的全因死亡率的初始估计值分别为 0.185% 和 0.279%。

表 10-3　使用长效注射用抗精神病药(LAI-AP)或口服抗精神病药(OAP)治疗作为对照的患者的全因死亡率

研究	LAI-AP 组		OAP 组		样本容量	
	事件	非事件	事件	非事件	N_1	N_2
Kane 2012	1	268	0	134	269	134
Kane 2014	0	168	0	172	168	172
Meltzer 2015	0	415	1	206	415	207
Hirsch 1973	0	41	0	40	41	40
Jolley 1990	2	25	0	27	27	27
Odejide 1952	0	35	1	34	35	35
Rifkin 1977	0	23	1	21	23	22
Lauriello 2008	0	306	0	98	306	98
Berwaerts 2015	0	160	0	145	160	145
Fu 2015	2	162	0	170	164	170

研究	LAI-AP 组		OAP 组		样本容量	
	事件	非事件	事件	非事件	N_1	N_2
Gopal 2010	0	221	0	135	221	135
Hough 2010	0	206	0	204	206	204
Kramer 2010	0	163	0	84	163	84
Nasrallah 2010	1	390	1	126	391	127
Pandinda 2010	1	487	0	164	488	164
Takahasji 2013	0	160	1	163	160	164
Kane 2003	0	302	1	97	302	98
Nasser 2016	0	235	0	119	235	119

表 10-4 显示的是使用 3 种方法对 Δ 进行的点估计 $\hat{\Delta}$ 和其 95％ 置信区间。R 方法的点估计 $\hat{\Delta}$ 与 Tian 方法相似，但要大于 F 方法的点估计。可以看出，Tian 方法的区间要比其他区间宽得多，渐近 F 或 R 区间的长度比所提出的准确区间更短，并且文中所提出的区间的上限小于其他置信区间的上限，所有的区间都包括零。因此，不能拒绝 LAI-AP 治疗和 OAP 治疗在全因死亡率方面没有差异的原假设。

表 10-4　LAI-AP 组和 OAP 组之间风险差异的置信区间

单位：％

方法		固定效应	随机效应	Tian 方法
$\hat{\Delta}$		−0.064	−0.030	−0.028
渐近区间	下限	−0.346	−0.382	
	上限	0.218	0.322	
	长度	0.564	0.322	
IS 区间	下限	−0.506	−0.509	
	上限	0.165	0.250	
	长度	0.704	0.758	
Tian 区间	下限			−0.843
	上限			0.430
	长度			1.273

第四节　结果分析

从上一节的模拟和应用分析中,可以得到一个结论:可以使用重要性采样来构建小概率事件 Meta 分析中风险差异的置信区间。当事件发生率在研究同质性假设下并不少见时,使用的传统 F 区间在覆盖概率和区间长度方面具有令人满意的性能,但在研究异质性假设下,该区间可能具有非常低的覆盖概率。基于随机效应模型渐近限的 IS-R 区间优于异质性假设下的现有区间。渐近限(Asymptotic Bound)是根据渐近方法计算的,其性能基于检验统计量对极限分布的近似,这些排序为重要性采集的改进提供了有用信息。重要性采集区间使用现有的渐近限对样本空间进行排序,从而提升了覆盖率。

Tian 区间通常能够在两个组的比率都很小时保证覆盖概率,但当 Δ 很大时,该区间的覆盖概率可能远低于名义水平。理论上来讲,Tian 区间可以作为一个指定的统计量来对样本空间进行排序。然而,Tian 区间的计算中涉及模拟问题,这将明显增加重要性采集区间的计算强度和工作量。此外,基于 Tian 区间的样本空间的排序可能会随着所使用的模拟次数而变化。考虑到这些原因,不考虑将基于 Tian 区间排序的重要性采集区间纳入优先推荐范围。

在样本容量不太大且可以完整枚举的样本空间时,构建精确的单边置信区间的方法对于二元结果是理想的。然而,这在 Meta 分析中的可行性较差,因为在每个处理组的样本容量固定的条件下节约样本空间是极其困难的。在可以确定事件数量的上限且样本容量不太大的情况下,可以计算精确的置信区间。否则,应该开发一种有效的搜索算法对样本空间进行排序。

精确的置信区间对于统计推断更可取,然而它通常是计算密集型的。通过枚举所有可能的数据进行精确元分析仍然是一个很大的挑战,这要求有巨大的内存和计算能力。因此可以考虑采用重要性采集构造的置信区间来进行替代。

除了风险差异,比值比和风险比也用于衡量治疗效果。对于在一个或两个治疗组中出现零事件的研究,估计的风险差异为零。然而,估计的比率也可能是无穷大。为了避免这个问题,通常在数据中的每个单元格中添加一个任意的小数(例如 $\epsilon = 0.5, 1$)。检验统计量的性能受所选择的较小数值的影响。附加值 ϵ 还引出了一项研究的参与者人数应该是 n_{ij} 还是 $n_{ij}+2\epsilon$ 的问题,这个问题也将可能是研究重要性采集区间比率的未来工作方向。

第五节　Meta 分析的局限性及注意事项

尽管 Meta 分析作为合并研究资料的方法已经得到了广泛的应用,也可能会成为未来药物评价的标准方法。但是合并分析的统计方法并不能消除已经存在的混杂和偏倚,不能使不一致的结果变为一致,尤其是对非随机化试验性研究。

Meta 分析的主要局限性为:存在发表偏倚、权重偏倚、缺乏同质性、资料分析的主观性及结果的应用问题。尽管有所局限,但是作为一种定量综合以往资料的分析方法,为我们从整体上掌握事物的本质提供了一种有用的方法。

Meta 分析中需要注意以下问题:

(1)所有类型资料的 Meta 分析都采用相同的基本步骤。选用适当的统计模型,估计合并效应量并进行假设检验。如果研究间有足够的同质性,用固定效应模型及正确的统计学方法估计合并效应量,若存在异质性且来源已知,采用随机效应模型,计算合并效应量,若异质性过大,应该放弃 Meta 分析,只对结果做统计描述。

(2)对不同的设计类型、不同的观察对象、不同的观察指标研究,应当分别进行 Meta 分析。

(3)把设计性能差的研究包括在设计性能好的研究内,分析结果难以解释,目前大多数是对随机对照的研究进行分析。

(4)合并效应量是多个纳入研究效应量的加权平均值,反映的是群体特征的水平。在应用 Meta 分析的结果时需要注意干预对象的个体特征及其生物学变异、干预实施的场所、干预措施及其依从性、辅助治疗的使用情况等对应用结果的影响。

(5)尽量收集所有的研究报告,避免发生偏倚。

(6)Meta 分析的结论仅仅是对现有纳入研究进行综合分析得出的。随着同类研究的进一步深入,新的研究会不断出现,结果可能会发生改变。因此要求研究者必须不断收集新的研究资料,及时对结论加以更新。

参考文献

[1] 曹家琪,2002. 盲法:临床科研设计的一项原则[J]. 中国药物滥用防治杂志(2):47-48.

[2] 桂裕亮,陈尊,田国祥,2017. 临床研究设计方案要点之临床试验方案设计的几点思考[J]. 中国循证心血管医学杂志,9(6):641-643.

[3] 郭平毅,宋喜娥,杨锦忠,2017. 生物统计学(第三版)[M]. 北京:中国林业出版社.

[4] 黄翔,1995. 数学方法论选论[M]. 重庆:重庆大学出版社.

[5] 蒋志伟,2013. 试验中成组序贯设计的关键技术探讨[D]. 西安:第四军医大学.

[6] 李吉杰,侯利莎,朱萍,等,2017. 肿瘤新药Ⅱ期临床试验常用二阶段设计的样本含量估计及其 SAS 实现[J]. 四川大学学报(医学版),(4):600-604.

[7] 李强,2002. 循证医学:临床证据的产生、评价与利用[M]. 北京:科学出版社.

[8] 李卫,贺善菊,王杨,等,2007. 临床试验的适应性设计[J]. 中华流行病学杂志,28(6):605-607.

[9] 李雪峰,吴艳乔,2011. 临床试验中的随机化与盲法[J]. 西南军医,13(2):326-327.

[10] 李雪迎,2012. 临床试验研究常用的设计类型——交叉设计[J]. 中国介入心脏病学杂志,(2):117.

[11] 李雪迎,2012. 临床试验研究中的随机化方法[J]. 中国介入心脏病学杂志,20(3):136.

[12] 刘建平,2003. 临床试验随机化的概念与方法[J]. 中国中西医结合杂志,23(4):244-246.

[13] 刘玉秀,2015. 临床试验随机化要领[J]. 医学研究生学报,(2):113-117.

[14] 麦劲壮,李河,杨学宁,等,2007. 试验中的随机化问题[J]. 循证医学,7(4):242-244.

[15] 明道绪,2008. 生物统计附试验设计(第四版)[M]. 北京:中国农业出版社.

[16] 任建玲,钱轶峰,吴美京,等,2009. 临床试验研究中剂量探索的设计方法简介[J]. 中国卫生统计,26(4):434-436.

[17] 沈宁,胡良平,2017. 临床试验设计之概述[J]. 四川精神卫生,30(4):306-309.

[18] 苏炳华,2004. 临床试验的认识和实践[J]. 中国卫生统计,21(5):274-278.

[19] 颜虹,夏结来,于莉莉,2008. 临床试验中适应性设计研究进展[J]. 中华预防医学杂志,42(s1):16-25.

[20] 于莉莉,王素珍,薛富波,2008. 临床试验中自适应设计的理论与方法概述[J]. 中国卫生统计,25(4):440-442.

[21] 张伟,杨建军,万茹,等,2016. 试验设计的基本规范[J]. 临床麻醉学杂志,32(12):1236-1238.

[22] 张宏伟,刘建平,2007. 临床试验中的盲法[J]. 中医杂志,48(5):408-410.

[23] BANERJEE A,TSIATIS A A,2010. Adaptive two—stage designs in phase II clinical trials[J]. Statistics in Medicine,25(19):3382-3395.

[24] BARNARD G A,1945. A New Test for 2×2 Tables[J]. Nature,156:388.

[25] BASU D,1977. On the elimination of nuisance parameters[J]. Journal of the American Statistical Association,72(358):355-366.

[26] BAYRAM E, KAPLAN N, SHAN G, et al, 2019. The longitudinal associations between cognition,mood and striatal dopaminergic binding in Parkinson's disease[J]. Aging Neuropsychology and Cognition, 27 (11): 1-14.

[27] BERGER R L,SIDIK K,2003. Exact unconditional tests for a 2×2 matched—pairs design[J]. Statistical Methods in Medical Research,12(2):91-108.

[28] BERNICK C,ZETTERBERG H,SHAN G,et al,2018. Longitudinal performance of plasma neurofilament light and tau in professional fighters: the professional fighters brain health study[J]. J Neurotrauma,35(20):2351-2356.

[29] BERRY, DONALD A, 2011. Adaptive Clinical trials: the promise and the caution[J]. Journal of Clinical Oncology,29(6):606-609.

[30] BOSCHLOO R D,2010. Raised conditional level of significance for the 2×2—table when testing the equality of two probabilities[J]. Statistica Neerlandica,24(1):1-9.

[31] BROWN A,1985. Confidence limits for probability of response in multistage

phase Ⅱ clinical trials[J]. Biometrics,41(3):741-744.

[32] BRUSCO M J,STAHL S,STEINLEY D. 2008. An implicit enumeration method for an exact test of weighted kappa[J]. British Journal of Mathematical and Statistical Psychology,61: 439-452.

[33] BUEHLER R J,1957. Confidence intervals for the product of two binomial parameters[J]. Journal of the American Statistical Association,52(280): 482-493.

[34] CAI T,PARAST L,RYAN L,2010. Meta-analysis for rare events[J]. Statistics in Medicine,29(20):2078-2089.

[35] CHAN A W,TETZLAFF J M,GTZSCHE P C,et al,2013. SPIRIT 2013 explanation and elaboration: guidance for protocols of clinical trials[J]. BMJ (online),346:e7586.

[36] CHAWLA S P,STADDON A P,BAKER L H,et al,2012. Phase Ⅱ study of the mammalian target of rapamycin inhibitor ridaforolimus in patients with advanced bone and soft tissue sarcomas[J]. Journal of Clinical Oncology, 30(1): 78-84.

[37] CHEN T T,1997. Optimal three—stage designs for phase Ⅱ cancer clinical trials[J]. Statistics in Medicine,16(23):2701-2711.

[38] CHRISTENSEN R,1996. Plane Answers to Complex Questions[M]. New York: Springer.

[39] CHOW S C,CHANG M,2008. Adaptive design methods in clinical trials — a review[J]. Orphanet Journal of Rare Diseases,3(1):1-13.

[40] CICCHETTI D V,FEINSTEIN A R,1990. High agreement but low kappa: II. Resolving the paradoxes[J]. Journal of Clinical Epidemiology,43(6): 551-558.

[41] CLOPPER C J,PEARSON E S,1934. The use of confidence or fiducial limits illustrated in the case of the binomial[J]. Biometrika,26(4):404.

[42] COHEN. J,1960. A coefficient of agreement for nominal scales[J]. Educational and Psychological Measurement,20(1):37-46.

[43] DERSIMONIAN R,LAIRD N,1986. Meta—analysis in clinical trials[J]. Control Clin Trials,7(3):177-88.

[44] DING M,2012. Clinical trial design: bayesian and frequentist adaptive methods by YING[J]. Biometrics,68(3):996-997.

[45] DUFFY D E,SANTNER T J,1987. Confidence intervals for a binomial parameter based on multistage tests[J]. Biometrics,43(1):81-93.

[46] EFTHIMIOU O,2018. Practical guide to the meta—analysis of rare events [J]. Evidence—Based Mental Health,21(2):76-76.

[47] EISENHAUER E A,THERASSE P,Bogaerts J,et al,2009. New response evaluation criteria in solid tumors: revised RECIST guideline (version 1. 1) [J]. European Journal of Cancer,7(2):5.

[48] ENGLERT S,KIESER M,2012. Improving the flexibility and efficiency of phase II designs for oncology trials[J]. Biometrics,68(3):886-892.

[49] ENGLERT S,KIESER M,2013. Optimal adaptive two—stage designs for phase II cancer clinical trials[J]. Biometrical Journal,55(6):955-968.

[50] FANG K,MA C,2001. Orthogonal and uniform experiment design[M]. Beijing:China Science Press.

[51] FEINSTEIN A R,CICCHETTI D V,1990. High agreement but low kappa: I. The problems of two paradoxes[J]. Journal of Clinical Epidemiology,43 (6):543-549.

[52] FISHER R A,1972. Statistical methods for research workers[J]. Journal of the American Statistical Association,67(337):248.

[53] FLEISS J L,COHEN J,2016. The equivalence of weighted kappa and the intraclass correlation coefficient as measures of reliability[J]. Educational and Psychological Measurement,33(3):613-619.

[54] FLEISS J L,LEVIN B,PAIK M C,2003. Statistical Methods for Rates and Proportions,Third Edition[M]. Chichester: John Wiley and Sons Inc.

[55] ILYAS B,ELENA K,2018. Meta—analysis of binary outcomes via generalized linear mixed models: a simulation study[J]. Bmc Medical Research Methodology, 18(1):70.

[56] JACOBS C,KUCHUK I,BOUGANIM N,et al,2016. A randomized,double—blind,phase II,exploratory trial evaluating the palliative benefit of either continuing pamidronate or switching to zoledronic acid in patients with high-

risk bone metastases from breast cancer[J]. Breast Cancer Res Treat,155(1):77-84.

[57] CHRISTOPHER J,1999. Group Sequential Methods: Applications to Clinical Trials[M]. New York: Chapman and Hall/CRC.

[58] JIANG T,CAO B,SHAN G,2020. Accurate confidence intervals for risk difference in meta-analysis with rare events[J]. BMC Medical Research Methodology,20(1):1-10.

[59] JIN H,WEI Z,2012. A new adaptive design based on Simon's two—stage optimal design for phase II clinical trials[J]. Contemporary Clinical Trials, 33(6):1255-1260.

[60] JOVIC G,WHITEHEAD J,2010. An exact method for analysis following a two—stage phase II cancer clinical trial[J]. Statistics in Medicine,29(30): 3118-3125.

[61] JUNG S H,KIM K M,2004. On the estimation of the binomial probability in multistage clinical trials[J]. Statistics in Medicine,23(6):881-896.

[62] JUNG S H,LEE T,KIM K M,et al,2004. Admissible two—stage designs for phase II cancer clinical trials[J]. Statistics in Medicine,23(4):561-569.

[63] KABAILA P,2001. Better Buehler confidence limits[J]. Statistics & Probability Letters,52(2):145-154.

[64] KABAILA P, 2005. Computation of exact confidence limits from discrete data[J]. Computational Statistics,20(3):401-414.

[65] KABAILA P,LLOYD C J,1997. Tight upper confidence limits from discrete data[J]. Aust J Stat, 39(2):193-204.

[66] KABAILA P,LLOYD C J,2000. Profile upper confidence limits from discrete data[J]. Australian and New Zealand Journal of Statistics,42(1):67-79.

[67] KABAILA P,LLOYD C J,2003. The efficiency of Buehler confidence limits [J]. Statistics and Probability Letters,65(1):21-28.

[68] KABAILA P,LLOYD C J,2015. Buehler confidence limits and nesting[J]. Australian and New Zealand Journal of Statistics,46(3):463-469.

[69] KANG L,TIAN L,2013. Estimation of the volume under the ROC surface with three ordinal diagnostic categories[J]. Computational Statistics and

Data Analysis,62:39-51.

[70] KANG L,XIONG C,CRANE P,et al,2013. Linear combinations of biomarkers to improve diagnostic accuracy with three ordinal diagnostic categories[J]. Statistics in Medicine,32(4):631-643.

[71] KATZ P O,GERSON L B,VELA M F,2013. Corrigendum: guidelines for the diagnosis and management of gastroesophageal reflux disease[J]. American Journal of Gastroenterology,108(3):308-328.

[72] HENRY B KOON,KORD HONDA,JEANNETTE Y LEE,2010. Phase II AIDS malignancy consortium (AMC) trial of imatinib in AIDS-associated Kaposi's sarcoma (KS)[J]. Infectious Agents and Cancer,5(1):A61.

[73] KOYAMA T,CHEN H,2008. Proper inference from Simon's two—stage designs[J]. Statistics in Medicine,27(16):3145-3154.

[74] KUSS O,2015. Statistical methods for meta—analyses including information from studies without any events—add nothing to nothing and succeed nevertheless [J]. Statistics in Medicine,34(7):1097-1116.

[75] KWAK M,JUNG S H,2013. Phase II clinical trials with time—to—event endpoints: optimal two—stage designs with one-sample log-rank test[J]. Statistics in Medicine,33(12):2004-2016.

[76] LANDIS J R,KOCH G G,1977. The measurement of observer agreement for categorical data[J]. Biometrics,33(1): 159-174.

[77] LIN Y,SHIH W J,2004. Adaptive two—stage designs for single—arm phase IIA cancer clinical trials[J]. Biometrics,60(2):482-490.

[78] LIU D,LIU R Y,XIE M G,2014. Exact meta—analysis approach for discrete data and its application to 2×2 tables with rare events[J]. Journal of the American Statistical Association,109(508):1450-1465.

[79] LITWIN S, ROSS E, BASICKES S, 2017. Two—sample binary phase 2 trials with low type I error and low sample size[J]. Statistics in Medicine, 36(21):3439.

[80] LLOYD C J,2008. Exact p—values for discrete models obtained by estimation and maximization[J]. Australian and New Zealand Journal of Statistics,50 (4):329-345.

[81] LLOYD C J,2008. A new exact and more powerful unconditional test of no treatment effect from binary matched pairs[J]. Biometrics,64(3):716-723.

[82] LLOYD C J,2013. Accurate confidence limits for stratified clinical trials [J]. Statistics in Medicine,32(20):3415-3423.

[83] LLOYD C J,2018. A new exact and more powerful unconditional test of no treatment effect from binary matched pairs[J]. Biometrics,64(3):716-723.

[84] LLOYD C J,LI D,2014. Computing highly accurate confidence limits from discrete data using importance sampling[J]. Statistics and Computing,24 (4):663-673.

[85] LLOYD C J,MOLDOVAN M V,2008. More powerful exact noninferiority and equivalence tests based on binary matched pairs[J]. Statistics in Medicine, 27(18):3540-3549.

[86] MEHTA C R,HILTON J F,1993. Exact power of conditional and unconditional tests: going beyond the 2×2 contingency table[J]. The American Statistician, 47(2):91-98.

[87] MEHTA C R,PATEL N R,GRAY R,1985. Computing an exact confidence interval for the common odds ratio in several 2×2 contingency tables[J]. Journal of the American Statistical Association,80(392):969-973.

[88] MEHTA C R,PATEL N R,SENCHAUDHURI P,1998. Exact power and sample—size computations for the Cochran Armitage trend test[J]. Biometrics, 54: 1615-1621.

[89] MANTEL N, HAENSZEL W,1959. Statistical aspects of the analysis of data from retrospective studies of disease[J]. J Natl Cancer Inst,22(4):719-748.

[90] MANDER A P,THOMPSON S G,2010. Two—stage designs optimal under the alternative hypothesis for phase II cancer clinical trials[J]. Contemporary Clinical Trials,31(6):572-578.

[91] MHASKAE R, DJULBEGOVIC B, MAGAZIN A, et al,2012. Published methodological quality of randomized controlled trials does not reflect the actual quality assessed in protocols[J]. Journal of clinical epidemiology,65 (6):602-609.

[92] NOY A,SCADDEN D T,LEE J,et al,2005. Angiogenesis inhibitor IM862 is ineffective against AIDS—Kaposi's sarcoma in a phase III trial,but demonstrates sustained,potent effect of highly active antiretroviral therapy: from the AIDS Malignancy Consortium and IM862 Study Team[J]. Journal of Clinical Oncology Official Journal of the American Society of Clinical Oncology,23(5):990-998.

[93] RÖHMEL J,2010. Problems with existing procedures to calculate exact unconditional P—values for non-inferiority/superiority and confidence intervals for two binomials and how to resolve them[J]. Biometrical Journal,47(1): 37-47.

[94] RÖHMEL J,MANSMANN U,1999. Unconditional non—asymptotic one—sided tests for independent binomial proportions when the interest lies in showing non—inferiority and/or superiority [J]. Biometrical Journal, 41 (2):149-170.

[95] ROSNER G L,TSIATIS A A,1988. Exact confidence intervals following a group sequential trial a comparison of methods[J]. Biometrika,75(4): 723-730.

[96] RÜCKER G,SCHWARZER G,CA RPENTER J,et al,2009. Why add anything to nothing? The arcsine difference as a measure of treatment effect in meta—analysis with zero cells[J]. Statistics in Medicine,28(5):721-738.

[97] SCHWARZER G,CARPENTER J R,RÜCKER G,2015. Meta—Analysis with R[M]. New York: Springer.

[98] SHAN G,2013. More efficient unconditional tests for exchangeable binary data with equal cluster sizes[J]. Statistics and Probability Letters,83(2): 644-649.

[99] SHAN G,2013. A note on exact conditional and unconditional tests for Hardy—Weinberg equilibrium[J]. Human Heredity,76(1):10-17.

[100] SHAN G,2014. Exact approaches for testing non-inferiority or superiority of two incidence rates[J]. Stats and Probability Letters,85:129-134.

[101] SHAN G,2015. Exact Statistical Inference for Categorical Data[M]. San Diego: Academic Press.

[102] SHAN G,2015. Exact unconditional testing procedures for comparing two independent Poisson rates[J]. Journal of statistical computation and simulation,

85(4/6):947-955.

[103] SHAN G,2016. A better confidence interval for the sensitivity at a fixed level of specificity for diagnostic tests with continuous endpoints[J]. Statistical Methods in Medical Research,26(1):268-279.

[104] SHAN G,2016. Exact sample size determination for the ratio of two incidence rates under the Poisson distribution[J]. Computational Statistics,31(4):1-12.

[105] SHAN G,2017. Comments on "Two—sample binary phase 2 trials with low type I error and low sample size"[J]. Statistics in Medicine,36(21): 3437-3438.

[106] SHAN G,2018. Exact confidence limits for the probability of response in two-stage designs[J]. Statistics,52(5):1086-1095.

[107] SHAN G,2018. Exact confidence limits for the response rate in two—stage designs with over— or under-enrollment in the second stage[J]. Statistical Methods in Medical Research,27(4):1045-1055.

[108] SHAN G, BANKS S, MILLER J B, et al, 2018. Statistical advances in clinical trials and clinical research[J]. Alzheimer's and Dementia: Translational Research and Clinical Interventions,4(1):366-371.

[109] SHAN G,CHEN J J,2018. Optimal inference for Simon's two-stage design with over or under enrollment at the second stage[J]. Communications in Statistics-Simulation and Computation,47(3-5):1157-1167.

[110] SHAN G,DODGE—FRANCIS C,WILDING G E,2020. Exact unconditional tests for dichotomous data when comparing multiple treatments with a single control[J]. Aerapeutic In-novation and Regulatory Science,54: 411-417.

[111] SHAN G,GERSTENBERGER S,2017. Fisher's exact approach for post hoc analysis of a chi—squared test[J]. PLoS One,12(12):12.

[112] SHAN G,HUTSON A D,WILDING G E,2012. Two—stage k—sample designs for the ordered alternative problem[J]. Pharmaceutical Statistics, 11(4):287-294.

[113] SHAN G,KANG L,XIAO M,et al,2018. Accurate unconditional p—values for a two—arm study with binary endpoints[J]. Journal of Statistical Computation and Simulation,88(4-6):1200-1210.

[114] SHAN G, MA C, 2012. Unconditional tests for comparing two ordered multinomials[J]. Statistical Methods in Medical Research, 25(1): 241-254.

[115] SHAN G, MA C, 2014. Exact methods for testing the equality of proportions for binary clustered data from otolaryngologic studies[J]. Statistics in Biopharmaceutical Research, 6(1): 115-122.

[116] SHAN G, MA C, HUTSON A D, et al, 2012. An efficient and exact approach for detecting trends with binary endpoints[J]. Statistics in Medicine, 31(2): 155-164.

[117] SHAN G, MA C, HUTSON AD, et al, 2013. Randomized two—stage phase Ⅱ clinical trial designs based on Barnard's exact test[J]. Journal of Biopharmaceutical Statistics, 23(5): 1081-1090.

[118] SHAN G, MA C, HUTSON A D, et al, 2013. Some tests for detecting trends based on the modified Baumgartner—Wei—Schindler statistics[J]. Computational Statistics & Data Analysis, 57(1): 246-261.

[119] SHAN G, MOONIE S, SHEN J, 2014. Sample size calculation based on efficient unconditional tests for clinical trials with historical controls[J]. Journal of Biopharmaceutical Statistics, 26(2): 240-249.

[120] SHAN G, WANG W, 2013. ExactCIdiff: An R package for computing exact confidence intervals for the difference of two proportions[J]. The R Journal, 5(2): 62-70.

[121] SHAN G, WANG W, 2017. Exact one—sided confidence limits for Cohen's kappa as a measurement of agreement[J]. Statistical Methods in Medical Research, 26(2): 615-632.

[122] SHAN G, WILDING G E, 2014. Powerful exact unconditional tests for agreement between two raters with binary endpoints[J]. Plos One, 9(5): e97386.

[123] SHAN G, WILDING G E, HUTSON A D, et al, 2016. Optimal adaptive two—stage designs for early phase Ⅱ clinical trials[J]. Statistics in Medicine, 35(8): 1257-1266.

[124] SHAN G, ZHANG H, JIANG T, 2016. Minimax and admissible adaptive two—stage designs in phase Ⅱ clinical trials[J]. BMC Medical Research

Methodology,16(1):1-14.

[125] SHAN G,ZHANG H,JIANG T,et al,2016. Exact p values for Simon's two—stage designs in clinical trials[J]. Statistics in Biosciences,8(2):351-357.

[126] SHAN G,ZHANG H,JIANG T,2017. Efficient confidence limits for adaptive one—arm two—stage clinical trials with binary endpoints[J]. Bmc Medical Research Methodology,17(1):22.

[127] SHAN G,ZHANG H,JIANG T,2019. Adaptive two—stage optimal designs for phase Ⅱ clinical studies that allow early futility stopping[J]. Sequential analysis,38(2):199-213.

[128] SHOUKRI M M,MIAN I U,1996. Maximum likelihood estimation of the kappa coefficient from bivariate logistic regression[J]. Statistics in Medicine, 15(13):1409-1419.

[129] SIEFKER—RADTKE A O,DINNEY C P,SHEN Y,et al,2013. A phase 2 clinical trial of sequential neoadjuvant chemotherapy with ifosfamide,doxorubicin, and gemcitabine followed by cisplatin,gemcitabine,and ifosfamide in locally advanced urothelial cancer[J]. Journal of Urology,119(3):540-547.

[130] SIM J,WRIGHT C C,2005. The kappa statistic in reliability studies:use, interpretation,and sample size requirements [J]. Physical Therapy,85(3): 257-268.

[131] SIMON R,2000. Optimal two—stage designs for phase Ⅱ clinical trials[J]. Controlled Clinical Trials,10(1):1-10.

[132] SMEDMARK V,WALLIN M,ARVIDSSON I,2000. Inter-examiner reliability in assessing passive intervertebral motion of the cervical spine[J]. Manual Therapy,5(2):97-101.

[133] STORER B E,KIM C,1990. Exact properties of some exact test statistics for comparing two binomial proportions[J]. Publications of the American Statistical Association,85(409):146-155.

[134] SWEETING M J,SUTTON A J,LAMBERT P C,2004. What to add to nothing? Use and avoidance of continuity corrections in meta—analysis of sparse data[J]. Stat Med,23(9):1351-1375.

[135] THALL P F,ELLENBERG S S,1988. Two-stage selection and testing designs for comparative clinical trials[J]. Biometrika,75(2):303-310.

[136] THERASSE P,ARBUCK S G,EISENHAUER E A,et al,2000. New guidelines to evaluate the response to treatment in solid tumors[J]. Breast Cancer,12(3):16-27.

[137] TIAN L,2009. Exact and efficient inference procedure for meta-analysis and its application to the analysis of independent 2×2 tables with all available data but without artificial continuity correction[J]. Biostatistics, 10(2): 275-281.

[138] TRIPPA L,LEE E Q,WEN P Y,et al,2012. Bayesian adaptive randomized trial design for patients with recurrent glioblastoma[J]. Journal of Clinical Oncology,30(26):3258-3263.

[139] TSAI W Y,CHI Y,CHEN C M,2010. Interval estimation of binomial proportion in clinical trials with a two-stage design[J]. Statistics in Medicine, 27(1):15-35.

[140] TSOU H H,HSIAO C F,CHOW S C,et al,2008. A two-stage design for drug screening trials based on continuous endpoints[J]. Drug Information Journal,48(3):253-262.

[141] UMESH U N,PETERSON R A,SAUBER M H,1989. Interjudge agreement and the maximum value of kappa[J]. Educational & Psychological Measurement, 49(4):835-850.

[142] VANDERMEER B,BIALY L,HOOTON N,et al,2009. Meta—analyses of safety data: a comparison of exact versus asymptotic methods[J]. Statistical Methods in Medical Research,18(4):421-432.

[143] VIECHTBAUER W,2010. Conducting meta—analyses in R with the meta for package[J]. Journal of Statistical Software,36(3):1-48.

[144] WAN X,WANG W,LIU J,et al,2014. Estimating the sample mean and standard deviation from the sample size,median,range and/or interquartile range[J]. Bmc Medical Research Methodology,14(1): 135.

[145] WANG W,SHAN G,2015. Exact Confidence Intervals for the Relative Risk and the Odds Ratio[J]. Biometrics,71(4): 985-995.

[146] WANG W,2015. Exact optimal confidence intervals for hypergeometric parameters [J]. Journal of the American Statistical Association,110(512): 1491-1499.

[147] WILDING G E,SHAN G,HUTSON A D,2012. Exact two—stage designs for phase Ⅱ activity trials with rank—based endpoints[J]. Contemporary Clinical Trials,33(2):332-341.

[148] YANG G,LIU D,WANG J,et al,2016. Meta-analysis framework for exact inferences with application to the analysis of rare events[J]. Biometrics,72 (4):1378-1386.

[149] ZHANG H,SHAN G,2019. Letter to the editor: A novel confidence interval for a single proportion in the presence of clustered binary outcome data[J]. Statistical Methods in Medical Research,29(2):636-637.

[150] ZHAO J, YU M, FENG X P, 2015. Statistical inference for extended or shortened phase Ⅱ studies based on Simon's two-stage designs[J]. BMC Medical Research Methodology,15:48.

[151] ZHENG L,ROSENKRANZ S L,TAIWO B,et al,2013. The design of single—arm clinical trials of combination antiretroviral regimens for treatment—naive HIV—infected patients[J]. Aids Research and Human Retroviruses,29(4): 652-657.

附　录

附件一　药物临床试验质量管理规范

第一章　总　则

第一条　为保证药物临床试验过程规范,数据和结果的科学、真实、可靠,保护受试者的权益和安全,根据《中华人民共和国药品管理法》《中华人民共和国疫苗管理法》《中华人民共和国药品管理法实施条例》,制定本规范。本规范适用于为申请药品注册而进行的药物临床试验。药物临床试验的相关活动应当遵守本规范。

第二条　药物临床试验质量管理规范是药物临床试验全过程的质量标准,包括方案设计、组织实施、监查、稽查、记录、分析、总结和报告。

第三条　药物临床试验应当符合《世界医学大会赫尔辛基宣言》原则及相关伦理要求,受试者的权益和安全是考虑的首要因素,优先于对科学和社会的获益。伦理审查与知情同意是保障受试者权益的重要措施。

第四条　药物临床试验应当有充分的科学依据。临床试验应当权衡受试者和社会的预期风险和获益,只有当预期的获益大于风险时,方可实施或者继续临床试验。

第五条　试验方案应当清晰、详细、可操作。试验方案在获得伦理委员会同意后方可执行。

第六条　研究者在临床试验过程中应当遵守试验方案,凡涉及医学判断或临床决策应当由临床医生做出。参加临床试验实施的研究者,应当具有能够承担临床试验工作相应的教育经历、培训经历和经验。

第七条　所有临床试验的纸质或电子资料应当被妥善地记录、处理和保存,能够准确地报告、解释和确认。应当保护受试者的隐私和确保其相关信息的保密性。

第八条　试验药物的制备应当符合临床试验用药品生产质量管理相关要求。试验药物的使用应当符合试验方案。

第九条　临床试验的质量管理体系应当覆盖临床试验的全过程,重点是受试者保护、试验结果可靠,以及遵守相关法律法规。

第十条　临床试验的实施应当遵守利益冲突回避原则。

第二章　术语及其定义

第十一条　本规范中相关用语的含义是:

(一)临床试验,指以人体(患者或健康受试者)为对象的试验,意在发现或验证某种试验药物的临床医学、药理学及其他药效学作用、不良反应,或者试验药物的吸收、分布、代谢和排泄,以确定药物的疗效与安全性的系统性试验。

(二)临床试验的依从性,指临床试验参与各方遵守与临床试验有关要求、本规范和相关法律法规。

(三)非临床研究,指不在人体上进行的生物医学研究。

(四)独立的数据监查委员会(数据和安全监查委员会,监查委员会,数据监查委员会),指由申办者设立的独立的数据监查委员会,定期对临床试验的进展、安全性数据和重要的有效性终点进行评估,并向申办者建议是否继续、调整或者停止试验。

(五)伦理委员会,指由医学、药学及其他背景人员组成的委员会,其职责是通过独立地审查、同意、跟踪审查试验方案及相关文件、获得和记录受试者知情同意所用的方法和材料等,确保受试者的权益、安全受到保护。

(六)研究者,指实施临床试验并对临床试验质量及受试者权益和安全负责的试验现场的负责人。

(七)申办者,指负责临床试验的发起、管理和提供临床试验经费的个人、组织或者机构。

(八)合同研究组织,指通过签订合同授权,执行申办者或者研究者在临床试验中的某些职责和任务的单位。

(九)受试者,指参加一项临床试验,并作为试验用药品的接受者,包括患者、健康受试者。

(十)弱势受试者,指维护自身意愿和权利的能力不足或者丧失的受试者,其自愿参加临床试验的意愿,有可能被试验的预期获益或者拒绝参加可能被报复而受到不正当影响。包括:研究者的学生和下级、申办者的员工、军人、犯人、无药可救疾病的患者、处于危急状况的患者、入住福利院的人、流浪者、未成年人和无能力知情同意的人等。

(十一)知情同意,指受试者被告知可影响其做出参加临床试验决定的各方面情况后,确认同意自愿参加临床试验的过程。该过程应当以书面的、签署姓名和日期的知情同意书作为文件证明。

(十二)公正见证人,指与临床试验无关,不受临床试验相关人员不公正影响的个人,在受试者或者其监护人无阅读能力时,作为公正的见证人,阅读知情同意书和其他书面资料,并见证知情同意。

(十三)监查,指监督临床试验的进展,并保证临床试验按照试验方案、标准操作规程和相关法律法规要求实施、记录和报告的行动。

(十四)监查计划,指描述监查策略、方法、职责和要求的文件。

(十五)监查报告,指监查员根据申办者的标准操作规程规定,在每次进行现场访视或者其他临床试验相关的沟通后,向申办者提交的书面报告。

(十六)稽查,指对临床试验相关活动和文件进行系统的、独立的检查,以评估确定临床试验相关活动的实施、试验数据的记录、分析和报告是否符合试验方案、标准操作规程和相关法律法规的要求。

(十七)稽查报告,指由申办者委派的稽查员撰写的,关于稽查结果的书面评估报告。

(十八)检查,指药品监督管理部门对临床试验的有关文件、设施、记录和其他方面进行审核检查的行为,检查可以在试验现场、申办者或者合同研究组织所在地,以及药品监督管理部门认为必要的其他场所进行。

(十九)直接查阅,指对评估药物临床试验重要的记录和报告直接进行检查、分析、核实或者复制等。直接查阅的任何一方应当按照相关法律法规,采取合理的措施保护受试者隐私及避免泄露申办者的权属信息和其他需要保密的信息。

(二十)试验方案,指说明临床试验目的、设计、方法学、统计学考虑和组织实施的文件。试验方案通常还应当包括临床试验的背景和理论基础,该内容也可以在其他参考文件中给出。试验方案包括方案及其修订版。

(二十一)研究者手册,指与开展临床试验相关的试验用药品的临床和非临床研究资料汇编。

(二十二)病例报告表,指按照试验方案要求设计,向申办者报告的记录受试者相关信息的纸质或者电子文件。

(二十三)标准操作规程,指为保证某项特定操作的一致性而制定的详细的书面要求。

（二十四）试验用药品，指用于临床试验的试验药物、对照药品。

（二十五）对照药品，指临床试验中用于与试验药物参比对照的其他研究药物、已上市药品或者安慰剂。

（二十六）不良事件，指受试者接受试验用药品后出现的所有不良医学事件，可以表现为症状体征、疾病或者实验室检查异常，但不一定与试验用药品有因果关系。

（二十七）严重不良事件，指受试者接受试验用药品后出现死亡、危及生命、永久或者严重的残疾或者功能丧失、受试者需要住院治疗或者延长住院时间，以及先天性异常或者出生缺陷等不良医学事件。

（二十八）药物不良反应，指临床试验中发生的任何与试验用药品可能有关的对人体有害或者非期望的反应。试验用药品与不良事件之间的因果关系至少有一个合理的可能性，即不能排除相关性。

（二十九）可疑且非预期严重不良反应，指临床表现的性质和严重程度超出了试验药物研究者手册、已上市药品的说明书或者产品特性摘要等已有资料信息的可疑并且非预期的严重不良反应。

（三十）受试者鉴认代码，指临床试验中分配给受试者以辨识其身份的唯一代码。研究者在报告受试者出现的不良事件和其他与试验有关的数据时，用该代码代替受试者姓名以保护其隐私。

（三十一）源文件，指临床试验中产生的原始记录、文件和数据，如医院病历、医学图像、实验室记录、备忘录、受试者日记或者评估表、发药记录、仪器自动记录的数据、缩微胶片、照相底片、磁介质、X 光片、受试者文件，药房、实验室和医技部门保存的临床试验相关的文件和记录，包括核证副本等。源文件包括了源数据，可以以纸质或者电子等形式的载体存在。

（三十二）源数据，指临床试验中的原始记录或者核证副本上记载的所有信息，包括临床发现、观测结果以及用于重建和评价临床试验所需要的其他相关活动记录。

（三十三）必备文件，指能够单独或者汇集后用于评价临床试验的实施过程和试验数据质量的文件。

（三十四）核证副本，指经过审核验证，确认与原件的内容和结构等均相同的复制件，该复制件是经审核人签署姓名和日期，或者是由已验证过的系统直接生成，可以以纸质或者电子等形式的载体存在。

（三十五）质量保证,指在临床试验中建立的有计划的系统性措施,以保证临床试验的实施和数据的生成、记录和报告均遵守试验方案和相关法律法规。

（三十六）质量控制,指在临床试验质量保证系统中,为确证临床试验所有相关活动是否符合质量要求而实施的技术和活动。

（三十七）试验现场,指实施临床试验相关活动的场所。

（三十八）设盲,指临床试验中使一方或者多方不知道受试者治疗分配的程序。单盲一般指受试者不知道,双盲一般指受试者、研究者、监查员以及数据分析人员均不知道治疗分配。

（三十九）计算机化系统验证,指为建立和记录计算机化系统从设计到停止使用,或者转换至其他系统的全生命周期均能够符合特定要求的过程。验证方案应当基于考虑系统的预计用途、系统对受试者保护和临床试验结果可靠性的潜在影响等因素的风险评估而制定。

（四十）稽查轨迹,指能够追溯还原事件发生过程的记录。

第三章 伦理委员会

第十二条 伦理委员会的职责是保护受试者的权益和安全,应当特别关注弱势受试者。

（一）伦理委员会应当审查的文件包括:试验方案和试验方案修订版;知情同意书及其更新件;招募受试者的方式和信息;提供给受试者的其他书面资料;研究者手册;现有的安全性资料;包含受试者补偿信息的文件;研究者资格的证明文件;伦理委员会履行其职责所需要的其他文件。

（二）伦理委员会应当对临床试验的科学性和伦理性进行审查。

（三）伦理委员会应当对研究者的资格进行审查。

（四）为了更好地判断在临床试验中能否确保受试者的权益和安全以及基本医疗,伦理委员会可以要求提供知情同意书内容以外的资料和信息。

（五）实施非治疗性临床试验(即对受试者没有预期的直接临床获益的试验)时,若受试者的知情同意是由其监护人替代实施,伦理委员会应当特别关注试验方案中是否充分考虑了相应的伦理学问题以及法律法规。

（六）若试验方案中明确说明紧急情况下受试者或者其监护人无法在试验前签署知情同意书,伦理委员会应当审查试验方案中是否充分考虑了相应的伦理学问题以及法律法规。

（七）伦理委员会应当审查是否存在受试者被强迫、利诱等不正当的影响而参加临床试验。伦理委员会应当审查知情同意书中不能采用使受试者或者其监护人放弃其合法权益的内容，也不能含有为研究者和临床试验机构、申办者及其代理机构免除其应当负责任的内容。

（八）伦理委员会应当确保知情同意书、提供给受试者的其他书面资料说明了给受试者补偿的信息，包括补偿方式、数额和计划。

（九）伦理委员会应当在合理的时限内完成临床试验相关资料的审查或者备案流程，并给出明确的书面审查意见。审查意见应当包括审查的临床试验名称、文件（含版本号）和日期。

（十）伦理委员会的审查意见有：同意；必要的修改后同意；不同意；终止或者暂停已同意的研究。审查意见应当说明要求修改的内容，或者否定的理由。

（十一）伦理委员会应当关注并明确要求研究者及时报告：临床试验实施中为消除对受试者紧急危害的试验方案的偏离或者修改；增加受试者风险或者显著影响临床试验实施的改变；所有可疑且非预期严重不良反应；可能对受试者的安全或者临床试验的实施产生不利影响的新信息。

（十二）伦理委员会有权暂停、终止未按照相关要求实施，或者受试者出现非预期严重损害的临床试验。

（十三）伦理委员会应当对正在实施的临床试验定期跟踪审查，审查的频率应当根据受试者的风险程度而定，但至少一年审查一次。

（十四）伦理委员会应当受理并妥善处理受试者的相关诉求。

第十三条　伦理委员会的组成和运行应当符合以下要求：

（一）伦理委员会的委员组成、备案管理应当符合卫生健康主管部门的要求。

（二）伦理委员会的委员均应当接受伦理审查的培训，能够审查临床试验相关的伦理学和科学等方面的问题。

（三）伦理委员会应当按照其制度和标准操作规程履行工作职责，审查应当有书面记录，并注明会议时间及讨论内容。

（四）伦理委员会会议审查意见的投票委员应当参与会议的审查和讨论，包括各类别委员，具有不同性别组成，并满足其规定的人数。会议审查意见应当形成书面文件。

（五）投票或者提出审查意见的委员应当独立于被审查临床试验项目。

（六）伦理委员会应当有其委员的详细信息，并保证其委员具备伦理审查的资格。

（七）伦理委员会应当要求研究者提供伦理审查所需的各类资料，并回答伦理委员会提出的问题。

（八）伦理委员会可以根据需要邀请委员以外的相关专家参与审查，但不能参与投票。

第十四条　伦理委员会应当建立以下书面文件并执行：

（一）伦理委员会的组成、组建和备案的规定。

（二）伦理委员会会议日程安排、会议通知和会议审查的程序。

（三）伦理委员会初始审查和跟踪审查的程序。

（四）对伦理委员会同意的试验方案的较小修正，采用快速审查并同意的程序。

（五）向研究者及时通知审查意见的程序。

（六）对伦理审查意见有不同意见的复审程序。

第十五条　伦理委员会应当保留伦理审查的全部记录，包括伦理审查的书面记录、委员信息、递交的文件、会议记录和相关往来记录等。所有记录应当至少保存至临床试验结束后 5 年。研究者、申办者或者药品监督管理部门可以要求伦理委员会提供其标准操作规程和伦理审查委员名单。

第四章　研究者

第十六条　研究者和临床试验机构应当具备的资格和要求包括：

（一）具有在临床试验机构的执业资格；具备临床试验所需的专业知识、培训经历和能力；能够根据申办者、伦理委员会和药品监督管理部门的要求提供最新的工作履历和相关资格文件。

（二）熟悉申办者提供的试验方案、研究者手册、试验药物相关资料信息。

（三）熟悉并遵守本规范和临床试验相关的法律法规。

（四）保存一份由研究者签署的职责分工授权表。

（五）研究者和临床试验机构应当接受申办者组织的监查和稽查，以及药品监督管理部门的检查。

（六）研究者和临床试验机构授权个人或者单位承担临床试验相关的职责和功能，应当确保其具备相应资质，应当建立完整的程序以确保其执行临床试验相关职责和功能，产生可靠的数据。研究者和临床试验机构授权临床试验机构以外的单位承担试验相关的职责和功能应当获得申办者同意。

第十七条 研究者和临床试验机构应当具有完成临床试验所需的必要条件：

（一）研究者在临床试验约定的期限内有按照试验方案入组足够数量受试者的能力。

（二）研究者在临床试验约定的期限内有足够的时间实施和完成临床试验。

（三）研究者在临床试验期间有权支配参与临床试验的人员，具有使用临床试验所需医疗设施的权限，正确、安全地实施临床试验。

（四）研究者在临床试验期间确保所有参加临床试验的人员充分了解试验方案及试验用药品，明确各自在试验中的分工和职责，确保临床试验数据的真实、完整和准确。

（五）研究者监管所有参加临床试验的人员执行试验方案，并采取措施实施临床试验的质量管理。

（六）临床试验机构应当设立相应的内部管理部门，承担临床试验的管理工作。

第十八条 研究者应当给予受试者适合的医疗处理：

（一）研究者为临床医生或者授权临床医生需要承担所有与临床试验有关的医学决策责任。

（二）在临床试验和随访期间，对于受试者出现与试验相关的不良事件，包括有临床意义的实验室异常时，研究者和临床试验机构应当保证受试者得到妥善的医疗处理，并将相关情况如实告知受试者。研究者意识到受试者存在合并疾病需要治疗时，应当告知受试者，并关注可能干扰临床试验结果或者受试者安全地合并用药。

（三）在受试者同意的情况下，研究者可以将受试者参加试验的情况告知相关的临床医生。

（四）受试者可以无理由退出临床试验。研究者在尊重受试者个人权利的同时，应当尽量了解其退出理由。

第十九条 研究者与伦理委员会的沟通包括：

（一）临床试验实施前，研究者应当获得伦理委员会的书面同意；未获得伦理委员会书面同意前，不能筛选受试者。

（二）临床试验实施前和临床试验过程中，研究者应当向伦理委员会提供伦理审查需要的所有文件。

第二十条 研究者应当遵守试验方案。

（一）研究者应当按照伦理委员会同意的试验方案实施临床试验。

（二）未经申办者和伦理委员会的同意，研究者不得修改或者偏离试验方案，但不包括为了及时消除对受试者的紧急危害或者更换监查员、电话号码等仅涉及临床试验管理方面的改动。

（三）研究者或者其指定的研究人员应当对偏离试验方案予以记录和解释。

（四）为了消除对受试者的紧急危害，在未获得伦理委员会同意的情况下，研究者修改或者偏离试验方案，应当及时向伦理委员会、申办者报告，并说明理由，必要时报告药品监督管理部门。

（五）研究者应当采取措施，避免使用试验方案禁用的合并用药。

第二十一条　研究者和临床试验机构对申办者提供的试验用药品有管理责任。

（一）研究者和临床试验机构应当指派有资格的药师或者其他人员管理试验用药品。

（二）试验用药品在临床试验机构的接收、贮存、分发、回收、退还及未使用的处置等管理应当遵守相应的规定并保存记录。

试验用药品管理的记录应当包括日期、数量、批号/序列号、有效期、分配编码、签名等。研究者应当保存每位受试者使用试验用药品数量和剂量的记录。试验用药品的使用数量和剩余数量应当与申办者提供的数量一致。

（三）试验用药品的贮存应当符合相应的贮存条件。

（四）研究者应当确保试验用药品按照试验方案使用，应当向受试者说明试验用药品的正确使用方法。

（五）研究者应当对生物等效性试验的临床试验用药品进行随机抽取留样。临床试验机构至少保存留样至药品上市后 2 年。临床试验机构可将留存样品委托具备条件的独立的第三方保存，但不得返还申办者或者与其利益相关的第三方。

第二十二条　研究者应当遵守临床试验的随机化程序。

盲法试验应当按照试验方案的要求实施揭盲。若意外破盲或者因严重不良事件等情况紧急揭盲时，研究者应当向申办者书面说明原因。

第二十三条　研究者实施知情同意，应当遵守赫尔辛基宣言的伦理原则，并符合以下要求：

（一）研究者应当使用经伦理委员会同意的最新版的知情同意书和其他提供给受试者的信息。如有必要，临床试验过程中的受试者应当再次签署知情同意书。

（二）研究者获得可能影响受试者继续参加试验的新信息时，应当及时告知受试者或者其监护人，并作相应记录。

（三）研究者不得采用强迫、利诱等不正当的方式影响受试者参加或者继续临床试验。

（四）研究者或者指定研究人员应当充分告知受试者有关临床试验的所有相关事宜，包括书面信息和伦理委员会的同意意见。

（五）知情同意书等提供给受试者的口头和书面资料均应当采用通俗易懂的语言和表达方式，使受试者或者其监护人、见证人易于理解。

（六）签署知情同意书之前，研究者或者指定研究人员应当给予受试者或者其监护人充分的时间和机会了解临床试验的详细情况，并详尽回答受试者或者其监护人提出的与临床试验相关的问题。

（七）受试者或者其监护人，以及执行知情同意的研究者应当在知情同意书上分别签名并注明日期，如非受试者本人签署，应当注明关系。

（八）若受试者或者其监护人缺乏阅读能力，应当有一位公正的见证人见证整个知情同意过程。研究者应当向受试者或者其监护人、见证人详细说明知情同意书和其他文字资料的内容。如受试者或者其监护人口头同意参加试验，在有能力情况下应当尽量签署知情同意书，见证人还应当在知情同意书上签字并注明日期，以证明受试者或者其监护人就知情同意书和其他文字资料得到了研究者准确的解释，并理解了相关内容，同意参加临床试验。

（九）受试者或者其监护人应当得到已签署姓名和日期的知情同意书原件或者副本和其他提供给受试者的书面资料，包括更新版知情同意书原件或者副本，以及其他提供给受试者的书面资料的修订文本。

（十）受试者为无民事行为能力的，应当取得其监护人的书面知情同意；受试者为限制民事行为能力的人的，应当取得本人及其监护人的书面知情同意。当监护人代表受试者知情同意时，应当在受试者可理解的范围内告知受试者临床试验的相关信息，并尽量让受试者亲自签署知情同意书和注明日期。

（十一）紧急情况下，参加临床试验前不能获得受试者的知情同意时，其监护人可以代表受试者知情同意，若其监护人也不在场时，受试者的入选方式应当在试验方案以及其他文件中清楚表述，并获得伦理委员会的书面同意；同时应当尽快得到受试者或者其监护人可以继续参加临床试验的知情同意。

（十二）当受试者参加非治疗性临床试验，应当由受试者本人在知情同意书上签字同意和注明日期。

只有符合下列条件，非治疗临床试验可由监护人代表受试者知情同意：临床试验只能在无知情同意能力的受试者中实施;受试者的预期风险低;受试者健康的负面影响已减至最低,且法律法规不禁止该类临床试验的实施;该类受试者的人选已经得到伦理委员会审查同意。该类临床试验原则上只能在有试验药物适用的疾病或者状况的患者中实施。在临床试验中应当严密观察受试者,若受试者出现过度痛苦或者不适的表现,应当让其退出试验,还应当给以必要的处置以保证受试者的安全。

(十三)病史记录中应当记录受试者知情同意的具体时间和人员。

(十四)儿童作为受试者,应当征得其监护人的知情同意并签署知情同意书。当儿童有能力做出同意参加临床试验的决定时,还应当征得其本人同意,如果儿童受试者本人不同意参加临床试验或者中途决定退出临床试验时,即使监护人已经同意参加或者愿意继续参加,也应当以儿童受试者本人的决定为准,除非在严重或者危及生命疾病的治疗性临床试验中,研究者、其监护人认为儿童受试者若不参加研究其生命会受到危害,这时经其监护人的同意即可使患者继续参与研究。在临床试验过程中,儿童受试者达到了签署知情同意的条件,则需要由本人签署知情同意之后方可继续实施。

第二十四条　知情同意书和提供给受试者的其他资料应当包括:

(一)临床试验概况。

(二)试验目的。

(三)试验治疗和随机分配至各组的可能性。

(四)受试者需要遵守的试验步骤,包括创伤性医疗操作。

(五)受试者的义务。

(六)临床试验所涉及试验性的内容。

(七)试验可能致受试者的风险或者不便,尤其是存在影响胚胎、胎儿或者哺乳婴儿的风险时。

(八)试验预期的获益,以及不能获益的可能性。

(九)其他可选的药物和治疗方法,及其重要的潜在获益和风险。

(十)受试者发生与试验相关的损害时,可获得补偿以及治疗。

(十一)受试者参加临床试验可能获得的补偿。

(十二)受试者参加临床试验预期的花费。

(十三)受试者参加试验是自愿的,可以拒绝参加或者有权在试验任何阶段随时退出试验而不会遭到歧视或者报复,其医疗待遇与权益不会受到影响。

（十四）在不违反保密原则和相关法规的情况下，监查员、稽查员、伦理委员会和药品监督管理部门检查人员可以查阅受试者的原始医学记录，以核实临床试验的过程和数据。

（十五）受试者相关身份鉴别记录的保密事宜，不公开使用。如果发布临床试验结果，受试者的身份信息仍保密。

（十六）有新的可能影响受试者继续参加试验的信息时，将及时告知受试者或者其监护人。

（十七）当存在有关试验信息和受试者权益的问题，以及发生试验相关损害时，受试者可联系研究者和伦理委员会及其联系方式。

（十八）受试者可能被终止试验的情况以及理由。

（十九）受试者参加试验的预期持续时间。

（二十）参加该试验的预计受试者人数。

第二十五条　试验的记录和报告应当符合以下要求：

（一）研究者应当监督试验现场的数据采集、各研究人员履行其工作职责的情况。

（二）研究者应当确保所有临床试验数据是从临床试验的源文件和试验记录中获得的，是准确、完整、可读和及时的。源数据应当具有可归因性、易读性、同时性、原始性、准确性、完整性、一致性和持久性。源数据的修改应当留痕，不能掩盖初始数据，并记录修改的理由。以患者为受试者的临床试验，相关的医疗记录应当载入门诊或者住院病历系统。临床试验机构的信息化系统具备建立临床试验电子病历条件时，研究者应当首选使用，相应的计算机化系统应当具有完善的权限管理和稽查轨迹功能，可以追溯至记录的创建者或者修改者，保障所采集的源数据可以溯源。

（三）研究者应当按照申办者提供的指导说明填写和修改病例报告表，确保各类病例报告表及其他报告中的数据准确、完整、清晰和及时。病例报告表中数据应当与源文件一致，若存在不一致应当做出合理的解释。病例报告表中数据的修改，应当使初始记录清晰可辨，保留修改轨迹，必要时解释理由，修改者签名并注明日期。

申办者应当有书面程序确保其对病例报告表的改动是必要的、被记录的，并得到研究者的同意。研究者应当保留修改和更正的相关记录。

（四）研究者和临床试验机构应当按"临床试验必备文件"和药品监督管理部门

的相关要求,妥善保存试验文档。

(五)在临床试验的信息和受试者信息处理过程中应当注意避免信息的非法或者未授权的查阅、公开、散播、修改、损毁、丢失。临床试验数据的记录、处理和保存应当确保记录和受试者信息的保密性。

(六)申办者应当与研究者和临床试验机构就必备文件保存时间、费用和到期后的处理在合同中予以明确。

(七)根据监查员、稽查员、伦理委员会或者药品监督管理部门的要求,研究者和临床试验机构应当配合并提供所需的与试验有关的记录。

第二十六条　研究者的安全性报告应当符合以下要求:

除试验方案或者其他文件(如研究者手册)中规定不需立即报告的严重不良事件外,研究者应当立即向申办者书面报告所有严重不良事件,随后应当及时提供详尽、书面的随访报告。严重不良事件报告和随访报告应当注明受试者在临床试验中的鉴认代码,而不是受试者的真实姓名、公民身份号码和住址等身份信息。试验方案中规定的、对安全性评价重要的不良事件和实验室异常值,应当按照试验方案的要求和时限向申办者报告。

涉及死亡事件的报告,研究者应当向申办者和伦理委员会提供其他所需要的资料,如尸检报告和最终医学报告。

研究者收到申办者提供的临床试验的相关安全性信息后应当及时签收阅读,并考虑是否对受试者的治疗进行相应调整,必要时尽早与受试者沟通,并应当向伦理委员会报告由申办方提供的可疑且非预期严重不良反应。

第二十七条　提前终止或者暂停临床试验时,研究者应当及时通知受试者,并给予受试者适当的治疗和随访。此外:

(一)研究者未与申办者商议而终止或者暂停临床试验,研究者应当立即向临床试验机构、申办者和伦理委员会报告,并提供详细的书面说明。

(二)申办者终止或者暂停临床试验,研究者应当立即向临床试验机构、伦理委员会报告,并提供详细书面说明。

(三)伦理委员会终止或者暂停已经同意的临床试验,研究者应当立即向临床试验机构、申办者报告,并提供详细书面说明。

第二十八条　研究者应当提供试验进展报告。

(一)研究者应当向伦理委员会提交临床试验的年度报告,或者应当按照伦理委员会的要求提供进展报告。

（二）出现可能显著影响临床试验的实施或者增加受试者风险的情况，研究者应当尽快向申办者、伦理委员会和临床试验机构书面报告。

（三）临床试验完成后，研究者应当向临床试验机构报告；研究者应当向伦理委员会提供临床试验结果的摘要，向申办者提供药品监督管理部门所需要的临床试验相关报告。

第五章　申办者

第二十九条　申办者应当把保护受试者的权益和安全以及临床试验结果的真实、可靠作为临床试验的基本考虑。

第三十条　申办者应当建立临床试验的质量管理体系。

申办者的临床试验的质量管理体系应当涵盖临床试验的全过程，包括临床试验的设计、实施、记录、评估、结果报告和文件归档。质量管理包括有效的试验方案设计、收集数据的方法及流程、对于临床试验中做出决策所必须的信息采集。

临床试验质量保证和质量控制的方法应当与临床试验内在的风险和所采集信息的重要性相符。申办者应当保证临床试验各个环节的可操作性，试验流程和数据采集避免过于复杂。试验方案、病例报告表及其他相关文件应当清晰、简洁和前后一致。

申办者应当履行管理职责。根据临床试验需要可建立临床试验的研究和管理团队，以指导、监督临床试验实施。研究和管理团队内部的工作应当及时沟通。在药品监督管理部门检查时，研究和管理团队均应当派员参加。

第三十一条　申办者基于风险进行质量管理。

（一）试验方案制定时应当明确保护受试者权益和安全以及保证临床试验结果可靠的关键环节和数据。

（二）应当识别影响到临床试验关键环节和数据的风险。该风险应当从两个层面考虑：系统层面，如设施设备、标准操作规程、计算机化系统、人员、供应商；临床试验层面，如试验药物、试验设计、数据收集和记录、知情同意过程。

（三）风险评估应当考虑在现有风险控制下发生差错的可能性；该差错对保护受试者权益和安全，以及数据可靠性的影响；该差错被监测到的程度。

（四）应当识别可减少或者可被接受的风险。减少风险的控制措施应当体现在试验方案的设计和实施、监查计划、各方职责明确的合同、标准操作规程的依从性，以及各类培训。

预先设定质量风险的容忍度时,应当考虑变量的医学和统计学特点及统计设计,以鉴别影响受试者安全和数据可靠的系统性问题。出现超出质量风险的容忍度的情况时,应当评估是否需要采取进一步的措施。

(五)临床试验期间,质量管理应当有记录,并及时与相关各方沟通,促使风险评估和质量持续改进。

(六)申办者应当结合临床试验期间的新知识和经验,定期评估风险控制措施,以确保现行的质量管理的有效性和适用性。

(七)申办者应当在临床试验报告中说明所采用的质量管理方法,并概述严重偏离质量风险的容忍度的事件和补救措施。

第三十二条　申办者的质量保证和质量控制应当符合以下要求:

(一)申办者负责制定、实施和及时更新有关临床试验质量保证和质量控制系统的标准操作规程,确保临床试验的实施、数据的产生、记录和报告均遵守试验方案、本规范和相关法律法规的要求。

(二)临床试验和实验室检测的全过程均需严格按照质量管理标准操作规程进行。数据处理的每个阶段均有质量控制,以保证所有数据是可靠的,数据处理过程是正确的。

(三)申办者应当与研究者和临床试验机构等所有参加临床试验的相关单位签订合同,明确各方职责。

(四)申办者与各相关单位签订的合同中应当注明申办者的监查和稽查、药品监督管理部门的检查可直接去到试验现场,查阅源数据、源文件和报告。

第三十三条　申办者委托合同研究组织应当符合以下要求:

(一)申办者可以将其临床试验的部分或者全部工作和任务委托给合同研究组织,但申办者仍然是临床试验数据质量和可靠性的最终责任人,应当监督合同研究组织承担的各项工作。合同研究组织应当实施质量保证和质量控制。

(二)申办者委托给合同研究组织的工作应当签订合同。合同中应当明确以下内容:委托的具体工作以及相应的标准操作规程;申办者有权确认被委托工作执行标准操作规程的情况;对被委托方的书面要求;被委托方需要提交给申办者的报告要求;与受试者的损害赔偿措施相关的事项;其他与委托工作有关的事项。合同研究组织如存在任务转包,应当获得申办者的书面批准。

(三)未明确委托给合同研究组织的工作和任务,其职责仍由申办者负责。

(四)本规范中对申办者的要求,适用于承担申办者相关工作和任务的合同研究组织。

第三十四条　申办者应当指定有能力的医学专家及时对临床试验的相关医学问题进行咨询。

第三十五条　申办者应当选用有资质的生物统计学家、临床药理学家和临床医生等参与试验,包括设计试验方案和病例报告表、制定统计分析计划、分析数据、撰写中期和最终的试验总结报告。

第三十六条　申办者在试验管理、数据处理与记录保存中应当符合以下要求:

(一)申办者应当选用有资质的人员监督临床试验的实施、数据处理、数据核对、统计分析和试验总结报告的撰写。

(二)申办者可以建立独立的数据监查委员会,以定期评价临床试验的进展情况,包括安全性数据和重要的有效性终点数据。独立的数据监查委员会可以建议申办者是否可以继续实施、修改或者停止正在实施的临床试验。独立的数据监查委员会应当有书面的工作流程,应当保存所有相关会议记录。

(三)申办者使用的电子数据管理系统,应当通过可靠的系统验证,符合预先设置的技术性能,以保证试验数据的完整、准确、可靠,并保证在整个试验过程中系统始终处于验证有效的状态。

(四)电子数据管理系统应当具有完整的使用标准操作规程,覆盖电子数据管理的设置、安装和使用;标准操作规程应当说明该系统的验证、功能测试、数据采集和处理、系统维护、系统安全性测试、变更控制、数据备份、恢复、系统的应急预案和软件报废;标准操作规程应当明确使用计算机化系统时,申办者、研究者和临床试验机构的职责。所有使用计算机化系统的人员应当经过培训。

(五)计算机化系统数据修改的方式应当预先规定,其修改过程应当完整记录,原数据(如保留电子数据稽查轨迹、数据轨迹和编辑轨迹)应当保留;电子数据的整合、内容和结构应当有明确规定,以确保电子数据的完整性;当计算机化系统出现变更时,如软件升级或者数据转移等,确保电子数据的完整性更为重要。

若数据处理过程中发生数据转换,确保转换后的数据与原数据一致,和该数据转化过程的可见性。

(六)保证电子数据管理系统的安全性,未经授权的人员不能访问;保存被授权修改数据人员的名单;电子数据应当及时备份;盲法设计的临床试验,应当始终保持盲法状态,包括数据录入和处理。

(七)申办者应当使用受试者鉴认代码,鉴别每一位受试者所有临床试验数据。

盲法试验揭盲以后,申办者应当及时把受试者的试验用药品情况书面告知研究者。

(八)申办者应当保存与申办者相关的临床试验数据,有些参加临床试验的相关单位获得的其他数据,也应当作为申办者的特定数据保留在临床试验必备文件内。

(九)申办者暂停或者提前终止实施中的临床试验,应当通知所有相关的研究者和临床试验机构和药品监督管理部门。

(十)试验数据所有权的转移,需符合相关法律法规的要求。

(十一)申办者应当书面告知研究者和临床试验机构对试验记录保存的要求;当试验相关记录不再需要时,申办者也应当书面告知研究者和临床试验机构。

第三十七条 申办者选择研究者应当符合以下要求:

(一)申办者负责选择研究者和临床试验机构。研究者均应当经过临床试验的培训、有临床试验的经验,有足够的医疗资源完成临床试验。多个临床试验机构参加的临床试验,如需选择组长单位,由申办者负责。

(二)涉及医学判断的样本检测实验室,应当符合相关规定并具备相应资质。临床试验中采集标本的管理、检测、运输和储存应当保证质量。禁止实施与伦理委员会同意的试验方案无关的生物样本检测(如基因等)。临床试验结束后,剩余标本的继续保存或者将来可能被使用等情况,应当由受试者签署知情同意书,并说明保存的时间和数据的保密性问题,以及在何种情况下数据和样本可以和其他研究者共享等。

(三)申办者应当向研究者和临床试验机构提供试验方案和最新的研究者手册,并应当提供足够的时间让研究者和临床试验机构审议试验方案和相关资料。

第三十八条 临床试验各方参与临床试验前,申办者应当明确其职责,并在签订的合同中注明。

第三十九条 申办者应当采取适当方式保证可以给予受试者和研究者补偿或者赔偿。

(一)申办者应当向研究者和临床试验机构提供与临床试验相关的法律上、经济上的保险或者保证,并与临床试验的风险性质和风险程度相适应。但不包括研究者和临床试验机构自身的过失所致的损害。

(二)申办者应当承担受试者与临床试验相关的损害或者死亡的诊疗费用,以及相应的补偿。申办者和研究者应当及时兑付给予受试者的补偿或者赔偿。

(三)申办者提供给受试者补偿的方式方法,应当符合相关的法律法规。

（四）申办者应当免费向受试者提供试验用药品，支付与临床试验相关的医学检测费用。

第四十条　申办者与研究者和临床试验机构签订的合同，应当明确试验各方的责任、权利和利益，以及各方应当避免的、可能的利益冲突。合同的试验经费应当合理，符合市场规律。申办者、研究者和临床试验机构应当在合同上签字确认。

合同内容中应当包括：临床试验的实施过程中遵守本规范及相关的临床试验的法律法规；执行经过申办者和研究者协商确定的、伦理委员会同意的试验方案；遵守数据记录和报告程序；同意监查、稽查和检查；临床试验相关必备文件的保存及其期限；发表文章、知识产权等的约定。

第四十一条　临床试验开始前，申办者应当向药品监督管理部门提交相关的临床试验资料，并获得临床试验的许可或者完成备案。递交的文件资料应当注明版本号及版本日期。

第四十二条　申办者应当从研究者和临床试验机构获取伦理委员会的名称和地址、参与项目审查的伦理委员会委员名单、符合本规范及相关法律法规的审查声明，以及伦理委员会审查同意的文件和其他相关资料。

第四十三条　申办者在拟定临床试验方案时，应当有足够的安全性和有效性数据支持其给药途径、给药剂量和持续用药时间。当获得重要的新信息时，申办者应当及时更新研究者手册。

第四十四条　试验用药品的制备、包装、标签和编码应当符合以下要求：

（一）试验药物制备应当符合临床试验用药品生产质量管理相关要求；试验用药品的包装标签上应当标明仅用于临床试验、临床试验信息和临床试验用药品信息；在盲法试验中能够保持盲态。

（二）申办者应当明确规定试验用药品的贮存温度、运输条件（是否需要避光）、贮存时限、药物溶液的配制方法和过程及药物输注的装置要求等。试验用药品的使用方法应当告知试验的所有相关人员，包括监查员、研究者、药剂师、药物保管人员等。

（三）试验用药品的包装，应当能确保药物在运输和贮存期间不被污染或者变质。

（四）在盲法试验中，试验用药品的编码系统应当包括紧急揭盲程序，以便在紧急医学状态时能够迅速识别何种试验用药品，而不破坏临床试验的盲态。

第四十五条　试验用药品的供给和管理应当符合以下要求：

（一）申办者负责向研究者和临床试验机构提供试验用药品。

（二）申办者在临床试验获得伦理委员会同意和药品监督管理部门许可或者备案之前，不得向研究者和临床试验机构提供试验用药品。

（三）申办者应当向研究者和临床试验机构提供试验用药品的书面说明，说明应当明确试验用药品的使用、贮存和相关记录。申办者制定试验用药品的供给和管理规程，包括试验用药品的接收、贮存、分发、使用及回收等。从受试者处回收以及研究者未使用试验用药品应当返还申办者，或者经申办者授权后由临床试验机构进行销毁。

（四）申办者应当确保试验用药品及时送达研究者和临床试验机构，保证受试者及时使用；保存试验用药品的运输、接收、分发、回收和销毁记录；建立试验用药品回收管理制度，保证缺陷产品的召回、试验结束后的回收、过期后回收；建立未使用试验用药品的销毁制度。所有试验用药品的管理过程应当有书面记录，全过程计数准确。

（五）申办者应当采取措施确保试验期间试验用药品的稳定性。试验用药品的留存样品保存期限，在试验用药品贮存时限内，应当保存至临床试验数据分析结束或者相关法规要求的时限，两者不一致时取其中较长的时限。

第四十六条　申办者应当明确试验记录的查阅权限。

（一）申办者应当在试验方案或者合同中明确研究者和临床试验机构允许监查员、稽查员、伦理委员会的审查者及药品监督管理部门的检查人员，能够直接查阅临床试验相关的源数据和源文件。

（二）申办者应当确认每位受试者均以书面形式同意监查员、稽查员、伦理委员会的审查者及药品监督管理部门的检查人员直接查阅其与临床试验有关的原始医学记录。

第四十七条　申办者负责药物试验期间试验用药品的安全性评估。申办者应当将临床试验中发现的可能影响受试者安全、可能影响临床试验实施、可能改变伦理委员会同意意见的问题，及时通知研究者和临床试验机构、药品监督管理部门。

第四十八条　申办者应当按照要求和时限报告药物不良反应。

（一）申办者收到任何来源的安全性相关信息后，均应当立即分析评估，包括严重性、与试验药物的相关性以及是否为预期事件等。申办者应当将可疑且非预期严重不良反应快速报告给所有参加临床试验的研究者及临床试验机构、伦理委员会；申办者应当向药品监督管理部门和卫生健康主管部门报告可疑且非预期严重不良反应。

（二）申办者提供的药物研发期间安全性更新报告应当包括临床试验风险与获益的评估，有关信息通报给所有参加临床试验的研究者及临床试验机构、伦理委员会。

第四十九条　临床试验的监查应当符合以下要求：

（一）监查的目的是保证临床试验中受试者的权益，保证试验记录与报告的数据准确、完整，保证试验遵守已同意的方案、本规范和相关法规。

（二）申办者委派的监查员应当受过相应的培训，具备医学、药学等临床试验监查所需的知识，能够有效地履行监查职责。

（三）申办者应当建立系统的、有优先顺序的、基于风险评估的方法，对临床试验实施监查。监查的范围和性质可具有灵活性，允许采用不同的监查方法以提高监查的效率和有效性。申办者应当将选择监查策略的理由写在监查计划中。

（四）申办者制定监查计划。监查计划应当特别强调保护受试者的权益，保证数据的真实性，保证应对临床试验中的各类风险。监查计划应当描述监查的策略、对试验各方的监查职责、监查的方法，以及应用不同监查方法的原因。监查计划应当强调对关键数据和流程的监查。监查计划应当遵守相关法律法规。

（五）申办者应当制定监查标准操作规程，监查员在监查工作中应当执行标准操作规程。

（六）申办者应当实施临床试验监查，监查的范围和性质取决于临床试验的目的、设计、复杂性、盲法、样本大小和临床试验终点等。

（七）现场监查和中心化监查应当基于临床试验的风险结合进行。现场监查是在临床试验现场进行监查，通常应当在临床试验开始前、实施中和结束后进行。中心化监查是及时对正在实施的临床试验进行远程评估，以及汇总不同的临床试验机构采集的数据进行远程评估。中心化监查的过程有助于提高临床试验的监查效果，是对现场监查的补充。

中心化监查中应用统计分析可确定数据的趋势，包括不同的临床试验机构内部和临床试验机构间的数据范围及一致性，并能分析数据的特点和质量，有助于选择监查现场和监查程序。

（八）特殊情况下，申办者可以将监查与其他的试验工作结合进行，如研究者培训和会议。监查时，可采用统计学抽样调查的方法核对数据。

第五十条　监查员的职责包括：

（一）监查员应当熟悉试验用药品的相关知识，熟悉试验方案、知情同意书及其他提供给受试者的书面资料的内容，熟悉临床试验标准操作规程和本规范等相关法规。

（二）监查员应当按照申办者的要求认真履行监查职责，确保临床试验按照试验方案正确地实施和记录。

（三）监查员是申办者和研究者之间的主要联系人。在临床试验前确认研究者具备足够的资质和资源来完成试验，临床试验机构具备完成试验的适当条件，包括人员配备与培训情况，实验室设备齐全、运转良好，具备各种与试验有关的检查条件。

（四）监查员应当核实临床试验过程中试验用药品在有效期内、保存条件可接受、供应充足；试验用药品按照试验方案规定的剂量只提供给合适的受试者；受试者收到正确使用、处理、贮存和归还试验用药品的说明；临床试验机构接收、使用和返还试验用药品有适当的管控和记录；临床试验机构对未使用的试验用药品的处置符合相关法律法规和申办者的要求。

（五）监查员核实研究者在临床试验实施中对试验方案的执行情况；确认在试验前所有受试者或者其监护人均签署了知情同意书；确保研究者收到最新版的研究者手册、所有试验相关文件、试验必须用品，并按照相关法律法规的要求实施；保证研究者对临床试验有充分的了解。

（六）监查员核实研究者履行试验方案和合同中规定的职责，以及这些职责是否委派给未经授权的人员；确认入选的受试者合格并汇报入组率及临床试验的进展情况；确认数据的记录与报告正确完整，试验记录和文件实时更新、保存完好；核实研究者提供的所有医学报告、记录和文件都是可溯源的、清晰的、同步记录的、原始的、准确的和完整的、注明日期和试验编号的。

（七）监查员核对病例报告表录入的准确性和完整性，并与源文件比对。监查员应当注意核对试验方案规定的数据在病例报告表中有准确记录，并与源文件一致；确认受试者的剂量改变、治疗变更、不良事件、合并用药、并发症、失访、检查遗漏等在病例报告表中均有记录；确认研究者未能做到的随访、未实施的试验、未做的检查，以及是否对错误、遗漏做出纠正等在病例报告表中均有记录；核实入选受试者的退出与失访已在病例报告表中均有记录并说明。

（八）监查员对病例报告表的填写错误、遗漏或者字迹不清楚应当通知研究者；监查员应当确保所作的更正、添加或者删除是由研究者或者被授权人操作，并且有修改人签名、注明日期，必要时说明修改理由。

（九）监查员确认不良事件按照相关法律法规、试验方案、伦理委员会、申办者的要求，在规定的期限内进行了报告。

（十）监查员确认研究者是否按照本规范保存了必备文件。

（十一）对偏离试验方案、标准操作规程、相关法律法规要求的情况，监查员应当及时与研究者沟通，并采取适当措施防止再次发生。

第五十一条　监查员在每次监查后，应当及时书面报告申办者；报告应当包括监查日期、地点、监查员姓名、监查员接触的研究者和其他人员的姓名等；报告应当包括监查工作的摘要、发现临床试验中问题和事实陈述与试验方案的偏离和缺陷，以及监查结论；报告应当说明对监查中发现的问题已采取的或者拟采用的纠正措施，为确保试验遵守试验方案实施的建议；报告应该提供足够的细节，以便审核是否符合监查计划。中心化监查报告可以与现场监查报告分别提交。申办者应当对监查报告中的问题审核和跟进，并形成文件保存。

第五十二条　临床试验的稽查应当符合以下要求：

（一）申办者为评估临床试验的实施和对法律法规的依从性，可以在常规监查之外开展稽查。

（二）申办者选定独立于临床试验的人员担任稽查员，不能是监查人员兼任。稽查员应当经过相应的培训和具有稽查经验，能够有效地履行稽查职责。

（三）申办者应当制定临床试验和试验质量管理体系的稽查规程，确保临床试验中稽查规程的实施。该规程应当拟定稽查目的、稽查方法、稽查次数和稽查报告的格式内容。稽查员在稽查过程中观察和发现的问题均应当有书面记录。

（四）申办者制定稽查计划和规程，应当依据向药品监督管理部门提交的资料内容、临床试验中受试者的例数、临床试验的类型和复杂程度、影响受试者的风险水平和其他已知的相关问题。

（五）药品监督管理部门根据工作需要，可以要求申办者提供稽查报告。

（六）必要时申办者应当提供稽查证明。

第五十三条　申办者应当保证临床试验的依从性。

（一）发现研究者、临床试验机构、申办者的人员在临床试验中不遵守试验方案、标准操作规程、本规范、相关法律法规时，申办者应当立即采取措施予以纠正，保证临床试验的良好依从性。

（二）发现重要的依从性问题时，可能对受试者安全和权益，或者对临床试验数据可靠性产生重大影响的，申办者应当及时进行根本原因分析，采取适当的纠正和预防措施。若违反试验方案或者本规范的问题严重时,申办者可追究相关人员的责任,并报告药品监督管理部门。

(三)发现研究者、临床试验机构有严重的或者劝阻不改的不依从问题时,申办者应当终止该研究者、临床试验机构继续参加临床试验,并及时书面报告药品监督管理部门。同时,申办者和研究者应当采取相应的紧急安全性措施,以保护受试者的安全和权益。

第五十四条　申办者提前终止或者暂停临床试验,应当立即告知研究者和临床试验机构、药品监督管理部门,并说明理由。

第五十五条　临床试验完成或者提前终止,申办者应当按照相关法律法规要求向药品监督管理部门提交临床试验报告。临床试验总结报告应当全面、完整、准确反映临床试验结果,临床试验总结报告安全性、有效性数据应当与临床试验源数据一致。

第五十六条　申办者开展多中心试验应当符合以下要求:

(一)申办者应当确保参加临床试验的各中心均能遵守试验方案。

(二)申办者应当向各中心提供相同的试验方案。各中心按照方案遵守相同的临床和实验室数据的统一评价标准和病例报告表的填写指导说明。

(三)各中心应当使用相同的病例报告表,以记录在临床试验中获得的试验数据。申办者若需要研究者增加收集试验数据,在试验方案中应当表明此内容,申办者向研究者提供附加的病例报告表。

(四)在临床试验开始前,应当有书面文件明确参加临床试验的各中心研究者的职责。

(五)申办者应当确保各中心研究者之间的沟通。

第六章　试验方案

第五十七条　试验方案通常包括基本信息、研究背景资料、试验目的、试验设计、实施方式(方法、内容、步骤)等内容。

第五十八条　试验方案中的基本信息一般包含:

(一)试验方案标题、编号、版本号和日期。

(二)申办者的名称和地址。

(三)申办者授权签署、修改试验方案的人员姓名、职务和单位。

(四)申办者的医学专家姓名、职务、所在单位地址和电话。

（五）研究者的姓名、职称、职务，临床试验机构的地址和电话。

（六）参与临床试验的单位及相关部门名称、地址。

第五十九条　试验方案中研究背景资料通常包含：

（一）试验用药品名称与介绍。

（二）试验药物在非临床研究和临床研究中与临床试验相关、具有潜在临床意义的发现。

（三）对受试人群的已知和潜在的风险和获益。

（四）试验用药品的给药途径、给药剂量、给药方法及治疗时程的描述，并说明理由。

（五）强调临床试验需要按照试验方案、本规范及相关法律法规实施。

（六）临床试验的目标人群。

（七）临床试验相关的研究背景资料、参考文献和数据来源。

第六十条　试验方案中应当详细描述临床试验的目的。

第六十一条　临床试验的科学性和试验数据的可靠性，主要取决于试验设计，试验设计通常包括：

（一）明确临床试验的主要终点和次要终点。

（二）对照组选择的理由和试验设计的描述（如双盲、安慰剂对照、平行组设计），并对研究设计、流程和不同阶段以流程图形式表示。

（三）减少或者控制偏倚所采取的措施，包括随机化和盲法的方法和过程。采用单盲或者开放性试验需要说明理由和控制偏倚的措施。

（四）治疗方法、试验用药品的剂量、给药方案；试验用药品的剂型、包装、标签。

（五）受试者参与临床试验的预期时长和具体安排，包括随访等。

（六）受试者、部分临床试验及全部临床试验的"暂停试验标准""终止试验标准"。

（七）试验用药品管理流程。

（八）盲底保存和揭盲的程序。

（九）明确何种试验数据可作为源数据直接记录在病例报告表中。

第六十二条　试验方案中通常包括临床和实验室检查的项目内容。

第六十三条　受试者的选择和退出通常包括：

（一）受试者的入选标准。

（二）受试者的排除标准。

（三）受试者退出临床试验的标准和程序。

第六十四条　受试者的治疗通常包括：

（一）受试者在临床试验各组应用的所有试验用药品名称、给药剂量、给药方案、给药途径和治疗时间及随访期限。

（二）临床试验前和临床试验中允许的合并用药（包括急救治疗用药）或者治疗和禁止使用的药物或者治疗。

（三）评价受试者依从性的方法。

第六十五条　制定明确的访视和随访计划，包括临床试验期间、临床试验终点、不良事件评估及试验结束后的随访和医疗处理。

第六十六条　有效性评价通常包括：

（一）详细描述临床试验的有效性指标。

（二）详细描述有效性指标的评价、记录、分析方法和时间点。

第六十七条　安全性评价通常包括：

（一）详细描述临床试验的安全性指标。

（二）详细描述安全性指标的评价、记录、分析方法和时间点。

（三）不良事件和伴随疾病的记录和报告程序。

（四）不良事件的随访方式与期限。

第六十八条　统计通常包括：

（一）确定受试者样本容量，并根据前期试验或者文献数据说明理由。

（二）显著性水平，如有调整说明考虑。

（三）说明主要评价指标的统计假设，包括原假设和备择假设，简要描述拟采用的具体统计方法和统计分析软件。若需要进行期中分析，应当说明理由、分析时点及操作规程。

（四）缺失数据、未用数据和不合逻辑数据的处理方法。

（五）明确偏离原定统计分析计划的修改程序。

（六）明确定义用于统计分析的受试者数据集，包括所有参加随机化的受试者、所有服用过试验用药品的受试者、所有符合入选的受试者和可用于临床试验结果评价的受试者。

第六十九条　试验方案中应当包括实施临床试验质量控制和质量保证。

第七十条　试验方案中通常包括该试验相关的伦理学问题的考虑。

第七十一条　试验方案中通常说明试验数据的采集与管理流程、数据管理与采集所使用的系统、数据管理各步骤及任务，以及数据管理的质量保障措施。

第七十二条　如果合同或者协议没有规定,试验方案中通常包括临床试验相关的直接查阅源文件、数据处理和记录保存、财务和保险。

第七章　研究者手册

第七十三条　申办者提供的《研究者手册》是关于试验药物的药学、非临床和临床资料的汇编,其内容包括试验药物的化学、药学、毒理学、药理学和临床的资料和数据。研究者手册目的是帮助研究者和参与试验的其他人员更好地理解和遵守试验方案,帮助研究者理解试验方案中诸多关键的基本要素,包括临床试验的给药剂量、给药次数、给药间隔时间、给药方式等,主要和次要疗效指标和安全性的观察和监测。

第七十四条　已上市药品实施临床试验,研究者已充分了解其药理学等相关知识时,可以简化研究者手册。可应用药品说明书等形式替代研究者手册的部分内容,只需要向研究者提供临床试验相关的、重要的及试验药物最近的、综合性的、详细的信息。

第七十五条　申办者应当制定研究者手册修订的书面程序。在临床试验期间至少一年审阅研究者手册一次。申办者根据临床试验的研发步骤和临床试验过程中获得的相关药物安全性和有效性的新信息,在研究者手册更新之前,应当先告知研究者,必要时与伦理委员会、药品监督管理部门沟通。申办者负责更新研究者手册并及时送达研究者,研究者负责将更新的手册递交伦理委员会。

第七十六条　研究者手册的扉页写明申办者的名称、试验药物的编号或者名称、版本号、发布日期、替换版本号、替换日期。

第七十七条　研究者手册应当包括:

(一)目录条目:保密性说明、签字页、目录、摘要、前言、试验药物的物理学、化学、药学特性和结构式、非临床研究(非临床药理学、动物体内药代动力学、毒理学)、人体内作用(人体内的药代动力学、安全性和有效性、上市使用情况)、数据概要和研究者指南、注意事项、参考资料(已发表文献、报告,在每一章节末列出)。

(二)摘要:重点说明试验药物研发过程中具有重要意义的物理学、化学、药学、药理学、毒理学、药代动力学和临床等信息内容。

(三)前言:简要说明试验药物的化学名称或者已批准的通用名称、批准的商品名;试验药物的所有活性成分、药理学分类及其在同类药品中的预期地位(如优势);试验药物实施临床试验的立题依据;拟定的试验药物用于疾病的预防、诊断和治疗。前言中应当说明评价试验药物的常规方法。

（四）在研究者手册中应当清楚地说明试验用药品的化学式、结构式，简要描述其理化和药学特性。说明试验药物的贮存方法和使用方法。试验药物的制剂信息可能影响临床试验时，应当说明辅料成分及配方理由，以便确保临床试验采取必要的安全性措施。

（五）若试验药物与其他已知药物的结构相似，应当予以说明。

（六）非临床研究介绍：简要描述试验药物非临床研究的药理学、毒理学、药代动力学研究发现的相关结果。说明这些非临床研究的方法学、研究结果，讨论这些发现对人体临床治疗意义的提示、对人体可能的不利作用和对人体非预期效应的相关性。

（七）研究者手册应当提供非临床研究中的信息：试验动物的种属、每组动物的数目和性别、给药剂量单位、给药剂量间隔、给药途径、给药持续时间、系统分布资料、暴露后随访期限。研究结果应当包括试验药物药理效应、毒性效应的特性和频度；药理效应、毒性效应的严重性或者强度；起效时间；药效的可逆性；药物作用持续时间和剂量反应。应当讨论非临床研究中最重要的发现，如量效反应、与人体可能的相关性及可能实施人体研究的多方面问题。若同一种属动物的有效剂量、非毒性剂量的结果可以进行比较研究，则该结果可用于治疗指数的讨论，并说明研究结果与拟定的人用剂量的相关性。比较研究尽可能基于血液或者器官组织水平。

（八）非临床的药理学研究介绍：应当包括试验药物的药理学方面的摘要，如可能，还应当包括试验药物在动物体内的重要代谢研究。摘要中应当包括评价试验药物潜在治疗活性（如有效性模型、受体结合和特异性）的研究，以及评价试验药物安全性的研究（如不同于评价治疗作用的评价药理学作用的专门研究）。

（九）动物的药代动力学介绍：应当包括试验药物在所研究种属动物中的药代动力学、生物转化及分布的摘要。对发现的讨论应当说明试验药物的吸收、局部和系统的生物利用度及其代谢，以及它们与动物种属药理学和毒理学发现的关系。

（十）毒理学介绍：在不同动物种属中相关研究所发现的毒理学作用摘要应当包括单剂量给药、重复给药、致癌性、特殊毒理研究（如刺激性和致敏性）、生殖毒性、遗传毒性（致突变性）等方面。

（十一）人体内作用：应当充分讨论试验药物在人体的已知作用，包括药代动力学、药效学、剂量反应、安全性、有效性和其他药理学领域的信息。应当尽可能提供已完成的所有试验药物临床试验的摘要。还应当提供临床试验以外的试验药物的使用情况,如上市期间的经验。

(十二)试验药物在人体的药代动力学信息摘要,包括药代动力学(吸收和代谢,血浆蛋白结合,分布和消除);试验药物的一个参考剂型的生物利用度(绝对、相对生物利用度);人群亚组(如性别、年龄和脏器功能受损);相互作用(如药物—药物相互作用和食物的作用);其他药代动力学数据(如在临床试验期间完成的群体研究结果)。

(十三)试验药物安全性和有效性:应当提供从前期人体试验中得到的关于试验药物(包括代谢物)的安全性、药效学、有效性和剂量反应信息的摘要并讨论。如果已经完成多项临床试验,应当将多个研究和亚组人群的安全性和有效性数据汇总。可考虑将所有临床试验的药物不良反应(包括所有被研究的适应症)以表格等形式清晰概述。应当讨论适应症或者亚组之间药物不良反应类型及发生率的重要差异。

(十四)上市使用情况:应当说明试验药物已经上市或者已获批准的主要国家和地区。从上市使用中得到的重要信息(如处方、剂量、给药途径和药物不良反应)应当予以概述。应当说明试验用药品没有获得批准上市或者退出上市的主要国家和地区。

(十五)数据概要和研究者指南:应当对非临床和临床数据进行全面分析讨论,就各种来源的有关试验药物不同方面的信息进行概述,帮助研究者预见到药物不良反应或者临床试验中的其他问题。

(十六)研究者手册应当让研究者清楚地理解临床试验可能的风险和不良反应,以及可能需要的特殊检查、观察项目和防范措施;这种理解是基于从研究者手册获得的关于试验药物的物理、化学、药学、药理、毒理和临床资料。根据前期人体应用的经验和试验药物的药理学,也应当向研究者提供可能的过量服药和药物不良反应的识别和处理措施的指导。

(十七)中药民族药研究者手册的内容参考以上要求制定。还应当注明组方理论依据、筛选信息、配伍、功能、主治、已有的人用药经验、药材基原和产地等;来源于古代经典名方的中药复方制剂,注明其出处,相关药材及处方等资料。

第八章 必备文件管理

第七十八条 临床试验必备文件是指评估临床试验实施和数据质量的文件,用于证明研究者、申办者和监查员在临床试验过程中遵守了本规范和相关药物临床试验的法律法规要求。

必备文件是申办者稽查、药品监督管理部门检查临床试验的重要内容,并作为确认临床试验实施的真实性和所收集数据完整性的依据。

第七十九条　申办者、研究者和临床试验机构应当确认均有保存临床试验必备文件的场所和条件。保存文件的设备条件应当具备防止光线直接照射、防水、防火等条件,有利于文件的长期保存。应当制定文件管理的标准操作规程。被保存的文件需要易于识别、查找、调阅和归位。用于保存临床试验资料的介质应当确保源数据或者其核证副本在留存期内保存完整和可读取,并定期测试或者检查恢复读取的能力,免于被故意或者无意地更改或者丢失。

临床试验实施中产生的一些文件,如果未列在临床试验必备文件管理目录中,申办者、研究者及临床试验机构也可以根据必要性和关联性将其列入各自的必备文件档案中保存。

第八十条　用于申请药品注册的临床试验,必备文件应当至少保存至试验药物被批准上市后 5 年;未用于申请药品注册的临床试验,必备文件应当至少保存至临床试验终止后 5 年。

第八十一条　申办者应当确保研究者始终可以查阅和在试验过程中可以录入、更正报告给申办者的病例报告表中的数据,该数据不应该只由申办者控制。

申办者应当确保研究者能保留已递交给申办者的病例报告表数据。用作源文件的复印件应当满足核证副本的要求。

第八十二条　临床试验开始时,研究者及临床试验机构、申办者双方均应当建立必备文件的档案管理。临床试验结束时,监查员应当审核确认研究者及临床试验机构、申办者的必备文件,这些文件应当被妥善地保存在各自的临床试验档案卷宗内。

第九章　附　则

第八十三条　本规范自 2020 年 7 月 1 日起施行。

附录二　临床研究伦理初始审查申请表

申报者信息
研究方案名称/编号/版本号：
拟招募受试者人数/研究总人数：
预期试验期限：

主要研究者信息
主要研究者姓名：
主要研究者单位/院系/通信地址：
主要研究者联系电话：　　　　　　传真：　　　　　　电子邮件：
项目负责人姓名：　　　电话：　　　　　电子邮件：

多中心试验	□是［如是，□组长单位　□参加单位(请提供组长单位伦理批件］ 组长单位名称：　　　主要研究者： □否

研究方案信息	
研究类型	□药物临床试验　□器械/诊断试剂盒临床试验　□临床科研
方案设计类型	□实验性研究 □观察性研究：□回顾性分析，□前瞻性研究
研究方案内容	
相关资料(附文献综述至少5篇、文献相关内容高亮标出、临床前研究和动物实验数据等)	
试验用产品	□试验药 名称： CFDA批件号： 期别： □Ⅰ期：□生物等效　□药代动力学 □Ⅱ期 □Ⅲ期 □Ⅳ期 □其他　　　　　　　□试验器械 名称： 试验目的：□临床试用　□临床验证 □其他 类别：□第一类　□第二类　□第三类

生物学 标本采集	□是［如是，是否送往国外实验室检测 □是　□否］ □否［若否，则是否利用以往采集保存的样本？□是　□否］
	生物学标本类型（可多选）：□血液　□尿液　□组织标本 □其他，请说明：
	采集生物学标本的量：
	是否涉及生物样本出口：□是　□否 是否涉及基因检测：□是　□否
受试者及年龄	□健康志愿者　　□患者　　　　年龄要求： 是否有充足的目标疾病受试者来源？　□是　□否
弱势群体	是否涉及弱势群体：□是　□否［若否，则跳过］
	□儿童/未成年人 □认知障碍或因健康状况而没有能力做出知情同意的成人 □申办者的雇员或研究者的学生　　□教育/经济地位低下的人员 □疾病终末期患者　　□囚犯　　□其他：
	如研究涉及弱势群体，说明额外的保护措施。
隐私与保密	试验是否采集隐私信息？　□是　□否 如是，请说明哪些隐私信息：
	在试验中及试验后，谁有权获得原始数据或研究记录？
	试验完成后，如何处理原始数据？
	为保护受试者个人隐私和权利，研究者是否保证在论文报告中不公开受试者 姓名等可识别身份信息？　□是　□否
知情同意	将以何种形式获得研究对象的同意？ □书面　□口头（请填写"免除知情同意签字申请表"） □免除知情同意（请填写"免除知情同意申请表"）
	由谁向受试者说明研究信息？
	是否用受试者能理解的非专业术语告知研究信息？□是　□否
	是否按照法规指南告知参加研究的重要信息？□是　□否
	不会诱导或强制受试者参加？□是　□否
	由谁签署知情同意书（可多选）？□受试者本人　□法定代理人
	签署知情同意的时间？□告知研究信息当时　□给受试者时间考虑

试验的风险	本试验是否对受试者存在潜在伤害？□是　□否 如"是"，请说明：
	试验是否涉及创伤性诊疗程序？□是　□否 如"是"，请说明：
	针对试验风险，采取哪些风险防范控制措施？（若叙述过长，可以附件形式递交）
	是否有独立的数据安全监查员？□是　□否
	是否有独立的数据安全监察员会？□是　□否
试验的受益	是否给受试者带来直接受益？□是　□否 如"是"，请说明：
	是否带来社会受益？□是　□否
受试者招募人群，预期招募方式（若使用招募材料，请填写"受试者招募申请表"）	
是否有补偿/交通费用？	□是　　　　　　□否 如"是"，请说明补偿方式及数量：
要求具备的主要设施条件有哪些？研究科室是否能满足开展该试验的要求？	
是否有保护受试者的必备资源（研究经费、研究设施设备、应急救治条件等等）？	□是　　　　　　□否 如"是"，请说明：
是否与研究项目存在利益冲突①？	□是（请填写"研究相关利益冲突申报表"）　　□否

---

①　利益冲突是指个人的利益与其职责之间的冲突，即可能影响个人履行其职责的经济或其他的利益。具体见"利益冲突政策"。

参与研究者信息			
姓名	职称	主要任务	GCP 培训（时间）
签　名			

声明：我保证所提供资料和信息的真实性；

我将遵循 ICH-GCP、中国 GCP 和有关法规，方案及伦理委员会的要求，开展本项临床研究。

主要研究者：　　　　　　　　　　　　　　　日期：

项目负责人：　　　　　　　　　　　　　　　日期：

附录三　生物医学研究伦理审查申请表

申请日期：　　年　　月　　日　　　　　　　　编号（NO）

项目名称：

项目负责人：			职称：	
电话：			电子邮箱：	
合作研究单位：			负责人：	职称：
联系电话：			电子邮箱：	
研究者：	职称：	研究者：		职称：
研究者：	职称：	研究者：		职称：
研究者：	职称：	研究者：		职称：
研究者：	职称：	研究者：		职称：

拟研究时间：　　年　　月　　日至　　年　　月　　日

研究课题来源：□政府　□基金会　□公司　□国际组织　□其他：＿＿＿＿＿

伦理委员会名称： ＊＊大学生物医学研究伦理委员会	伦理委员会批文编号： 校伦字号　科

递交审查资料：

□实验方案　　□知情同意书　　□其他资料：＿＿＿＿＿＿＿＿＿＿＿

包括：试验用品安全性资料、生产企业资质证明、试验用品提供者的资质证明

续　表

审查结果 (是否同意 申请人的 实验方案)	生物医学研究伦 理委员会意见	□同意	□不同意	□修改
		该项目经学校伦理委员会审核,符合国家科技部国科发财字〔2006〕398 号文件《关于善待实验动物的指导性意见》、国家食品药品监督管理局颁发的《药物临床试验质量管理规范》的相关规定及其所遵循的 ICHGCP 指导原则,同意申报研究项目。		

伦理委员会主任委员签章(Signature of Ethics Committee Director):

伦理委员会签章(Signature of Ethics Committee):

备注:此表一式三份,伦理委员会、科技产业处、研究者各一份。

附录四　受试者知情同意书

尊敬的先生/女士:

我们将邀请您参加一项"××××××××"的科学研究。

在您决定是否参加这项研究之前,请仔细阅读以下内容,它可以帮助您了解该项研究内容、为何要进行这项研究及本研究可能给您带来的益处、风险和不适等。

以下是本项研究的介绍:

一、研究背景

二、研究目的

三、具体程序和流程

四、如果参加研究,您需要做什么?

如果您符合入选标准并自愿同意参加,将按以下步骤进行试验研究:

五、参加此项研究可能给您带来的受益

六、参加此项研究可能给您带来的不良反应、风险及风险防范措施

本研究项目的执行操作将严格按照规范完成××××××××,但此过程可能会造成一些不良反应,现告知如下:

在试验期间,也许会出现其他一些不适,请立即告诉您的研究者,他/她会对您出现的不适进行处理。

我们郑重承诺,将××××××××和以上所述的风险及不良后果发生的概率降至最低。

七、费用情况说明

八、参加此项研究的补偿,包括损伤赔偿

九、您个人信息的保密

您参加本项研究的信息均会记录在研究记录/病例报告表中。所有出现在原始医学记录中的试验结果(包括个人资料、化验单据等)均会在法律的允许范围内完全保密。您的名字不会出现在报告表中,报告表中仅仅出现您参加试验时分配的编号。相关研究总结、文章、公开刊物中,如有必要,也只会出现您的编号。

必要时,药品监督管理部门、伦理委员会或课题资助部门,按规定可以查阅参加研究的受试者资料。但未经允许,他们不会把参加研究的受试者资料用于其他用途或泄露给其他的团体。

十、您必须参加此项研究吗?

是否参加本研究完全取决于您的意愿,您可以拒绝参加此项研究。

十一、是否中途可以退出此试验?

在研究过程中的任何时间,您都有权退出此研究。如果您选择退出本研究,您的本研究之外的健康权益将不会受到影响,也不会因此而受到歧视或不正当对待。

您的医生或研究者出于对您的最大利益考虑,可能会随时中止您参加本项试验。

如果您因为任何原因从试验中退出,您可能被咨询有关您使用试验药物的情况。如果医生认为需要,您也可能被要求进行实验室检查和体格检查。您也可以拒绝,并不会因此受到歧视或不正当对待。

十二、伦理委员会

如果您对本研究有疑惑,可咨询本研究负责人,电话见下文。

如果您在研究中有不满或建议,请联系××大学生物医学研究伦理委员会。

联系电话:××××-××××××××

请您保留这份资料。

同意声明

1.我已经阅读了本知情同意书,项目相关责任人已经将此次试验的目的、内容、风险和受益情况向我做了详细的解释说明。

2.我已经询问了有关本研究的相关问题,这些问题的解答令我满意。

3.我有充足的时间做出决定。

4.我自愿参加本项试验研究,并同意将我的研究数据用于本研究的发表。

5.我同意药品监督管理部门、伦理委员会或课题资助部门代表查阅我的研究资料。

6.我将获得一份经过签名并注明日期的知情同意书副本。

最后,我决定同意参加本项试验研究。

受试者签名: 日期:____年____月____日

受试者联系电话:

我确认已向受试者解释了本研究的详细情况,包括其权利及可能的受益和风险,并给其一份签署过的知情同意书副本。

研究者签名: 日期:____年____月____日

研究者联系方式:

附录五　实验动物伦理情况表

受理编号：　　　　　　　　　　　　　　　　申请日期：　　年　　月　　日

<table>
<tr>
<td rowspan="11">申请人填写的相关信息</td>
<td colspan="3">申请单位：</td>
<td colspan="2">申请人：</td>
</tr>
<tr>
<td colspan="5">动物实验/课题名称：</td>
</tr>
<tr>
<td colspan="5">经费来源：</td>
</tr>
<tr>
<td colspan="5">执行期限：</td>
</tr>
<tr>
<td rowspan="6">所需动物情况</td>
<td colspan="2">品种品系：</td>
<td colspan="2">周龄或体重：</td>
</tr>
<tr>
<td colspan="4">等级：　　□普通级　　□清洁级　　□SPF 级　　□无菌级</td>
</tr>
<tr>
<td colspan="4">数量及性别：</td>
</tr>
<tr>
<td colspan="4">注：上述实验动物信息可附页</td>
</tr>
<tr>
<td colspan="4">实验动物来源：</td>
</tr>
<tr>
<td colspan="4">动物实验地点：</td>
</tr>
<tr>
<td colspan="5">动物实验概述，包括实验目的、方法、观测指标、实验结束后动物处死的方法等。（可附页）

</td>
</tr>
</table>

声明：
　　我保证严格遵守国家和×××实验动物伦理相关规定，随时接受学校生物医学研究伦理委员会的监督与检查。
　　项目负责人签名：　　　　　　　　联系电话：

伦理审查决议：

主任或授权的兽医师签名：　　　　　　　时间：

附录六　动物实验伦理审查表

Form of Animal Experimental Ethical Inspection

编号(No.)：

申请人填写的相关信息(Concerned Information Wrote by Applicant)		申请单位 (Name of Organization)			
		申请人学历 (Education of Applicant)		岗位证书编号 (Certification No.)	
		实验名称 (Study Subject)			
		实验目的 (Objective)			
	拟进动物情况	动物来源 (Source of Animal)			
		品种品系 (Species or strain)		等级 (Grade)	
		数量 (Quantity)		申请日期 (Application Date)	
		进驻日期 (Arrival Date)		结束日期 (Ending Date)	
	实验要点,包括实验方法、观测指标、实验结束后处死动物的方法等(Outline of experiments, experimental methods, observational index, executing animal method *etc*.)： 1. 2.				
	申请人签名 (Signature of Applicant)		联系电话 (Telephone No.)		
	课题负责人签名 (Signature of Study Director)		联系电话 (Telephone No.)		

审查依据 (Inspection Contents)	1.该项目是否必须用实验动物进行实验,即能否用计算机模拟、细胞培养等非生命方法替代动物或用低等动物替代高等动物进行实验? (Does laboratory animal have to be used in the project? Could other methods, such as computer simulation, cell cultivation or using the low-grade animal instead of the high-grade animal, be employed?) □必须用实验动物(Laboratory animal must be used.) □可用其他代替(Alternatives can be employed.) 2.表中所填申请人资格和所用动物的品种品系、质量等级、规格是否合适,能否通过改良设计方案或用高质量的动物来减少所用动物的数量? (Are the qualification of applicant, species or strain, grade and specifications of animals suitable? Could the quantity of animals be reduced by improving the study design or using high quality animals?) □申请人具有动物实验资格,动物选择合适 　(Yes, the applicant has qualification, and the elected animal is suitable.) □申请人不具有动物试验资格,动物选择不合适(No) 3.能否通过改进实验方法、调整实验观测指标、改良处死动物的方法,来优化实验方案、善待动物? (Could the study design and animal treatment be refined by improving experimental method, adjusting observational index, or executing animal method?) □能优化实验方案、善待动物 　(Yes, study design can be refined, the animal is treated well.) □不能优化实验方案、善待动物(No)

审查结果(是否同意申请人的实验方案)(Results of Inspection)	医学伦理委员会意见 (Medical Ethics Committee):	□同意 (Agree)	□不同意 (Disagree)	签章(Stamp)
	主席签字 (Signature of Chairman)			

附录七　××大学申报××××年国家自然科学基金项目生物安全保障承诺书

国家自然科学基金委员会:

　　我单位_____,现申请申报××××年国家自然科学基金项目,项目名称为_____,项目类别为_____

_____。该项目涉及××生物实验活动。我校将严格监督其遵守国家及学校生物安全相关规定,按照标准操作规程开展实验活动,确保实验室生物安全。

特此承诺。

×××

××大学

×××年

附录八　医学伦理审查批准件

批件号 Reference Number：（　　　　　　）

我校×××拟开展"×××"科研工作，该项目涉及人体标本，我校医学伦理委员会对该项目相关医学伦理学问题进行了审查。

拟申报项目信息：

项目类型：

研究项目名称：

承担单位：

项目负责人：　　　　　　职称：

项目有效期限：　　年　　月—　　年　　月

涉及人体标本的主要内容：

审查评议意见：

□同意

□做必要修改后同意

□不同意本次申请

伦理委员会主任签名：

日期：

××大学医学伦理委员会

致　谢

在本书的写作过程中,我们要向美国国立卫生研究院的刘爱义研究员,内华达大学拉斯维加斯分校的单国根博士,浙江工商大学信息工程学院的张华博士,表示衷心的感谢! 他们给予了本书许多好的建议,令本书增色许多。我们要感谢研究生周港归同学、孟雪雪同学、毛安琪同学、苑慧芳同学,他们在文字输入、排版、勘误等方面,做了大量的基础性工作。感谢浙江工商大学苏为华副校长、统计学院的陈振龙院长,为本书的写作提供了良好的科研条件。本文第一作者特别感谢浙江工商大学杭州商学院科研处向永胜处长,经法学院卢俊峰院长,感谢杭州商学院对于本书的写作提供了良好的科研条件和优越的工作条件。

在本书的写作过程中,我们得到了国家自然科学基金(基于有序数据的统计分析及其应用研究)、浙江省重点建设高校优势特色学科(浙江工商大学统计学)、统计数据工程技术与应用协同创新中心、浙江省高校人文社科重点研究基地(浙江工商大学统计学)、浙江工商大学"数字十"学科建设管理项目"数据资产:经济理论、价值核算、市场交易与政策创新(SZJ2022B004)"资助。特别感谢浙江大学特级专家林正炎教授为本书做序。他在百忙之中阅读了本书,并且提出了许多宝贵意见。